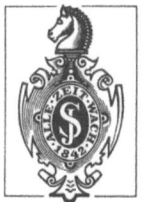

Pädiatrie: Weiter- und Fortbildung
Herausgegeben von H. Ewerbeck

Säuglingsernährung heute

Redaktion: R. Grüttner

Unter Mitarbeit von
L. Acker   N.-E. Backas   H.J. Bremer   W. Burmeister
U. Drescher   W. Droese   V. Galgan   W. Heeschen
W. Heine   M. Kersting   W. Kübler   P. Kuitunen
B. Lindquist   K. Österlund   H. von Nicolai   E. Pape
Ch. Plath   L. Reinken   I. Richter   A. Romahn
E. Savilahti   K.-H. Schäfer   G. Schöch   K. Schreier
W. Schröter   H. Stolley   O. Tönz   M. Verkasalo
K. Wutzke

Mit 50 Abbildungen und 57 Tabellen

Springer-Verlag
Berlin Heidelberg New York 1982

Herausgeber
Prof. Dr. Hans Ewerbeck
Kinderkrankenhaus der Stadt Köln, Amsterdamer Straße 59
5000 Köln 60 (Riehl)

Redakteur
Prof. Dr. Rolf Grüttner
Universitäts-Krankenhaus Eppendorf, Kinderklinik
Martinistraße 52, 2000 Hamburg 20

CIP-Kurztitelaufnahme der Deutschen Bibliothek
Säuglingsernährung heute/Red.: R. Grüttner. Unter Mitarb. von L. Acker ...
Berlin; Heidelberg; New York: Springer, 1982.
(Pädiatrie)

ISBN-13: 978-3-540-11016-3   e-ISBN-13: 978-3-642-68246-9
DOI: 10.1007/978-3-642-68246-9

NE: Acker, Ludwig [Mitverf.]

Das Werk ist urheberrechtlich geschützt. Die dadurch begründeten Rechte, insbesondere die der Übersetzung, des Nachdruckes, der Entnahme von Abbildungen, der Funksendung, der Wiedergabe auf photomechanischem oder ähnlichem Wege und der Speicherung in Datenverarbeitungsanlagen bleiben, auch bei nur auszugsweiser Verwertung, vorbehalten.
Die Vergütungsansprüche des § 54, Abs. 2 UrhG werden durch die ‚Verwertungsgesellschaft Wort', München, wahrgenommen.
© by Springer-Verlag Berlin Heidelberg 1982

Die Wiedergabe von Gebrauchsnamen, Handelsnamen, Warenbezeichnungen usw. in diesem Werk berechtigt auch ohne besondere Kennzeichnung nicht zu der Annahme, daß solche Namen im Sinne der Warenzeichen- und Markenschutz-Gesetzgebung als frei zu betrachten wären und daher von jedermann benutzt werden dürften.

2125/3140-543210

Geleitwort

Da die enorme Zunahme medizinischer Information jetzt auch in der Kinderheilkunde dazu geführt hat, daß das fachärztliche Wissen etwa alle acht Jahre zur Hälfte erneuerungsbedürftig ist, neigen viele Kollegen zur Resignation. Die offensichtliche Unmöglichkeit alle neuen Erkenntnisse schnell zu verarbeiten, führt zu einer Art Informationsabwehr. Man zieht sich auf die „eigenen Erfahrungen" zurück und beruhigt sein Gewissen durch die Annahme einer simplifizierten, oft durch bestimmte Interessenkreise manipulierten Fortbildung.

Das Bedürfnis nach laufender Fortbildung und nach Übersicht über das eigene Fachgebiet sollte aber nicht erlahmen. Unsere Fortbildung sollte nicht nur dem Zufall überlassen bleiben. Allerdings ist es auch dem Fortbildungswilligen heute neben seiner Tätigkeit in Klinik und Praxis kaum mehr möglich, aus dem Meer der Informationen das Wichtigste alleine herauszusuchen.

In dieser Lage bietet diese Reihe eine Hilfe an. Zahlreiche in der Kinderheilkunde auf Spezialgebiete konzentrierte Kollegen haben sich bereit erklärt, aus ihrem Fachgebiet für die Fortbildungswilligen die wichtigsten Fortschritte für Klinik und Praxis zu selektionieren, so daß sich der Leser auf ihr Fachwissen stützen kann.

Verlag und Herausgeber bemühen sich zusätzlich, diese Informationen so darzubieten, daß man sie ohne Zeitverlust und ohne die Lektüre unwesentlicher Einzelheiten aufnehmen und sich einprägen kann. Diese Fortschrittsberichte sollen in unregelmäßigen Abständen erscheinen und aus allen Spezialgebieten der Kinderheilkunde in gedrängter und systematischer Form das Wichtigste zur Darstellung bringen.

Heidelberg, Juni 1980   H. Ewerbeck

Vorwort

Die Forschungsergebnisse auf dem Sektor der Ernährungsphysiologie, besonders der letzten 10 bis 20 Jahre, haben unsere Anschauung über eine optimale Ernährung der Neugeborenen und Säuglinge erheblich gewandelt. Innerhalb dieser Forschungen hat auch die Deutsche Kinderheilkunde wieder einen wichtigen Platz eingenommen. Zu erwähnen sind hier besonders die im Forschungsinstitut für Kinderernährung in Dortmund unter seinem langjährigen Leiter, Prof. Dr. *Werner Droese,* durchgeführten Untersuchungen. Es lag daher sehr nahe, einmal eine Art Bestandsaufnahme zum heutigen Wissen über die natürliche und die künstliche Ernährung des Neugeborenen und Säuglings vorzunehmen.
Wir bedanken uns bei den zahlreichen Autoren des In- und Auslands für die Bereitschaft, aus ihrem Forschungsgebiet einen Beitrag zu bringen.

Hamburg und Düsseldorf, Januar 1982   H.J. Bremer
                                            R. Grüttner
                                            E. Schmidt

Inhaltsverzeichnis

1 *Nahrungsmittelbedarf bei Kindern – eine Einführung* (H.J. Bremer) 1

2 *Eisenbedarf, Eisenversorgung beim Säugling* (K.-H. Schäfer) 5

2.1 Eisenstoffwechselsituation im frühen Kindesalter 10
2.1.1 Phase der „postnatalen Autarkie" des Eisenstoffwechsels 10
2.1.2 Eisenstoffwechsel nach der Autarkiephase . . . 11
2.2 Eisenbedarf und Eisenversorgung nach der postnatalen Autarkiephase 16
2.2.1 Der Eisenbedarf des gesunden, reifgeborenen Kindes 16
2.2.2 Maßnahmen zur ausreichenden Eisenversorgung des gesunden, reifgeborenen Kindes 19
2.3 Maßnahmen zur ausreichenden Eisenversorgung frühgeborener und bezüglich Eisenstoffwechsel diesen vergleichbarer Kinder 23

3 *Einige quantitative und qualitative Aspekte der künstlichen Ernährung des neugeborenen Säuglings (Mit einer kritischen Würdigung der Methoden und Hypothesen zur Definition und Gestaltung einer „optimalen" Säuglingsernährung)* (K. Schreier) . 27

3.1 Eiweiß 29
3.2 Mangel essentieller AS in der Kuhmilch 31
3.3 Eiweißbedarf der Frühgeburt 33
3.4 Mögliche Folgen der überhöhten Zufuhr von Eiweiß 35
3.5 Beziehung des Eiweißgehalts zur Atherogenese . 37

3.6	Eiweißgehalt und Tumorrate	37
3.7	Kohlenhydrate	37
3.8	Fette in der Säuglingsernährung	39
3.9	Cholesterin in der Nahrung	41
3.10	Ernährung und Immunantwort	43
3.11	Ernährung und geistige Entwicklung	44

4 Stickstoffumsatz beim Säugling, ermittelt mit dem stabilen Isotop ^{15}N – Methodenkritik und Aussagemöglichkeiten (W. Heine, I. Richter, Ch. Plath, U. Drescher und K. Wutzke) 50

5 Die Kalium-40-Methode im Ernährungsversuch (W. Burmeister und A. Romahn) 58

5.1	Diskussion	64
5.2	Zusammenfassung	64

6 Thiaminbilanz des Säuglings im 1. Lebensvierteljahr – ein Hinweis für den Bedarf (W. Droese und H. Stolley) 66

7 Ermittlung des Vitamin-B_6-Bedarfs bei Neugeborenen und jungen Säuglingen (L. Reinken) 74

7.1	Vitamin-B_6-Konzentration in der Frauenmilch	74
7.2	Vitamin-B_6-Aufnahme und 4-Pyridoxinsäure-Ausscheidung	76
7.3	Ergebnisse und Konsequenzen	80

8 Kalzium-, Magnesium- und Phosphorbilanzen bei jungen Säuglingen (H. Stolley, W. Droese und V. Galgan) 82

9 Die Stilltätigkeit in der Schweiz und ihre Auswirkungen auf Gewichtszunahme und Längenwachstum bei Säuglingen im 1. Lebenshalbjahr (O. Tönz) . . . 91

9.1 Definitionen 91
9.2 Resultate. 92
9.2.1 Stillen im Wochenbett 92
9.2.2 Stillfrequenz, Stillanteil und bereinigte Stilldauer ab 2. Lebenswoche 92
9.2.3 Unterschiede bezüglich Geschlecht des Kindes, Parität, Alter und Gewicht der Mutter 93
9.2.4 Unterschiede bezüglich sozialer Situation 96
9.2.5 Unterschiede nach perinatalem Frühkontakt und Rooming-in 96
9.2.6 Einfluß der Stilldauer auf die körperliche Entwicklung des Kindes (Gewicht, Länge, Kopfumfang) 96

10 Stillfrequenz und deren Beeinflußungsmöglichkeiten in Finnland (K. Österlund und N.-E. Backas) . . 102

11 Über die Zusammensetzung von Frauenmilch im Verlauf der Laktation am Beispiel einiger Nährstoffe (W. Droese, V. Galgan, H. Stolley und E. Pape) 108

12 Oligosaccharide in Frauenmilch (H. von Nicolai) 115

13 Zur Rückstandssituation in Frauenmilch – vorläufige Ergebnisse einer kooperativen Studie (L. Acker, R. Grüttner und W. Heeschen) . . . 119

14 Grundlagen der künstlichen Ernährung des Neugeborenen und Säuglings (G. Schöch) 126

15 Ernährung des Neugeborenen (W. Schröter) . . . 137

15.1 Geschichtlicher Rückblick 137
15.2 Die Stoffwechselsituation des Neugeborenen . . 139
15.3 Schaden Hypoglykämie und Ketonämie dem Neugeborenen? 141
15.4 Energiebedarf des Neugeborenen 142
15.5 Praktische Durchführung der Neugeborenenernährung 143
15.6 Zusammenfassung und Schlußfolgerungen . . . 146

| 16 | Probleme bei der Ernährung mit Anfangsnahrungen – adaptierte und teiladaptierte Säuglingsmilchnahrungen (W. Kübler) | 148 |

16.1 Verträglichkeit der Präparate 149
16.2 Keimarmut 155
16.3 Sättigungseffekt 156
16.4 Bedarfsdeckung mit essentiellen Nährstoffen .. 156
16.5 Schlußbetrachtung 160

| 17 | Zeitpunkt und Zusammensetzung der „Beikost" für Säuglinge im 1. Lebensjahr (H. Stolley, M. Kersting und W. Droese) | 162 |

| 18 | Prophylaktische Gesichtspunkte bei der Ernährung des Säuglings (B. Lindquist) | 170 |

18.1 Ernährungsphysiologische Richtlinien 170
18.2 Prinzipien der Prävention 172
18.3 Prävention durch Ergänzung 173
18.4 Prävention durch Anreicherung 174
18.5 Anreicherung oder Ergänzung 175
18.6 Einige abschließende Kommentare 176

| 19 | Kuhmilchintoleranz (P. Kuitunen, E. Savilahti und M. Verkasalo) | 178 |

19.1 Definition 178
19.2 Häufigkeit 179
19.3 Die Symptome und deren Auftreten 179
19.4 Klinische Manifestationen 181
19.5 Befunde 181
19.6 Laborbefunde 182
19.7 Die gastrointestinale Morphologie 183
19.8 Klinischer Verlauf der Kuhmilchintoleranz ... 184
19.9 Provokation der Symptome 185
19.10 Die gastrointestinale Blutung 185
19.11 Die abdominalen Koliken 185
19.12 Einige zusammenfassende Aspekte zur Pathogenese und zur Ätiologie der Kuhmilchintoleranz .. 186

19.13 Immunoglobuline A, M und G sowie
 Komplementfraktionen in der Dünndarmschleimhaut 187
19.14 Die Behandlung 187
19.15 Die Prognose 188
19.16 Die Prophylaxe 189

20 Durchführung der künstlichen Säuglingsernährung
    (W. Droese und H. Stolley) 192

Mitarbeiterverzeichnis

Prof. Dr. L. Acker
Institut für Lebensmittelchemie der Westfälischen Wilhelms-Universität zu Münster, Piusallee 7, 4400 Münster

Dr. N.-E. Backas
Abteilung für Geburtshilfe und Gynäkologie der Universität Helsinki, Hartmaninkatu 3, SF-00290 Helsinki 29, Finnland

Prof. Dr. H.J. Bremer
Kinderklinik C der Medizinischen Einrichtungen der Universität Düsseldorf, Moorenstraße 5, 4000 Düsseldorf 1

Prof. Dr. W. Burmeister
Universitäts-Kinderklinik und Poliklinik, Adenauerallee 119, 5300 Bonn 1

Dr. U. Drescher
Wilhelm-Pieck-Universität Rostock, Bereich Medizin, Universitäts-Kinderklinik, Rembrandtstraße 16/17, DDR-2500 Rostock

Prof. Dr. W. Droese
Forschungsinstitut für Kinderernährung Dortmund, Heinstück 11, 4600 Dortmund 50

Dr. V. Galgan
Forschungsinstitut für Kinderernährung Dortmund, Heinstück 11, 4600 Dortmund 50

Prof. Dr. W. Heeschen
Hygiene-Institut der Bundesanstalt für Milchforschung, Hermann-Weigmann-Straße 1, 2300 Kiel

Prof. Dr. W. Heine
Wilhelm-Pieck-Universität Rostock, Bereich Medizin, Universitäts-Kinderklinik, Rembrandtstraße 16/17, DDR-2500 Rostock

Dr. M. Kersting
Forschungsinstitut für Kinderernährung Dortmund, Heinstück 11, 4600 Dortmund 50

Prof. Dr. W. Kübler
Institut für Ernährungswissenschaft der Justus-Liebig-Universität Gießen, Goethestraße 55, 6300 Gießen

Doz. Dr. P. Kuitunen
Kinderklinik Jorvi, SF-02740 Espoo 74, Finnland

Prof. Dr. B. Lindquist
Pädiatrische Abteilung der Universität Lund, Lasarettet, S-221 85 Lund, Schweden

Doz. Dr. K. Österlund
Abteilung für Geburtshilfe und Gynäkologie der Universität Helsinki, Hartmaninkatu 3, SF-00290 Helsinki 29, Finnland

Prof. Dr. H. von Nicolai
Physiologisch-Chemisches Institut der Universität Bonn, Medizinische Fakultät, Nußallee 11, 5300 Bonn 1

Dr. E. Pape
Forschungsinstitut für Kinderernährung Dortmund, Heinstück 11, 4600 Dortmund 50

Dr. Ch. Plath
Wilhelm-Pieck-Universität Rostock, Bereich Medizin, Universitäts-Kinderklinik, Rembrandtstraße 16/17, DDR-2500 Rostock

Dr. L. Reinken
Westfälische Landeskinderklinik, Universitäts-Klinik, Alexandrinenstraße 5, 4630 Bochum

Dr. I. Richter
Wilhelm-Pieck-Universität Rostock, Bereich Medizin, Uni-

versitäts-Kinderklinik, Rembrandtstraße 16/17, DDR-2500
Rostock

Dr. A. Romahn
Städtische Kinderklinik, 4600 Dortmund

Dr. E. Savilahti
Universitäts-Kinderklinik Helsinki, Stenbackstraße 11,
SF-00290 Helsinki 29, Finnland

Prof. Dr. K.-H. Schäfer
Universitäts-Krankenhaus Eppendorf, Kinderklinik,
Martinistraße 52, 2000 Hamburg 20

Prof. Dr. G. Schöch
Universitäts-Krankenhaus Eppendorf, Kinderklinik,
Martinistraße 52, 2000 Hamburg 20

Prof. Dr. K. Schreier
Kinderklinik des Klinikums der Stadt Nürnberg, Kirchenweg
48, 8500 Nürnberg 91

Prof. Dr. W. Schröter
Universitäts-Kinderklinik, Humboldtallee 38,
3400 Göttingen

Dr. H. Stolley
Forschungsinstitut für Kinderernährung Dortmund,
Heinstück 11, 4600 Dortmund 50

Prof. Dr. O. Tönz
Kinderspital Luzern, CH-6004 Luzern, Schweiz

Dr. M. Verkasalo
Universitäts-Kinderklinik Helsinki, Stenbackstraße 11,
SF-00290 Helsinki 29, Finnland

Dr. K. Wutzke
Wilhelm-Pieck-Universität Rostock, Bereich Medizin, Universitäts-Kinderklinik, Rembrandtstraße 16/17, DDR-2500
Rostock

1 Nahrungsmittelbedarf bei Kindern – eine Einführung

H. J. Bremer

Die Ermittlung des Nahrungsbedarfs bei Säuglingen und Kindern ist aus vielerlei Gründen, die hier nur kurz gestreift werden können, schwierig und nicht nur mit einer Methode möglich. Das hat dazu beigetragen, daß weit mehr Bedarfswerte und Aspekte der Ernährung unbekannt sind, als es für diejenigen, die Nahrungen zusammenstellen oder die in der Legislative bei der Lebensmittelgesetzgebung Sicherheitsbereiche für die einzelnen Nahrungsbestandteile festlegen müssen, angenehm ist.

Der wachsende Organismus findet sich in einem Ungleichgewicht zwischen Zufuhr und Ausscheidung, d. h. normalerweise werden durch das Wachstum mehr essentielle und nichtessentielle Nahrungsbestandteile aufgenommen als ausgeschieden. Daneben kann es während bestimmter Phasen der Entwicklung durchaus vorkommen, daß mehr ausgeschieden als aufgenommen wird, d. h. daß eine negative Bilanz vorliegt. Eine solche negative Bilanz findet man z. B. beim Kupfer und Eisen in der frühen Säuglingszeit. Pathologisch wird ein solcher Zustand erst dann, wenn durch ihn Krankheiten induziert oder begünstigt werden. *Andererseits bedeutet eine positive Bilanz und ein gutes Gedeihen nicht, daß alle Nahrungsbestandteile in optimaler Menge zugeführt werden.* Eine übermäßige Eiweißzufuhr bei jungen Säuglingen wird sich nicht im Gedeihen oder in der Bilanz widerspiegeln, sondern sich eher durch retinierte Metabolite erkennen lassen. Das hat dazu geführt, daß Versuchsergebnisse und Versuchsansätze heute wesentlich differenzierter gesehen und beurteilt werden müssen, als es noch vor 20–30 Jahren üblich war.

Bilanzuntersuchungen

Die Ernährungsforschung bedient sich zur Ermittlung der Bedarfsgrößen bei Kindern verschiedener und z. T. einander ergänzender Methoden. Ich möchte dazu einige Beispiele geben:

Die Bestimmungen der Gewichts-, Längen- und Unterhautfettpolsterentwicklung liefern wichtige, wenn auch sehr grobe

Parameter, die zur Überwachung des Gedeihens eingesetzt werden müssen. Sie zeigen jedoch die Veränderungen nicht an, die man als chemische Reifung bezeichnet, d. h. die Verschiebung der Wasser-Eiweiß-Fett-Relationen im Körper während der Reifung. Die erwähnten Parameter werden außerdem erst relativ spät auf bestimmte Mangelzustände, z. B. auf einen Eisenmangel, reagieren. Andererseits sind aus der Mast der Tiere Einflußmöglichkeiten auf diese Parameter bekannt, z. B. durch Gabe von Antibiotika, Anabolika, Östrogene, die, obwohl beim Kind als Hilfsmittel zum Gedeihen unerwünscht, jedoch auch bei ihm Effekte verursachen könnten. Eine ungenügende Kalorien- und Nährstoffzufuhr führt zu ungenügendem Gedeihem und Wachstum, wie wir es bei chronisch darmkranken Kindern kennen oder wie es in bestimmten Gegenden in zyklischem Wechsel zwischen ausreichender und nichtausreichender Ernährung beobachtet werden kann. So zeigten Beobachtungen in Dörfern in Gambia, daß in der Zeit nach der Ernte die Wachstumsgeschwindigkeit der Kinder zunimmt, während sie in der Zeit vor der Ernte mit relativ unzureichender Nahrungszufuhr wieder abfällt.

Bilanzuntersuchungen als eine der klassischen Untersuchungsmethoden der Ernährungswissenschaften sind *dann indiziert, wenn ein Leitatom oder Molekül* eines Nahrungsbestandteils *sowohl in der Nahrung als auch in den Ausscheidungsprodukten* auszumachen ist, z. B. Stickstoff als Maß der Eiweißzufuhr und -ausscheidung. Mineralien sind weitere geeignete Substanzen für Bilanzuntersuchungen. Dabei gibt es aber durchaus Probleme, die Bestimmung, Auswertung und Deutung von Bilanzen bei Kindern erschweren, ja manchmal sogar unmöglich machen. Das kann z. B. dann vorkommen, wenn die Aufnahme eines Minererals in verschiedener molekularer Form erfolgt, wovon aber nur eines verwertet wird. Theoretisch wäre dies z. B. beim Silizium, beim Selen und beim Chrom möglich. Probleme bei der Bewertung von Bilanzen ergeben sich aber auch bei übermäßiger Zufuhr einzelner Aminosäuren.

Andere *Nahrungsbestandteile stehen in funktioneller Abhängigkeit voneinander*, wie etwa der Bedarf von Vitamin E, Selen und von mehrfach ungesättigten Fettsäuren. Eine Angabe des Vitamin-E-Bedarfs ohne Kenntnis des Linolsäuregehalts im Fettgewebe der zu untersuchenden Population sagt wenig über den wirklichen Bedarf aus. Ähnliches gilt für metallische und parametallische Spurenelemente, die im Metallothionin gespeichert werden, z. B. Kupfer, Zink, Cadmium, deren funktionelle Beziehungen und Resorptionsgrößen z. T. kompetitiv sind.

Isotopen Wesentliche neue Erkenntnisse haben wir in den letzten Jahren durch Verwendung bzw. Messung natürlich vorkommender oder künstlich der Nahrung zugegebener *strahlender oder nicht strahlender Isotope* erhalten. Aber auch auf diesem Gebiet gibt es Grenzen, die zum Teil in der Deutung, wie bei N^{15}-Versuchen, in der Strahlenbelastung oder im apparativen Aufwand liegen.

Vitamine ***Bedarfsangaben von Vitaminen*** ließen sich früher nur aus Mangelerscheinungen und aus der Verhütung von Mangelsymptomen extrapolieren. Erst in der letzten Zeit kommen wir auf diesem Gebiet über die Bestimmung der Metabolite weiter. Aber gerade auf diesem Sektor sind noch viele Lücken auszufüllen.

Kombinierte Untersuchungen Da es keine optimale Methode zur Bedarfsbestimmung gibt, benötigen wir auch heute noch die Kombination der Allometrie, der Nahrungsanamnese, der Bilanzen und der Metabolitbestimmungen bei gesunden und kranken Kindern. Das Zusammenspiel von Forschungsinstitut und Klinik auf diesem Gebiet wird weiterhin unumgänglich sein.

Nahrungsbedarf und Krankheiten Auf einen besonderen Aspekt der Bedarfsermittlung für normale Kinder möchte ich noch gesondert hinweisen: Die Entwicklung eines Kindes verläuft nicht nur durch klar bestimmte Abschnitte (Neugeborenen-, Säuglings-, Kleinkindalter) mit unterschiedlichen Bedarfsgrößen. Zur normalen Entwicklung gehören auch Phasen von apparenter und inapparenter Krankheit, von der kein Kind verschont bleibt, und die je nach Umgebung und sozialem Hintergrund unterschiedlich wichtig sind. ***In diesen Krankheitsphasen ist der Bedarf verändert,*** eine Tatsache, die bei der Angabe von normalen Bedarfsgrößen bedacht werden muß.

Aus den genannten Gründen ergibt sich, daß die Ernährungsforschung keine simple Wissenschaft ist, die mit einfachen Mitteln zum Ziel kommt. Nicht umsonst ist dieses von Herrn Professor Droese und Mitarbeitern konzipierte und aufgebaute Institut so komplex, was die Methodik und die Zielsetzung betrifft. Das Institut spiegelt nur in optimaler Weise die Komplexität dieser Wissenschaft wider.

Wir dürfen andererseits als Wissenschaftler einer angewand-

*Ernährungs-
wissenschaft
und
Unterernährung*

ten Disziplin nicht aus den Augen verlieren, daß wir heute mit z. T. riesigem Aufwand neben sehr wichtigen **auch viele marginale Probleme** untersuchen, daß andererseits Hunger und Unterversorgung in großen Teilen der Welt in einem immer größeren Gegensatz zu dem Erkenntniszuwachs und dem Zuwachs an Sicherheit in der Ernährung und Aufzucht von Kindern in unserer entwickelten Welt stehen. Der für die Zukunft wichtigste Aspekt der Ernährungswissenschaft ist sicher nicht, wie durch verbesserte Ernährung oder Sozialfürsorge bei uns 1 oder 2% mehr Sicherheit bei Säuglingen zu erreichen sind, sondern wie unsere Erkenntnisse in die Praxis und in die Politik der Entwicklungsländer umgesetzt werden können, so daß sie eine merkliche Verbesserung der Situation dort bringen können. Unsere Wissenschaft wird zu einer l'art pour l'art, wenn es uns in den nächsten Jahrzehnten nicht gelingt, aus dem Elfenbeinturm der Wissenschaft auszubrechen, um bei uns und in den Ländern der Dritten Welt dort wirksam zu werden, wo die Not am größten ist. Die Bedrohung unserer Zivilisation durch die Armen, Unwissenden und Unterprivilegierten dieser Welt ist prospektiv sicher größer als es die mit sich zufriedene und nur mit sich beschäftigte entwickelte Welt wahrhaben will.

2 Eisenbedarf, Eisenversorgung beim Säugling*

K.-H. Schäfer

Es ist heute fast ein Dritteljahrhundert her, daß von mir gesagt und geschrieben wurde:

„Damit ist erwiesen, daß Kuhmilch und auch Frauenmilch zu wenig Eisen enthalten, um auf die Dauer allein den Eisenbedarf des schnell wachsenden Säuglings zu befriedigen..."

Dies geschah in einem Grundsatzreferat über den Eisenstoffwechsel des wachsenden Organismus auf dem ersten Nachkriegskongreß der Deutschen Gesellschaft für Kinderheilkunde im August 1948 in Göttingen [38]. Der Satz wurde angesichts der schlimmen Not- und Hungersituation, der damals auch unsere Säuglinge, vor allem die künstlich ernährten, und die jungen Kleinkinder ausgesetzt waren, so bestimmt formuliert. Heute gilt das cum granu salis immer noch, speziell und ganz eindeutig für die Kinder aus sozial schlechter gestellten Bevölkerungsgruppen, bei uns wie in besonderem Maße in der Dritten Welt. Von solcher Differenzierung einmal ganz abgesehen und im Grundsätzlichen – d. h. also von besonderen Gegebenheiten einmal abgesehen – befindet sich die mit diesem Satz aufgeworfene Frage immer noch in der Diskussion, zumal gerade in neuerer und jüngster Zeit auch von anderer, berufener Seite zunehmend eindeutige Fakten und Stellungnahmen im Sinne einer Bejahung der hier aufgeworfenen Frage vorgelegt wurden. Ich erinnere hier aus den letzten 5–6 Jahren neben einschlägigen Einzelpublikationen [1, 8, 27, 29, 30, 31, 40, 41, 42, 43, 50, 52, 53] vor allem an die neueren Empfehlungen und Stellungnahmen des Comitee on Nutrition der American Academy of Pediatrics [3, 4] und an die Guidelines on Infant Nutrition I (1977) und II (1981) des Committee on Nutrition der European Society of Pediatric Gastroenterology and Nutrition (ESPGAN) [6, 7].

---
* Herrn Prof. Dr. G. Kühnau zum 80. Geburtstag in herzlicher Verbundenheit gewidmet

Eigene Stellungnahmen zum Thema habe ich in dem genannten Zeitraum mehrfach formuliert [40, 41, 42]. Um unnötige Wiederholungen zu vermeiden, beziehe ich mich in den folgenden Ausführungen auf meine zusammenfassenden Abhandlungen aus den Jahren 1975 und 1977 [39, 40] und diskutiere hier vor dem Hintergrund dessen die Entwicklung der Meinungsbildung in der jüngsten Zeit, an der ich mich selbst auch beteiligt habe [42]. Zur Abrundung der Darstellung seien die wichtigsten Basisfakten nochmals kurz zusammengefaßt.

Grundlagen des Eisenstoffwechsels

1. **Komponenten des Eisenstoffwechsels** sind das *Hämoglobineisen* (gut $70^0/_0$)[1], das Zellfunktionseisen (ca $10^0/_0$, z. B. in Myoglobin und respiratorischen Enzymen), das *Depoteisen* (ca. $17^0/_0$, vor allem als Ferritin), das *Plasmaeisen* (knapp $0,1^0/_0$). Im Plasma findet sich noch eine weitere Ferritin-Eisenfraktion, die zwar sehr klein ist, aber, im Radioimmunoassay bestimmt, mit gewissen Einschränkungen einen einigermaßen zuverlässigen Rückschluß auf die Füllung der Depots mit verfügbarem Reserveeisen (Ferritin) erlaubt. Mit Hilfe von Regressionsgeraden kann aus dem Plasmaferritinwert beim Erwachsenen (Näheres s. [16]) und auch beim Kinde [31] der Bestand an Reserveeisen abgeschätzt werden. Hiervon wird später noch die Rede sein.

Der intermediäre Eisenumsatz beträgt mit rund *30 mg/Tag* mehr als das 10fache des exogenen. Als ausgeglichen kann darum der Eisenstoffwechsel erst angesehen werden, wenn neben einem normalen Bestand an Hämoglobin- und sonstigem Funktionseisen angemessene Depots an verfügbarem Reserveeisen vorhanden sind (s. oben). Andernfalls ist ständig die Gefahr eines klinisch relevanten Eisenmangels gegeben. Es ist im übrigen schwer zu entscheiden, ob der prälatente oder gar der latente Eisenmangel (s. unter 2.) allein *diese* Gefahr in sich birgt oder nicht doch schon selbst klinische Relevanz besitzt; Tierversuche und Beobachtungen beim Menschen lenken jedenfalls den Verdacht in diese Richtung.

Der *exogene Eisenstoffwechsel* dient beim Erwachsenen dem Ausgleich des unvermeidlichen Eisenverlusts nach

---

[1] Die Prozentzahlen in den Klammern beziehen sich auf den gesunden männlichen Erwachsenen mit einem Gesamteisenbestand von knapp 3500 mg

außen mit Ausscheidungen und Substanzverlusten und beträgt beim gesunden Mann ca. 1–2 mg/Tag. Beim Kind ist er – mit Ausnahme der ersten Lebenswochen während der frühen „Autarkiephase" (s. unten) – der Wachstumsgeschwindigkeit entsprechend natürlich relativ größer.

Eisenmangel

2. Ein *Eisenmangel* entwickelt sich in verschiedenen Schritten zu *3 Schweregraden*, die wir mit Hausmann und Heinrich als (1) *prälatent*, (2) *latent* und (3) als *manifest* bezeichnen (Abb. 2.1). Wer sich sprachlich an dem Ausdruck „prälatent" stößt, möge den latenten Eisenmangel in Grad I (=prälatent) und II (=latent) unterteilen.

Zur *Differenzierung der 3 Grade* besitzen wir *5 Kriterien*, deren Zuordnung gemäß Tabelle 2.1 geschieht.

Hypoferritinämie

Ein kritischer Vergleich der genannten Kriterien und ihrer Validität im Rahmen der Differenzierung von Eisenmangelzuständen, im besonderen auch der Stellenwert einer *Hypoferritinämie* in diesem Zusammenhang, findet sich bei Heinrich [16]. Danach ist *das verläßlichste Zeichen eines prälatenten Eisenmangels* nach wie vor die Erhöhung der intestinalen Fe-Resorption, während nur knapp die Hälfte der (erwachsenen) Probanden (nach neuesten Untersuchungen nur 40%) signifikant erniedrigte Plasmaferritinspiegel aufweisen, die andere Hälfte (bzw. 60%) aber Werte haben, die mit dem unteren Normbereich überlappen. Beim latenten Eisenmangel ist die Grenze zur Norm sehr viel schärfer (Abb. 2.2).

Vor allem sind es Infekte, die in schwer überschaubarer Weise die Verwertbarkeit von Plasmaferritinspiegeln für Diagnose und Graduierung eines Eisenmangels erschweren; denn schon vor 40 Jahren wurde bewiesen, daß im Infekt, unter Intoxikationen, bei allergischen Vorgängen und – wie man inzwischen weiß – auch bei malignen Tumoren Eisen im RES fixiert und für diese Zeit weitgehend indisponibel ist [35, 36, 37]. Das Plasmaferritin ist dann – trotz etwa vorhandenen Eisenmangels – normal oder gar hoch. In sorgsam ausgewählten Untersuchungsreihen ließe sich diese Fehlermöglichkeit vielleicht einschränken, aber zumindest in Einzelfällen, besser überhaupt, sollte man das *Plasmaferritin nicht als alleinigen Parameter zur Beurteilung der Eisenstoffwechselsituation benutzen,* sondern zusammen mit weiteren Kriterien. Aussagekräftig in diesem Zusammenhang ist vor allem die Relation Plasmaeisen : totaler Eisenbindungskapazität

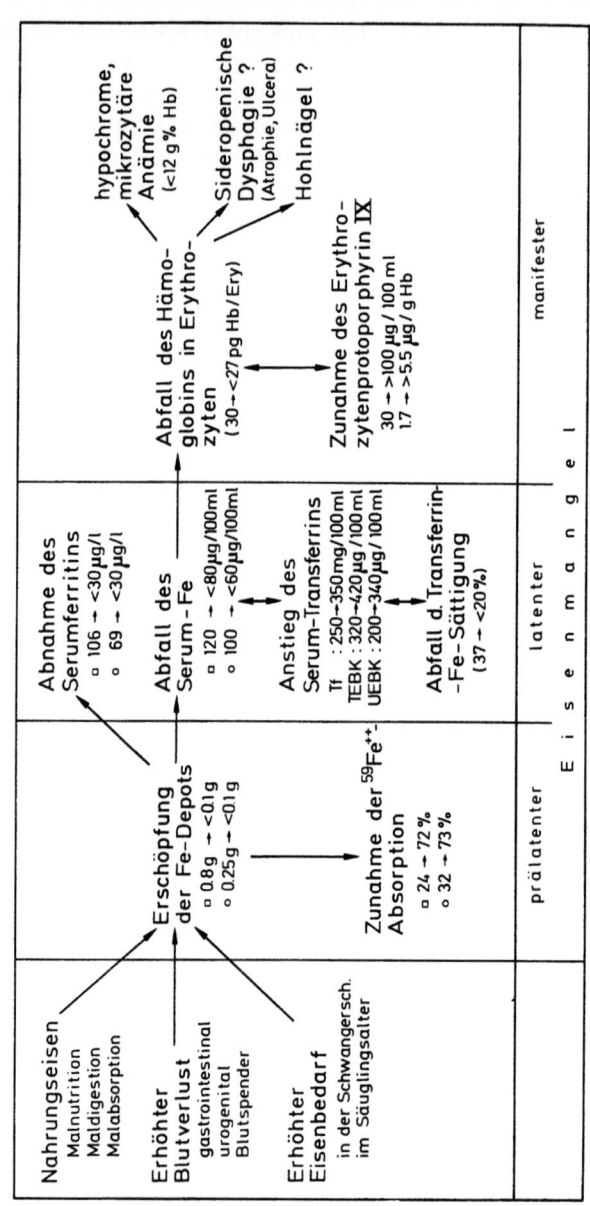

Abb. 2.1. Grade des Eisenmangels und ihre Entwicklung. (Nach Heinrich [16])

(TEBK), also die prozentuale Eisensättigung (S%) und im erythrozytären Bereich das direkt und besonders exakt zu bestimmende mittlere Erythrozytenvolumen (MCV).

Tabelle 2.1. Die 3 Grade des Eisenmangels und ihre Kriterien (vgl. Abb. 2.1)

Kriterien	Prälatent	Latent	Manifest
Hypochrome Anämie MCH und MCV vermindert	–	–	+ bis +++
Hyposiderämie, Hypertransferrinämie Transferrin-Eisen-Sättigung (S%) erniedrigt (<20–16%)	–	+	++(+)
Plasmaferritin vermindert (s. Abb. 2)	(+) (s. Text)	++ (<16 ng/1)	+++ (<10 ng/1)
Diffuses Eisen im Zytoplasma der Knochenmark-Makrophagen vermindert (semiquantitativ)	+	++	+++ (oft fehlend)
Intestinale Eisenresorption vermindert	+	++	+++

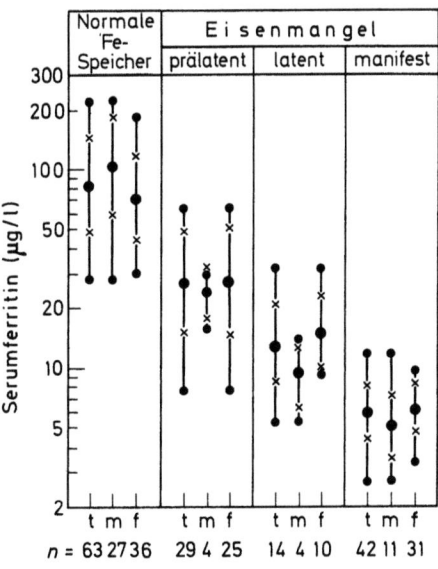

Abb. 2.2. Plasmaferritin-Gesamtbereiche (•—•—•), geometrische Mittelwerte (•) und Koeffizienten der Standardabweichungen (×—•— —×) für Personen mit normalen Eisenreserven bzw. prälatentem, latentem und manifestem Eisenmangel (t = Gesamtpersonen; m = Männer, f = Frauen). (Nach Heinrich et al. [16, 19])

2.1 Eisenstoffwechselsituation im frühen Kindesalter

2.1.1 Phase der „postnatalen Autarkie" des Eisenstoffwechsels

Postnatales Eisendepot

Vermindertes Depot

So bezeichne ich die ersten Lebenswochen und -monate. Die Autarkie wird einerseits von den pränatal angelegten Gewebeeisendepots, zum anderen und vor allem von den aus der postnatalen Hämoglobinreduktion anfallenden und zwischenzeitlich gespeicherten Eisenmengen bestritten. Die aus beiden Quellen gespeisten Reserven werden beim *ausgetragenen Kind* etwa von der 10.–12. Lebenswoche an wieder in Anspruch genommen und sind im Laufe des 2. Trimenons weitgehend aufgezehrt. *Beim Frühgeborenen,* bei *intrauteriner Dystrophie,* bei *perinatalem oder postnatalem Blutverlust, nach häufigen Blutentnahmen,* auch *nach postnatalem Blutaustausch verkürzt sich diese „Schutzzeit"* deutlich, was besondere Maßnahmen erfordert (s. unten), erst recht natürlich bei anhaltendem Blutverlust (z. B. infolge *enteraler Kuhmilch-Allergie,* für die man in Stockholm immerhin eine Frequenz von 1:200 etwa 4 Wochen nach Beginn der Kuhmilchernährung ermittelt hat [32, 47].

Des weiteren herrschen besondere Verhältnisse *bei zyanotischen Vitien* und *bei chronischer pulmonaler Insuffizienz* infolge *erhöhten Eisenbedarfs für die Hämopoese* [22]. Schließlich spielen auch die *Modalitäten bei der Abnabelung* (früh oder spät, Hochlegen des noch nicht abgenabelten Kindes auf den Bauch der Mutter) für die perinatale Hämoglobinausstattung des Neugeborenen in dem oben erörterten Sinne eine wichtige Rolle [21]. Die oben aufgeführten 5 Kriterien zur Beurteilung des Eisenstoffwechsels geben die hier dargestellte Situation gut wieder. Erwähnt seien hier nur das Verhalten des Plasmaferritinspiegels und der Fe-Resorptionsrate: Das bei der Geburt normale Plasmaferritin steigt mit der postnatalen Füllung der Eisendepots in den ersten 4 Lebenswochen an und erreicht gegen Ende des 1. Trimenons den Ausgangswert, sinkt im 2. Trimenon zügig unter diesen ab [44]; das Makrophageneisen und die Eisenresorptionsrate bleiben 4 Wochen lang normal [13, 39]. *Alle Fakten sprechen also dafür, daß beim gesunden reifgeborenen Kind in dieser Lebensphase bis ins 2. Trimenon hinein kein Eisenmangel besteht. Dies gilt auch dann, wenn die Mutter in der Schwangerschaft einem Eisenmangel unterliegt.* Dieser fördert zwar die Frühgeburt

Kein Eisenmangel bei gesunden Neugeborenen [12], beeinträchtigt aber nicht die Eisenausstattung des Feten, wie man seit langem weiß. *Unter den oben genannten besonderen Umständen, vornehmlich beim Frühgeborenen in Abhängigkeit vom Reifegrad, verkürzt sich die „Autarkiephase" mehr oder weniger stark und endet in aller Regel schon im 3. Lebensmonat.*

2.1.2 Eisenstoffwechsel nach der Autarkiephase

Eisenmangel Nach der Autarkiephase ist der Eisenstoffwechsel von einer Tendenz zum mehr oder weniger *latenten Eisenmangel* gekennzeichnet. Alle in diesem Zusammenhang verbindlichen Parameter weisen in diese Richtung.
Beim *Frühgeborenen* oder *bei Neugeborenen in* (bezüglich Eisenstoffwechsel) *vergleichbaren Situationen* (s. oben) kommt es ohne orale Eisenprophylaxe schon etwa *vom 3. Lebensmonat ab* zu einem *latenten* und schließlich meist *auch manifesten Eisenmangel.* Aus der anfangs normochromen und ferroinsensiblen Reduktion der Hämoglobin- und Erythrozytenwerte mit Tiefpunkt um die 8.–10. Lebenswoche entwickelt sich in der Regel alsbald eine *hypochrome Anämie* mit *Hyposiderämie, Hypoferritinämie,* fast völligem Verschwinden des Makrophageneisens und einem hochsignifikanten Anstieg der Eisenresorption vom 2.–3. Lebensmonat an [13, 39]. An sich schon seit Magnusson [24] bekannt und *heute unbestritten* ist, *daß dieser Eisenmangel durch eine medikamen-*
Eisenprophylaxe *töse, orale Eisenprophylaxe in der Tagesdosis von 2 mg Fe^{2+}/kg Gewicht, maximal 15 mg/Tag zu verhindern ist.* Diskutiert wird zuweilen noch der zweckmäßige Beginn dieser Maßnahme. Viele Autoren starten schon mit dem 14. Lebenstag; *ich selbst vertrete bei Berücksichtigung der auch bei diesen Kindern vorhandenen, wenn auch auf 2–3 Monate verkürzten Autarkiephase und in Anbetracht der bei Frühgeborenen anfangs sehr niedrigen und erst im 2. Trimenon erreichten „normalen" Transferrinwerte die Meinung, daß die Eisenprophylaxe am Ende des 2. Lebensmonats einsetzen und mindestens bis zum 18. Lebensmonat durchgeführt* werden *sollte.*
Eisenmangel im 2. Halbjahr *Beim gesunden, reifgeborenen Kind* entwickelt sich – jedenfalls im statistischen Mittel – unter konventioneller Ernährung ohne spezielle Berücksichtigung des Eisenbedarfs *von der Halbjahreswende ab* nach den oben gegebenen Definitionen

die *Anzeichen* eines *prälatenten bis latenten Eisenmangels.* So sinken zu dieser Zeit bis ins frühe Kleinkindesalter hinein das Plasmaferritin [44], das Plasmaeisen und die S% (bekannt seit Hagberg [15]) und sogar auch das MCV (s. b. [33]) auf Werte, die unterhalb denen in allen anderen Altersklassen liegen. Gleichzeitig vermindert sich oder verschwindet das diffuse Eisen aus den Makrophagen des Knochenmarks und erhöht sich signifikant die Fe-Resorption [13, 39]. Letztere geht bei den Kindern nach Eisengaben auf normale Werte zurück. Eine Dokumentation all dessen habe ich 1975 und 1977 zusammengestellt [39, 40]. Ich sehe keinen Grund, im 2.–4. Lebenshalbjahr den Eisenstoffwechsel mit anderen Maßstäben zu messen als in jedem anderen Lebensalter. Allerdings gilt das alles so apodiktisch nur, wie gesagt, für das statistische Mittel und durchaus nicht in gleichem Maße für den Einzelfall, oder auch für gezielt ausgesuchte Gruppen von Kindern. Vielmehr spielen hier verschiedene äußere Umstände wie z. B. Fortschritte in der Ernährung des jungen Kindes und gerade auch sozioökonomische Gegebenheiten eine Rolle. Beides kommt in Untersuchungen zum Ausdruck, die wir Weippl [50] bzw. Weippl u. Ader [51] verdanken (s. Abb. 2.3 u. Tabelle 2.2).

Abb. 2.3 zeigt, daß bei gesunden Wiener Kindern im Alter von 6–18 Monaten sich die Frequenz derjenigen, die eine für den latenten Eisenmangel charakteristische S% unter 16 aufweisen, in den Jahren 1956–1974 – wohl

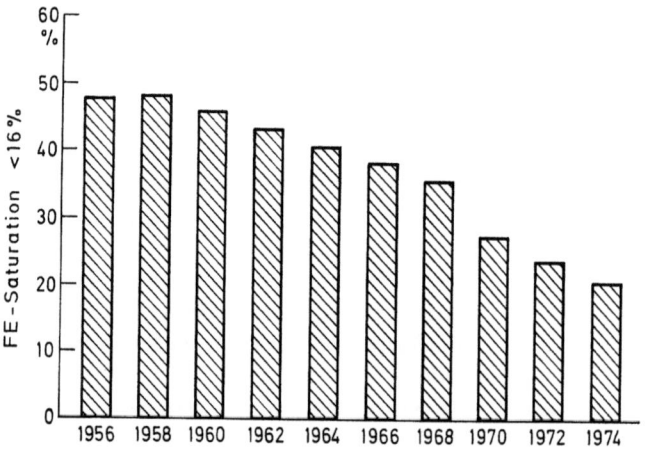

Abb. 2.3. Die Häufigkeit einer Transferrin-Eisensättigung (S%) unter 16% bei Wiener Kindern in den Jahren 1956–1974. (Nach Weippl [50])

Tabelle 2.2. S%<16 und Hämoglobin <11 g/dl bei Kindern im Alter von 6–18 Monaten aus Familien von Gastarbeitern mit mehr als 2 Kindern und aus gutsituierten Familien in Wien. (Nach Weippl u. Ader [53])

Gruppe	n	Eisen-Transferrin-Sättigung 16%	Hämoglobin 11,0 g/dl
A	60	20	8
B	60	3	0

A = Kinder aus Gastarbeiterfamilien mit mehr als 2 Kindern
B = Kinder aus gutsituierten Familien

infolge Verbesserung der Ernährung und der sonstigen äußeren Bedingungen – von gut 45% auf 20% verringert hat, daß aber 1974 immerhin noch jedes 5. Kind diesen Alters untrügliche Zeichen eines latenten Eisenmangels aufwies. Tabelle 2.1 aus dem Jahre 1977 dokumentiert, daß in Wien die Kinder aus Gastarbeiterfamilien mit mehr als 2 Kindern fast 7mal häufiger (20 von 60) einen latenten bis manifesten Eisenmangel hatten als Kinder aus gutsituierten Familien (3 bzw. 0 von 60). Es wäre doch wohl illusorisch, bei einer umfassenderen Eisenprophylaxe hier gezielt vorgehen zu wollen.

Wir stellen also fest, daß auch ausgetragene Säuglinge im 2. Lebenshalbjahr und im frühen Kleinkindesalter sich in einem kaum überschaubaren Ausmaß im mehr oder weniger latenten Eisenmangel befinden. In jedem Falle sind die biologisch verwertbaren Eisenreserven maßgeblich reduziert.

Abgesehen von der noch nicht eindeutig zu beantwortenden Frage, ob diese Verminderung des Reserveeisens unmittelbare biologische Bedeutung hat, d. h. mit einer Beeinträchtigung des Funktionseisen-Stoffwechsels in irgendeinem Bereich einhergeht [5, 27, 52], kann heute als erwiesen gelten, daß das Fehlen von zureichenden Eisenreserven bei den besonders schnell wachsenden jungen Kindern nach der Eisenstoffwechsel-Autarkiephase in erheblichem Maße zu einem klinisch relevanten Eisenmangel disponiert (Abb. 2.4).

Das nach Zahlen von Weippl u. Ader [51] zusammengestellte Diagramm in Abb. 2.4 zeigt diese Disposition besonders eindrucksvoll: In den Jahren 1975–1976 standen von 266 Wiener Kindern mit Eisenmangelanämie 14% im 2. Lebenshalbjahr, 42% im Alter von 6–24 Monaten, 66,6% im Alter von 6 Monaten bis 3 Jahren und über 80% im Alter von 6 Monaten bis zum Ende des 4. Lebensjahrs. Über exakte prospektive, kontrollierte Studien an Säuglingen hat 1978 Saarinen aus der finnischen Arbeitsgruppe um Siimes berich-

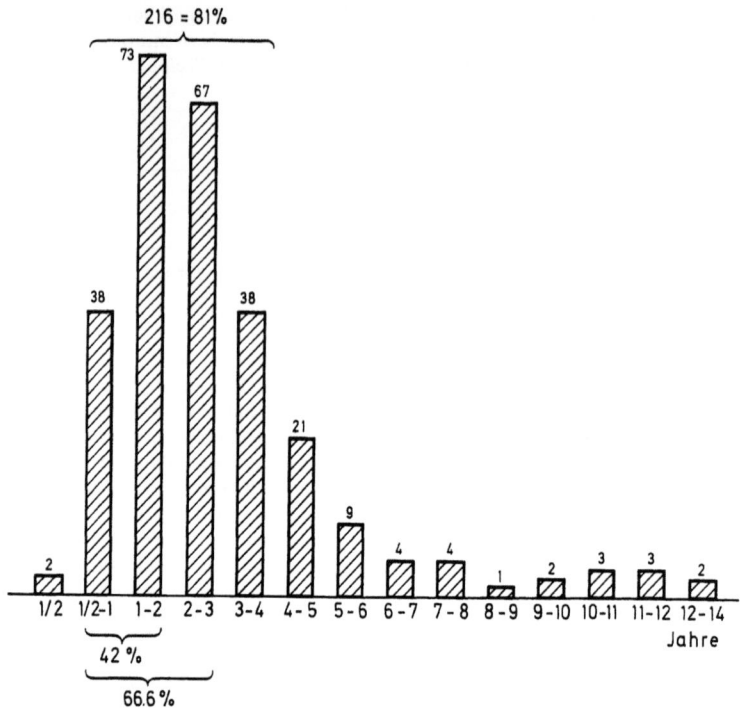

Abb. 2.4. Altersverteilung von 266 Wiener Kindern mit Eisenmangelanämie aus den Jahren 1975–1976: Hb < 11 g/dl, S% < 16. (Nach Zahlen von Weippl u. Ader [51])

Eisengaben verhindern Eisenmangel

tet [29]. Als Gruppe I wurden 56 Säuglinge, die 6 Monate lang voll gestillt und dann in üblicher Weise abgestillt waren, mit 29 konventionell auf Kuhmilchbasis ernährten Säuglingen (Gruppe II) und schließlich mit 47 Säuglingen verglichen, die mit einer eisenangereicherten (11 mg Fe/l) Fertigmilch auf Kuhmilchbasis ernährt wurden (Gruppe III). Die Untersuchungs- und Ernährungsregime wurden standardisiert und bis auf die Eisenzulage miteinander vergleichbar gemacht. Als Parameter des Eisenstoffwechsels dienten Hämoglobinwert, Transferrineisensättigung (S%), MCV und Plasmaferritin. Die Ergebnisse waren in den Alterskurven der Durchschnittswerte zugunsten der Gruppe III (mit Eisenanreicherung) größtenteils hochsignifikant different. Aufschlußreiche Detailresultate dieser Studie vermitteln Tabelle 2.3 und Abb. 2.5. Die Untersuchungen zeigen also, daß die hier vorgenommene Eisenanreicherung die Entwicklung von Eisenmangel im

Tabelle 2.3. Prozent der Säuglinge mit 2 oder mehr Eisenmangelkriterien, definiert als Hb<11 g/dl, MCV<70 fl, S%<10, Plasmaferritin<10 µg/l, geteilt in 3 Ernährungsgruppen. (Nach Saarinen [29])

Ernährungsgruppe	n	Alter (Monate)			
		4	6	9	12
I. Formula Ernährung mit 11 mg Fe^{2+}/l	47	–	–	–	–
II. Brustmilch ohne Fe-Zulage	56	–	–	4	7
III. Kuhmilchmischung ohne Fe-Zulage	29	7	7	4	4

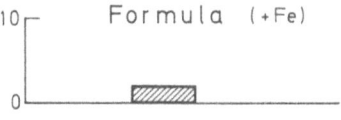

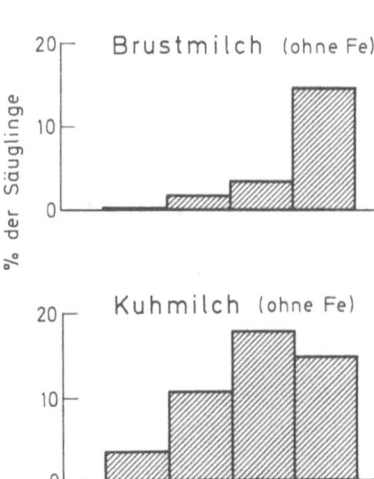

Abb. 2.5. Prozentuale Verteilung von Säuglingen innerhalb von 3 Ernährungsgruppen (vgl. Tabelle 2.3) mit Verdacht auf Eisenmangel, definiert durch Plasmaferritin <10 µg/l. (Nach Saarinen [29])

Säuglingsalter praktisch verhindert (Tabelle 2.3, Abb. 2.5) und daß interessanterweise *auch vollgestillte Brustkinder* im 2. Lebenshalbjahr, nach Beifütterung (!), *von Eisenmangel* (definiert durch Plasmaferritinwerte von 10 µg/l und weniger) *bedroht* sind. Die Autoren schließen aus ihren Resultaten, daß *Brustkinder nach dem 6. Lebensmonat, und daß frühzeitig auf Kuhmilchnahrung umgestellte Säuglinge schon mit 4 Monaten eine eisenangereicherte Nahrung bekommen sollten.* Weiteres hierüber s. später.

2.2 Eisenbedarf und Eisenversorgung nach der postnatalen Autarkiephase

Was ich zu diesem Thema zu sagen habe, wurde von mir im Jahre 1977 zusammengefaßt [40]. Ich brauche dies hier nur in aller Kürze zu wiederholen und in einigen Punkten zu ergänzen.

2.2.1 Der Eisenbedarf des gesunden, reifgeborenen Kindes

Eisenbedarf

Er wurde u. a. von Burman berechnet [2]. Danach liegt der Tagesbedarf an resorbiertem Eisen zumindest *im 2.–6. Lebenshalbjahr bei rund 1 mg,* wenn man die Wachstums- und Erhaltungsrate zusammenfaßt (s. auch [46]). Dies sollte jedenfalls angestrebt werden.

Wenn man nun, wie üblich, eine durchschnittliche *Resorptionsgröße* von 10% des Nahrungseisens in Rechnung stellt, würde man einen *Nahrungseisenbedarf von 10 mg pro Tag* veranschlagen. Wie ich seinerzeit berechnet und zusammengestellt habe [40], bringt aber die konventionelle Nahrung des Säuglings im 2. Lebenshalbjahr nicht mehr als 4 mg pro Tag, selbst wenn der übliche Gemüsebrei 20 g Fleisch oder Leber enthält. Aber die nutritive Eisenversorgung ist nicht allein eine Frage der Quantität, sondern auch der Qualität des Nahrungseisens. Dies hat Layrisse klar herausgearbeitet [20].

Hämeisen besser resorbiert

Danach ist *Hämeisen* (Hämiglobin, Myoglobin) sehr viel *besser resorbierbar* als Nichthämeisen aus Vegetabilien (etwa Spinat) oder auch aus Ferritin, Hämosiderin und Ei (nur 2 bzw. 3%). Über die Resorptionsrate von Hämeisen aus Hämoglobin und Fleisch haben Heinrich et al. sehr exakte

Resorptionsstudien mit dem Ganzkörperzähler angestellt [11, 17, 18]. Daraus sei hier erwähnt,
- daß Hämeisen aus Hämiglobin, in angemessener Menge von etwa 5 mg = 1,4 g Hämiglobin zugeführt, zu 14,4% = 0,7 mg Fe, bei leeren Eisendepots zu 20,3% = 1,02 mg Fe resorbiert wird,
- daß die Resorption von Hämeisen nicht durch Chelatbildner in anderen Nahrungsbestandteilen (etwa Vegetabilien) beeinträchtigt wird, was für Eisensalze nicht in gleicher Weise gilt, und
- daß Häm die Resorption anderer Arten von Nahrungseisen eher stimuliert.

Daraus ergibt sich für das junge Kind mit seinen verminderten Eisendepots und darum erhöhten Resorptionsraten, daß *zur Resorption von 1 mg Eisen* benötigt werden
- *1,4 g Hämiglobin* oder
- *25 g Leber* oder
- *100 g Fleisch.*

Bioverfügbarkeit des Eisens

Besonderer Erörterung bedürfen noch die **Quantität, Qualität und Bioverfügbarkeit des Eisens in der Milch, speziell in der Brustmilch.** Im Jahre 1948 habe ich darüber berichtet, daß neben der Kuhmilch auch die Brustmilch relativ eisenarm ist und daß sich dieser Eisengehalt im Laufe der Laktation zwischen dem 10. Stilltag und dem 5. Stillmonat nochmals halbiert [37]. Diese Befunde blieben lange unbeachtet, wurden nun aber kürzlich bezüglich der Kinetik von Siimes et al. [45] und von Stolley et al. [48] bestätigt. Die neuen Untersuchungen wurden mit dem Atomabsorptions-Spektrophotometer durchgeführt, das wir damals natürlich nicht besaßen; sie ergaben Werte von 60 µg/dl am Anfang der Stillzeit, die sich während der Laktation auf 30 µg/dl reduzierten. Wie uns schon damals, also während der schweren Hunger- und Notzeit, auffiel, hatten bis zur Halbjahreswende die *Brustkinder hochsignifikant bessere Blutwerte als die Flaschenkinder* [37]. Diese und viele weitere Beobachtungen, z. B. aus neuerer Zeit auch die von McMillan et al. [25] ließen vermuten, daß die *Bioverfügbarkeit von Eisen in Brustmilch* außergewöhnlich *hoch* ist. Saarinen u. Siimes [31] haben bei 3 Gruppen von jungen Säuglingen im Abstand von 4 Wochen das totale Körpereisen aus der Summe von Hämoglobineisen und Depoteisen, das mit Hilfe von Plasmaferritinbestimmungen über eine Regressionsgerade berechnet worden war (s. oben), kalkuliert; aus den monatlichen Zuwachsraten wurde die

Beikost reduziert Fe-Resorption

Resorption abgeschätzt. Auf diese Weise kamen sie zu der Annahme, daß die **Eisenresorption aus Brustmilch** bei etwa *70%*, *aus einer Kuhmilchpräparation* ohne Eisenzusatz bei *30%* und aus einer *Kuhmilchpräparation mit* einem *Fe-Zusatz* von 11 mg/l bei *10* % liegt. Die hohen Resorptionsraten, speziell von natürlichem Frauenmilcheisen, *reduziert sich drastisch, sobald* solide *Beikost* in Form von Gemüse und Früchten *gegeben wurde*. *Die praktische Bedeutung der letztgenannten Befunde liegt auf der Hand: Beikost soll, besonders bei gestillten Kindern, nicht unnötig früh zugefüttert* werden, *und es möge dann an Eisenprophylaxe gedacht werden, bei vollgestillten Kindern erst mit 6 Monaten, bei künstlich ernährten Säuglingen schon mit 4 Monaten (s. oben).*

Über die Ursache der so besonders hohen Bioverfügbarkeit des Brustmilcheisens weiß man noch nichts Genaues. Die von mir 1953 publizierte Feststellung, daß das Eisen sich etwa zur Hälfte in der Fettfraktion findet, dürfte der Grund nicht sein, da diese Verteilung sich in durchaus vergleichbarem Maße auch in der Kuhmilch findet (Abb. 2.6) [38, 43]. Die Milchfettfraktion spielt also auch als Eisenträger eine nennenswerte Rolle und nicht allein die eisentragenden Komponenten des Milchplasmas.

Erst in jüngerer Zeit wurden diese Ergebnisse von Fransson u. Lönnerdal bestätigt und die Frage der Eisenverteilung in der Milch auf breiter Front aufgerollt [10]. Eine Serie neuer Befunde wurde vorgelegt, ohne daß deren Bedeutung für die hier zur Diskussion stehende Frage schon ausgemacht werden

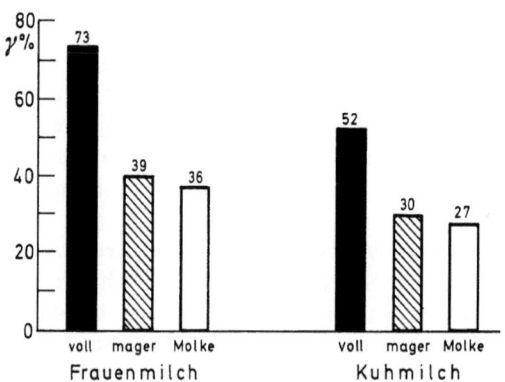

Abb. 2.6. Eisen in den einzelnen Milchfraktionen. (Nach Schäfer [38] und Schäfer et al. [43])

konnte. Das gilt auch für das Lactoferrin, dessen Eisenbindungskapazität nur zu 1–4% abgesättigt ist. Lönnerdal (1981, briefliche Mitteilung) hält für möglich, daß auch andere Substanzen als eisenbindende Komponenten der Milch in verschiedenen Konzentrationen die Eisenresorption fördern oder hemmen können. Es ist zu hoffen, daß wir bald mehr hierüber erfahren, was dann auch für die Eisenresorption aus anderem Millieu, und vielleicht ihre Beeinflussung, Bedeutung gewinnen könnte.

2.2.2 Maßnahmen zur ausreichenden Eisenversorgung des gesunden, reifgeborenen Kindes

Voraussetzungen zur Eisenversorgung

Im folgenden sollen die vorangehend entwickelten Fakten und Überlegungen vom Eisenstoffwechsel des gesunden, reifgeborenen Kindes nochmals kurz zusammengefaßt werden und dann als Basis für Empfehlungen von Maßnahmen dienen.

2.2.2.1 Voraussetzungen

1. **Gesunde, reifgeborene Kinder leben** mit ihrem *Eisenstoffwechsel nach Ausklingen der postnatalen Autarkiephase teilweise auf Kosten der Eisenreserven.* In deutlicher Abhängigkeit auch von Ernährungsart und sozioökonomischen Bedingungen setzt dieser Prozeß im zweiten Trimenon ein und gelangt *im 2. Lebenshalbjahr* in eine kritische Phase; es kommt zum **prälatenten oder auch latenten Eisenmangel**, das Risiko eines klinisch relevanten Eisenmangels ist beachtlich und besteht *auch im 2.–4. Lebenshalbjahr* fort (Abb. 2.4). Ob schon der prälatente und vor allem der latente Eisenmangel bereits biologische Auswirkungen hat, wie von mehreren Seiten behauptet [5, 27, 52], ist eine noch offene und nicht ganz von der Hand zu weisende Frage.

2. **Ursachen** *der kritischen Eisenstoffwechselsituation* sind das sehr schnelle **Wachstum** des jungen Kindes und die zu **knappe Eisenzufuhr** mit der konventionellen Ernährung. Hiervon infolge der extrem hohen Bioverfügbarkeit des Brustmilcheisens weitgehend ausgenommen ist der natürlich ernährte Säugling, aber nur für die Zeit der Vollstillung und in Verbindung mit der Autarkiephase, also bis zur

Halbjahreswende. *Der auf Kuhmilchbasis ernährte Säugling ist also auch mit seinem Eisenstoffwechsel benachteiligt;* denn Eisenangebot und Eisenresorption sind ohne besondere Maßnahmen nicht zureichend. Auch Gemüsebreie mit Fleischzulage und ihrem gut resorbierbaren Hämeisen können das defizitäre „Leben von der Substanz" nicht voll ausgleichen. Zudem führt Kuhmilch, speziell frische Kuhmilch, nicht selten und dann oft mehr oder weniger larviert zur enteral lokalisierten Allergie mit protrahiertem, intestinalen Blutverlust [32]. Die kritische Situation beginnt bei künstlicher Ernährung schon nach dem 4. Lebensmonat.

Bedarf 3. Der *tägliche Bedarf resorbierten Eisens aus der Nahrung* wird für das 2. Lebenshalbjahr auf rund *0,9–1 mg* geschätzt, wobei gewisse Schwankungen nach oben und unten einzukalkulieren sind. Die konventionelle Ernährung hingegen bringt kaum mehr als 0,3–0,4 mg Eisen zur Resorption.

Nicht zuviel Eisen 4. Falls man sich zur Eisenanreicherung der Nahrung entschließt, ist dabei *Eisenüberladung tunlichst zu vermeiden,* da andernfalls durch übermäßige Absättigung von Laktoferrin in der Milch sowie Transferrin und RES im Organismus antimikrobielle Kräfte geschwächt würden.

2.2.2.2 Maßnahmen

Die Diskussion um die *Indikation von besonderen Maßnahmen zur ausreichenden Eisenversorgung* des gesunden, reifgeborenen Kindes ist, nun schon seit Jahrzehnten geführt, immer noch nicht ganz ausgeklungen. Wir selbst haben in den 60er Jahren meine eingangs zitierte positive Stellungnahme zu dieser Frage aus dem Jahre 1948 wieder aufgegriffen und dann in den Jahren 1969/70 und 1975 über unsere Ergebnisse von Resorptionsstudien und Messungen des Makrophageneisens bei jungen Kindern in den ersten 3 Lebenshalbjahren berichtet [13, 39]. Darin haben wir unsere Auffassung begründet, daß auch in heutiger Zeit die Eisenstoffwechsellage gesunder Kinder für eine optimale Ernährung deren Eisenanreicherung erfordere. Wir befanden uns damals in Übereinstimmung mit den Empfehlungen des amerikanischen Comittee on Nutrition (Pediatrics 43 : 134, 1969). Wie oben dargestellt, haben während der letzten 10 Jahre ausgewiesene Sachkenner der Materie immer wieder die Notwendigkeit solcher Maßnahmen bekräftigt und begründet. Besonderes

Gewicht in dieser Diskussion haben m. E. die im gleichen Sinne lautenden Empfehlungen des Food and Nutrition Board der amerikanischen National Academy of Sciences [9], die neuerlichen Stellungnahmen des Committee on Nutrition der American Academy of Pediatrics [3, 4] und dann aus neuester Zeit die Guidlines on infant Nutrition des ESPGAN-Committee on Nutrition I [6] und II [7], die nicht zuletzt auf den hervorragenden Untersuchungen der finnischen Arbeitsgruppe um Siimes und Saarinen basieren. Ich sehe danach keinen Anlaß, die 1970 und 1975 aus unseren Untersuchungen gezogenen Schlußfolgerungen zu revidieren. In dem Bestreben, die Eisenanreicherung der Nahrung gesunder Kinder auf möglichst natürliche Weise zu gestalten, habe ich jedoch seit 1977 eine Modifikation unserer ursprünglichen Empfehlungen zur Diskussion gestellt [40–42]. Dies werde ich auch nachfolgend tun, mich zunächst aber auf die neuesten, von sehr sorgfältigen Erwägungen getragenen Empfehlungen des ESPGAN-Committee on Nutrition beziehen.

Empfohlene Eisenanreicherung

Die Empfehlungen des ESPGAN-Committee zur Eisenanreicherung der Nahrung von gesunden, reifgeborenen Kindern lauten:

Eine für etwas ältere Säuglinge zugeschnittene Fertignahrung auf Kuhmilchbasis (follow-up formula) soll einen
- *Eisenzusatz* von *0,7–1,4 mg/100 ml* ($= 0,25$–$0,50/100$ kJ) (z. B. als Ferrosulfat) erhalten. Bei einem angenommenen Tageskonsum von 500 ml Formula mit 3,5–5 mg Eisen und durchschnittlich 4% Resorptionsrate [29] errechnet sich hieraus
- *zusätzlich resorbiertes Eisen* in Höhe von 0,140–0,280 mg/Tag.

Das ist weniger als das *amerikanische Committee on Nutrition* mit 1 mg/kg/Tag und maximal 15 mg/Tag, zuletzt 1976 und 1978, empfiehlt, ohne daß hierdurch infolge übermäßiger Absättigung des Transferrins eine Beeinträchtigung der Infektabwehr zu befürchten wäre [3, 4]. Die Eisengabe, etwa als Ferrosulfat, müßte nach diesen Empfehlungen extra gegeben werden und nicht später als vom 4. Monat ab für den Rest des 1. Lebensjahres.

Als *Dauer der Eisenprophylaxe* empfiehlt das ESPGAN-Committee
- für vollgestillte Säuglinge ab 6. Monat,
- für teilgestillte und künstlich ernährte Säuglinge ab spätestens 4. Monat, jeweils bis Ende des 1. Lebensjahrs.

Eine Eisenanreicherung von Zerealien böte technische Schwierigkeiten und sei darum weniger vorteilhaft. Im Interesse einer möglichst natürlich zu gestaltenden Ernährung *gesunder* Säuglinge und der hier einzubeziehenden jungen Kleinkinder (vgl. Abb. 2.4) und unter Bezug auf die Eisenresorptionsstudien von Heinrich et al. [11, 17, 18] habe ich vorgeschlagen, gereinigtes **Hämiglobin als Eisenquelle** der Nahrung beizugeben. *Möglichkeiten und Vorteile* dieser Art von Eisenanreicherung lassen sich in den folgenden 5 Punkten zusammenfassen:

1. Anorganisches Eisen wird durch Chelatbildner in der Nahrung in schwer vorauszuschauender Weise an der Resorption gehindert.
2. Anorganischen Eisensalzen werden nicht so selten auftretende gastrointestinale Nebenwirkungen nachgesagt. Dem wurde allerdings kürzlich widersprochen [26].
3. Hämeisen, speziell gegeben als gereinigtes Hämiglobin vom Schwein, hat diese Nachteile (vor allem Ziffer 1) nicht. Man kann es also ohne Nachteil der Nahrung beimischen. In gereinigtem Zustand ist es geschmacksneutral.
4. Eisenanreicherung der Nahrung über Nahrungsmitteleisen ist der natürlichste Weg. Sie birgt nicht in sich den möglicherweise wirksam werdenden Nachteil einer überstarken Absättigung des Transferrins.
5. Die Hämiglobinzugabe zum Gemüsebrei bietet sich an. Auf diese Weise werden automatisch die hauptsächlich in Betracht kommenden Altersgruppen, und nur diese erreicht. Die vielleicht ungünstige Absättigung des antimikrobiell wirksamen Lactoferrins entfällt.

Wahrscheinlich genügt der Zusatz von 1 g gereinigtem Hämiglobin zum täglich gefütterten Gemüsebrei (etwa Karottenbrei); Kindern jenseits des Säuglingsalters könnte man das Hämiglobin auch in einem Kakaotrunk reichen, um Probleme zu umgehen, die sich aus der schokoladenbraunen Farbe des Hämiglobins ergeben könnten. Auf diese Weise ist mit der zusätzlichen Resorption von 0,5–0,7 mg Eisen aus dem Hämiglobin zu rechnen (s. oben). Die Beimischung sollte schon bei der Herstellung der Nahrung erfolgen.

2.3 Maßnahmen zur ausreichenden Eisenversorgung frühgeborener und bezüglich Eisenstoffwechsel diesen vergleichbarer Kinder

Eisengaben bei Frühgeborenen

Hierüber wurde bereits weiter oben das Wesentliche gesagt. Das *amerikanische Committee on Nutrition* [3] empfiehlt die Gabe von 2 mg/kg/Tag Eisen spätestens vom Ende des 2. Lebensmonats bis zum Ende des 1. Lebensjahres, maximal 15 mg/Tag. Nach den Resorptionsstudien von Heinrich u. Mitarb. hat jede Eisenapplikation in Form von Eisensalzen die beste und sicherste Resorptionsrate, wenn sie in 2 Gaben und zwischen den Mahlzeiten erfolgt.

Das *ESPGAN-Committee* geht davon aus, daß eine Formulanahrung, die mit *1–2 mg* elementarem Eisen/100 ml angereichert ist, auch bei Frühgeborenen einen Eisenmangel verhindert; man beruft sich dabei auf die Untersuchungen von Gorten u. Cross [14].

Über *Beginn und Dauer der Eisenprophylaxe* bei Frühgeborenen und bezüglich Eisenstoffwechsel diesen gleichzusetzenden Kindern sind die Angaben unterschiedlich und nicht immer klar genug. Der *Beginn* kann grundsätzlich *schon in die 3. Lebenswoche* gelegt werden; ich plädiere aus den oben angeführten Gründen mehr für den 2. Lebensmonat, aber keinesfalls später als 8. Woche. Für die Festlegung der *Dauer* der Eisenprophylaxe ist nach meinem Dafürhalten, zumindest bei Frühgeborenen und den aus anderen Gründen untermäßig geborenen Kindern, die kritische Eisenstoffwechsellage mit dem 12. Lebensmonat noch nicht überwunden. Man sollte vielmehr die Prophylaxe *noch im 3. und 4. Lebenshalbjahr* fortsetzen, wenn auch mit Dosen wie für ausgetragene Kinder vorgesehen (s. oben). Vielleicht bietet sich gerade hier der schon beschriebene Einsatz von gereinigtem Hämiglobin an.

Nach Blutverlust und Austauschtransfusion

Kinder, die perinatal oder postnatal Blut verloren haben, oder **mit Austauschtransfusionen behandelt** werden mußten, sollten auf alle Fälle *schon von der 2. Hälfte des 1. Lebensmonats* an eine Eisenprophylaxe in einer für Frühgeborene empfohlenen Dosis erhalten.

Mit Herzvitien

Kinder mit einer kompensatorischen Polyglobulie infolge eines zyanotischen Vitiums oder chronischer pulmonaler Insuffizienz benötigen eine langfristige Eisenprophylaxe in Höhe von 2 mg/kg/Tag am Ende des 1. Lebensmonats. Das objektive und subjektive Befinden der Kinder bessert sich hierunter eindeutig, die zerebralen Komplikationen bei zyanotischen Vitien gehen deutlich zurück [22].

Literatur

1. Burks JM, Siimes MA, Mentzer WC, Dallman PR (1976) Iron deficiency in an Eskimo village. The value of serum ferritin in assessing iron nutrition before and after three-month period of iron supplementation. J Pediatr 88: 224–228
2. Burman D (1974) Iron metabolism in infancy and childhood. In: Jacob A, Worwood M (eds) Iron in biochemistry and medicine. Academic Press, London New York
3. Committee on Nutrition (1976) Iron supplementation for infants. Pediatrics 58: 765–768
4. Committee on Nutrition (1978) Relationship between iron status and incidence of infection in infancy. Pediatrics 62: 246–250
5. Dallman PR, Schwartz HC (1965) Distribution of cytochrome and myoglobin in rats with dietary iron deficiency. Pediatrics 35: 677
6. ESPGAN-Committee on Nutrition (1977) Guidelines on infant nutrition. I. Recommendations for the composition of an adapted formula. Acta Paediatr Scand [Suppl] 262
7. ESPGAN-Committee on Nutrition (1981) Guidlines on infant nutrition. II. Recommendations for the composition of follow-up formula and Beikost. Acta Paediatr Scand [Suppl] 287
8. Fomon SJ, Filer LJ, Anderson TA, Ziegler EE (1979) Recommendations for feeding normal infants. Pediatrics 63: 52–59
9. Food and Nutrition Board, National Research Council (1974) Recommended dietary allowances, 8th revised edn. National Academy of Sciences, Washington D. C.
10. Fransson G-B, Lönnerdal B (1980) Iron in human milk. J Pediatr 96: 380–384
11. Gabbe EE, Heinrich HC, Brüggemann J, Pfau AA (1979) Iron absorption from Hemiglobin (stable oxidation product of Hemoglobin) in relation to the dose in subjects with normal and defect iron stores. Nutr Metab 23: 17–25
12. Göltner E (1975) Iron requirement and deficiency in menstruating and pregnant women. In: Kief H, Bothwell TH, Finch CA, Heinrich HC, Jacobs A, Verrier Jones J (eds) Iron metabolism and its disorders. Excerpta Medica, Amsterdam Oxford
13. Götze C, Schäfer KH, Heinrich HC, Bartels H (1970) Eisenstoffwechselstudien an Frühgeborenen und gesunden Reifgeborenen mit dem Ganzkörperzähler und anderen Methoden. Monatsschr Kinderheilkd 118: 210–213
14. Gorten MK, Cross Eleanore R (1964) Iron metabolism in premature infants. J Pediatr 64: 509–520
15. Hagberg B (1954) Der Plasmatransport von Eisen im Säuglingsalter. Monatsschr Kinderheilkd 102: 103
16. Heinrich HC (1980) Diagnostischer Wert des Serumferritins für die Beurteilung der Gesamtkörper-Eisenreserven. In: Kaltwasser JP, Werner E (Hrsg) Serumferritin, methodische und klinische Aspekte. Springer Berlin Heidelberg New York

17. Heinrich HC, Gabbe EE (1977) Hemiglobin-iron for the prophylaxis and treatment of iron deficiency-Dose-shedules calculated from the measured dose-relationship of hemiglobin-iron bioavailability. Klin Wochenschr 55: 1043–1049
18. Heinrich HC, Gabbe EE, Kugler G, Pfau AA (1971) Nahrungs-Eisenresorption aus Schweine-Fleisch, -Leber und -Hämoglobin bei Menschen mit normalen und erschöpften Eisenreserven. Klin Wochenschr 49: 819–825
19. Heinrich HC, Gabbe EE, Brüggemann J (1977) Serum-Ferritin concentration and diagnostic $^{59}Fe^{2+}$ absorption with iron deficiency. Naturwissenschaften 64: 595
20. Layrisse M (1975) Dietary iron absorption. In: Kief H, Bothwell TH, Finch CA, Heinrich HC, Jacobs A, Verrier Jones J (eds) Iron metabolism and its disorders. Excerpta Medica, Amsterdam Oxford
21. Linderkamp O, Roth G, Sengespeik C, Versmold H, Riegel K (1974) Blutvolumen, Serumeisen und Erythrozytenparameter von ausgetragenen, früh abgenabelten Säuglingen im ersten Lebensjahr. Klin Paediatr 186: 511–518
22. Linderkamp O, Mayr S, Sengespeik C, Klose H, Betke K (1976) Eisenmangel bei Vorliegen von cyanotischen Vitien: Eine Ursache für cerebrale Komplikationen. Monatsschr Kinderheilkd 124: 301–302
23. Lundström U, Siimes MA, Dallman PR (1977) At what age does iron supplementation become necessary in low-birth-weight infants? J Pediatr 91: 878–883
24. Magnusson JK (1935) Zur Kenntnis der Blutveränderungen bei Frühgeborenen. Acta Paediatr (Stockh) 18 [Suppl 1]: 9–331
25. McMillan JA, Landaw SA, Oski FA (1976) Iron sufficiency in breast-fed infants and the availability of iron from human milk. Pediatrics 58: 686–691
26. Oski FA (1980) Iron-fortified formulas and gastrointestinal symptoms in infants: a controlled study. Pediatrics 66: 168–170
27. Pollitt E, Leibel RL (1976) Iron deficiency and behavior. J Pediatr 88: 372–381
28. Rios E, Hunter RE, Cook JD, Smith NJ, Finch CA (1975) The absorption of iron as supplements in infant cereal and infant formulas. Pediatrics 55: 686–693
29. Saarinen UM (1978) Need for iron supplementation in infants on prolonged breast feeding. J Pediatr 93: 177–180
30. Saarinen UM, Siimes MA (1977) Iron absorption from milk formula and the optimal level of iron supplementation. Acta Paediatr Scand 66: 719–722
31. Saarinen UM, Siimes MA (1979) Iron absorption from breast milk, cow's milk and iron-supplemented formula: an opportunistic use of changes in total body iron determined by hemoglobin, ferritin and body weight in 132 infants. Pediatr Res 13: 143–147
32. Savilahti AE, Kunitunen P, Visakorpi JK (1981) Cow's milk allergy. In: Lebenthal E (ed) Textbook of pediatric gastroenterology and development of the gastrointestinal tract. Raven Press, New York
33. Schäfer A (1977) Volumenverteilungskurve und mittleres Zellvolumen der Erythrozyten im Kindesalter. Diagnostische Möglichkeiten und Grenzen. Med Dissertation, Universität Hamburg
34. Schäfer KH (1942) Die im Verlaufe von Infektionen und Intoxikationen

auftretenden intermediären Eisenverschiebungen. Z Exp Med 110: 697–712
35. Schäfer KH (1942) Untersuchungen über die Rolle des reticuloendothelialen Systems, insbesondere der Milz, in dem von Infektionen beeinflussten Eisenstoffwechselgeschehen. Z Exp Med 110: 713–731
36. Schäfer KH (1943) Gewebeeisenstoffwechsel und Hämoglobinbildung bei Infektionen. Klin Wochenschr 22: 98–99
37. Schäfer KH (1949) Eisenstoffwechsel. Monatsschr Kinderheilkd 97: 142–150
38. Schäfer KH (1953) Der Eisenstoffwechsel des wachsenden Organismus. Ergeb Inn Med Kinderheilk 4: 706–805
39. Schäfer KH (1975) Prevention of iron deficiency in infants and children. In: Kief H, Bothwell TH, Finch CA, Heinrich HC, Jacobs A, Verrier Jones J (eds) Iron metabolism and its disorders. Excerpta Medica, Amsterdam Oxford
40. Schäfer KH (1977) Eisenstoffwechsel und exogener Eisenbedarf. In: Schreier K, Eckert I (Hrsg) Ernährung und Umwelt – eine Bestandsaufnahme. Thieme, Stuttgart
41. Schäfer KH (1980) Eisenstoffwechsel. In: Bachmann KD, Ewerbeck H, Joppich G, Kleihauer E, Rossi E, Stalder GR (Hrsg) Pädiatrie in Praxis und Klinik. Fischer, Stuttgart New York; Thieme, Stuttgart
42. Schäfer KH (1980) Apporto di ferro nell'infanzia. Una problema di pediatria preventiva. Sel Paediatr 1: 73–92
43. Schäfer KH, Breyer AM, Karte H (1955) Das Spurenelement Eisen in Milch und Milchmischungen. Z Kinderheilk 76: 501–513
44. Siimes MA, Addiego JE Jr, Dallman PR (1974) Ferritin in serum: Diagnosis of iron deficiency and iron overload in infants and children. Blood 43: 581–590
45. Siimes MA, Vuori E, Kuitunen P (1979) Breast milk iron – a declining concentration during the course of lactation. Acta Paediatr Scand 58: 29–31
46. Sjölin S, Wranne L (1968) Iron requirements during infancy and childhood. In: Symposia of Swedish Nutrition Foundation (ed) Occurence, causes and prevention of nutritional anaemias. Almqvist & Wiksell, Uppsala, p 148
47. Stintzig G, Zetterström R (1979) Cow's milk allergy, incidence and pathogenetic role of early exposure to cow's milk formula. Acta Paediatr Scand 68: 383–387
48. Stolley H, Galgan V, Droese E (1981) Nähr- und Wirkstoffe in der Frauenmilch. Monatsschr. Kinderheilkd 129: 293–297
49. Weippl G (1974) Eisenmangelanämien im Kindesalter. Enke, Stuttgart
50. Weippl G (1976) Eisenmangel. Monatsschr Kinderheilkd 124: 271–275
51. Weippl G, Ader H (1977) Häufigkeit von Eisenmangel und Eisenmangelanämie im Kindesalter. Paediatr Paedol [Suppl] 12: 401–403
52. Woodruff CW (1977) Iron deficiency in infancy and childhood. Pediatr Clin North Am 24: 85–94
53. Woodruff CW, Latham C, McDavid S (1977) Iron nutrition in the breast-fed infant. J Pediatr 90: 36–38

3 Einige quantitative und qualitative Aspekte der künstlichen Ernährung des neugeborenen Säuglings*

(Mit einer kritischen Würdigung der Methoden und Hypothesen zur Definition und Gestaltung einer „optimalen" Säuglingsernährung)

K. Schreier

Der menschliche Säugling hat nach Meinung einiger Soziologen *ein Grundrecht* auf die richtige Ernährung. Allerdings wagt keiner dieser „Experten" die Definition, was ein „Recht" im biologisch-biochemischen Sinne ist und noch weniger, was man bei fehlender Muttermilch unter einer „richtigen" Ernährung für den jungen Säugling versteht.

Was ist richtige Säuglingsernährung? Auch die pädiatrische Ernährungslehre hat Schwierigkeiten, die Grenzen der physiologischen Säuglingsernährung abzustecken, denn die *Festlegung der Bedarfswerte* des nicht vollgestillten Säuglings und naturgemäß auch des Kleinkindes, erfolgt je nach Denkansatz unter grundverschiedenen Gesichtspunkten.

Die *anthropometrische Methodik* liefert für Millionen gesunder Säuglinge makroskopisch richtige Werte, welche durch das volle Ausschöpfen des genetisch festgelegten Wachstums- und Reifungspotentials und die Adaptionsfähigkeit des gesunden Organismus definiert sind. Die *Minimal-Bedarfswerte variieren* allerdings (Hungergebiete unserer Erde) zwischen den einzelnen Völkern, ja Stämmen beträchtlich, weil durch eine Jahrtausende währende Selektion nur Wesen mit besonders hoher Sparsamkeit im Energieverbrauch und vor allem im Eiweißbedarf überlebten.

Es gehört zum Ernährungsgrundwissen, daß der Bedarf an allen bzw. je nach Insult von *einigen* essentiellen Nahrungsstoffen durch verschiedene Einflüsse verändert wird; dazu gehören z. B. fieberhafte Erkrankungen, Enteritiden, Traumen, aber auch Veränderungen im externen Milieu.

Die *individualmetabolische Betrachtungsweise* kommt entsprechend der immer kleiner werdenden Fehlerbreite gut arbeitender Mikrolaboratorien und der Verbesserung der statistischen Auswertung der Befunde zum Schluß, daß

---

* *Abkürzungen:* KM = Kuhmilch, FM = Frauenmilch, FS = Fettsäuren, HuFS = hochungesättigte Fettsäuren, PG = Prostaglandine

Individueller Bedarf an wichtigen Faktoren noch nicht fixierbar

derzeit die Berechnung eines individuell und damit auch generell gültigen Bedarfs (allowance) irgendeines lebenswichtigen Faktors *noch nicht möglich* ist, denn die mit den derzeit verfügbaren Methoden gewonnenen Werte zeigen eine derart weite inter- und sogar intraindividuelle Variationsbreite, daß weder eine exakte Trennung in abgrenzbare Probandenmuster, noch eine mathematisch akzeptable Generalanalyse möglich ist. Jeder Mensch ist eben nicht nur psychointellektuell, sondern auch biochemisch eine einmalige Persönlichkeit mit nur für ihn typischem Enzymmosaik und Regelkreisen. Da das Wissen auf biochemischem und damit auch ernährungsphysiologischem Gebiet immens wächst, erhöhen sich die Ansprüche an die sog. künstliche Ernährung, für deren Gestaltung wir klare Grenzziehungen benötigen.

Für die Gesamtkonzeption der prophylaktisch orientierten Ernährungslehre ist die wichtigste Entdeckung des letzten Dezenniums die Auffindung der *substratabhängigen Enzyminduktion*. Der Mechanismus ist inzwischen weitgehend aufgeklärt. **Nahrungssensibel sind** im wesentlichen die **DNS-abhängigen RNS-Polymerasen** (sog. Typ B), welche die Synthese der Messenger-RNS katalysieren. Die Polymerasen, welche die ribosomale RNS aufbauen (Typ A) werden durch Hunger bzw. Nahrungszufuhr weniger beeinflußt. Erwartungsgemäß steigt der DNS- und RNS-Gehalt und als deren Folge die Enzymaktivität des Pankreas und der Darmmukosa nach den ersten Fütterungen dramatisch an. Die Massenzunahme ist am ausgeprägtesten im Enddarm. Auf Nahrungsänderung besonders empfindlich reagierende Enzyme sind u. a. **Fettsäurensynthetase** und die **Acetyl-CoA-Carboxylase**. Die Mikrokokken-Nuklease-Methodik ermöglicht sogar das exakte *morphologische* Studium der Veränderung der Chromatinstruktur und der Genexpression durch Nahrungsfaktoren [6]. Eine langdauernde rein parenterale Ernährung während der Postnatalperiode führt zu einer mangelhaften Enzyminduktion im Magen-Darm-Trakt und sollte deshalb, sobald es vertretbar ist, durch noch so kleine orale Fütterungen ergänzt werden.

Substrat abhängige Enzyminduktion

Langfristige parenterale Ernährung führt zu ungenügender Enzyminduktion

Fußend auf diesen Befunden wird naturgemäß die Frage laut: **Wird durch eine längerdauernde Substratunter- bzw. übersättigung während der Postnatalperiode das biochemische Lebensschicksal, d. h. die Lebenserwartung, die Alterungsrate u. ä. determiniert oder zumindest mitbestimmt?**

Von eminentem Interesse ist außerdem die Frage nach dem

Einfluß der Erbfaktoren auf diese Vorgänge. Diese beiden Zentralprobleme der prophylaktisch orientierten Ernährungswissenschaft *lassen sich nicht mit ja oder nein beantworten,* denn der Ablauf der Entwicklung und Reifung ist von Organ zu Organ grundverschieden, und die Regenerationskapazität variiert außerordentlich. Darüber hinaus reduziert die berechtigte Kritik an der oft noch immer unzureichenden Methodik zur Gewinnung von Einzelbefunden den Spielraum der noch so plausibel konzipierten Theorien über die Einflußnahme der Ernährung, z. B. auf die Gehirnentwicklung, Arterioskleroserate, Genese der Adipositas o. ä. (s. weiter unten).

Metabolische Prozesse noch zu undurchsichtig um Bedarfswerte in Säuglingskost festzulegen

Gerade durch die fast täglichen Neuentdeckungen von Enzymen und metabolischen Partialvorgängen auf dem Gebiete der Hydrolyse, der Neosynthese, des Membrantransports und des intermediären Umsatzes entfernen wir uns immer weiter von der Möglichkeit, die Symphonie aller metabolischen Prozesse und ihrer Steuerung zu verstehen, und damit die Frage nach den Langzeiteffekten der Säuglingsnahrung richtig zu beantworten.

Sicher scheint, daß jedes Organ und jedes Gewebe eine oder mehrere nicht mehr wiederholbare Wachstumsphasen durchmacht, mit einer überaus aktiven Synthese aller erforderlichen Strukturen. Während dieser Perioden macht sich nicht nur der Mangel eines Bauelements, sondern auch eine Imbalanz besonders der Aminosäuren, aber auch anderer essentieller Faktoren negativ bemerkbar. Dies hat besonders gravierende Auswirkungen auf das Gehirn.

3.1 Eiweiß

Eiweißbedarf

Für Europa und Nordamerika liefert die anthropometrische Meßmethode einen cum grano salis wohl richtigen Bedarfswert an Nahrungseiweiß mit dem Aminosäurenmuster der Muttermilch von ca. *2 g/kg für die ersten Lebensmonate* und um *1,5 g Protein für das zweite Lebenshalbjahr.* Diese Werte wurden von Waterlow im Jahre 1979 noch einmal abgesegnet. Der Bedarf ist in den meisten Entwicklungsländern ohne Zweifel niedriger. Dieses Postulat wurde inzwischen auch experimentell belegt. So ergaben z. B. recht umfangreiche Studien von Huang et al. (zit. nach [2]), daß Chinesen bei

Nulldiät nur 1,2 mg N/Kal Grundumsatz verlieren, während der Verlust bei Kaukasiern 1,8 mg beträgt. Hinweise auf den möglichen Mechanismus dieser Einsparung liefert ein 6mal höherer Glutaminspiegel im Plasma bei den Chinesen. Es ist ferner bewiesen, daß auch Veränderungen in den endokrinen Steuerungsvorgängen bei der Adaptation an starken Eiweißmangel eine Rolle spielen (zit. nach [45]). Eine Verminderung bestimmter Aminosäuren (AS) in der Nahrung führt auch beim nichttrainierten Organismus zu einer adaptiven Aktivitätsverminderung jener Enzyme, welche diese abbauen und vice versa.

Beim Lysin ist es die Lysin-Ketoglutarat-Reduktase [9].

Bedarf an Aminosäuren noch nicht zu definieren

Wie schon angedeutet, postulieren einige auf dem Boden unseres biochemischen Wissensstands stehende Ernährungsexperten (z. B. Hegsted [27]) dagegen, daß es unmöglich ist, den wahren Bedarf an AS noch nicht einmal beim Erwachsenen und schon gar nicht beim rasch wachsenden Säugling exakt zu definieren. Die Berechtigung für diese zugegebenermaßen hochgestochene Behauptung liegt u. a. in dem *Mangel an biochemischen Indikatoren zur exakten Festlegung des Wachstumsbedarfs.*

Das für die Beurteilung der Quantität und Qualität des Nahrungseiweißes so häufig bemühte *AS-Muster des Bluts* ist im Sinne der individualmetabolischen Betrachtungsweise beinahe wertlos, denn es stellt *nur ein Sekundenphänomen* dar. Im wesentlichen handelt es sich dabei um die Transportwerte der AS in den intrazellulären Pool, welcher einzelne AS in 10fach höherer Konzentration als das Plasma enthält.

Aminosäuren im Blut kein verläßlicher Parameter

Die AS im Blut werden natürlich vom Eiweiß- und Kaloriengehalt der Nahrung beeinflußt. Aber auch Kohlenhydrate, Fettsäuren, ja sogar Schwermetalle u. ä., welche kompetitiv oder nichtkompetitiv in die Membrantransportvorgänge und den Umsatz eingreifen, verändern Höhe und Muster der AS. Dazu kommt die Einwirkung von Hormonen (STH, Insulin, Glukokortikoide etc.). Daß die Plasmawerte auch genetisch im Rahmen eines multifaktoriellen Regulationssystems gesteuert werden, demonstrieren u. a. die Befunde von Nance u. Nance (zit. nach [52]) bei monozygoten und nichteineiigen Zwillingen. Die Ursachen der zirkadianen Rhythmen der AS, welche bei einzelnen AS Differenzen von bis zu 50% hervorrufen, sind noch nicht genügend erhellt (deren Berücksichtigung ist für die Diagnose heterozygoter Anomalieträger im AS-Stoffwechsel sehr wichtig).

Noch nicht erwähnt ist die Einflußnahme der Synthese- und Abbauvorgänge der sog. nichtessentiellen AS. Bessman [2] hat vor kurzem, fußend auf einer meiner Arbeiten aus dem Jahre 1952 zur Unterstützung der Konzeption, daß *jedes Individuum einen spezifischen Proteinstoffwechsel* hat, die sog. Justificationtheory (Rechtfertigungstheorie) aufgestellt. Modern formuliert hatte ich damals ausgeführt, daß der Aufbau jedes Proteinmoleküls die gleichzeitige Anwesenheit aller dafür erforderlichen AS am Polysom zur Voraussetzung hat und daß die Syntheserate der Proteine von jener AS limitiert wird, welche in der niedrigsten Konzentration vorhanden ist, gleichgültig ob es sich um eine essentielle oder im Stoffwechsel entstehende Säure handelt.
Bessman erweiterte diese anscheinend richtigen Vorstellungen u. a. auf die angeborenen Stoffwechselanomalien. Seine Theorie ist zwar eine fundierte Teilinterpretation der Ursachen für die Individualität des Stoffwechsels, sie ist jedoch ergänzungsbedürftig. Um vollständig zu sein, müßte sie den Umsatz der Kohlenhydrate, Fette, ja auch den der Spurenelemente mit einbeziehen. Dadurch würde sie naturgemäß viel zu kompliziert und würde ein Lehrbuch der Biochemie füllen.

Ammoniak im Blut

Auch die Bestimmung des *Ammoniaks im Blut* ist für die Beurteilung der Qualität eines Nahrungsproteins *wenig aussagekräftig,* nicht nur weil die Methodik noch immer mit gravierenden Fehlern behaftet ist, sondern weil in den intrazellulären Kompartiments der NH_3-Gehalt 50mal höher sein kann, als im Blut.
Die Ausscheidung von Orotsäure im Urin gibt wahrscheinlich ein wesentlich verläßlicheres Bild von der Kapazität und evtl. Störungen des Harnstoffzyklus [71].

3.2 Mangel essentieller AS in der Kuhmilch

Zu wenig Zystin?

Anfang der 50er Jahre wurde die Frage des Zusatzes von Zystin zu Milchmischungen, die für junge Säuglinge bestimmt waren, lebhaft diskutiert. Seither wurden kaum Publikationen über die Bedeutung des unterschiedlichen Gehalts einiger AS in der FM und KM veröffentlicht, da sich ein *evtl. Mangel leicht durch Erhöhung der Proteinzufuhr ausgleichen* ließ. Niemand wagt derzeit eine klare, definitive Stellungnahme, ob jedem Frühgeborenen vermehrt Zystin angeboten werden

Taurin essentiell?

solle, weil die Zystathionase stets ungenügend aktiv sei. Gaull schreibt 1980: Zystin sei für die „meisten" Frühgeborenen „sometimes after birth" essentiell [14]. Die Normalisierung der Enzymaktivität erfolgt offensichtlich mit sehr unterschiedlicher Induktionsperiode. Seit 1976 wird von verschiedenen Seiten die Frage gestellt, ob *Taurin* eine essentielle AS besonders für Frühgeborene sein könnte und deshalb der Säuglingsmilch zugesetzt werden müßte, da der *Tauringehalt der FM 10–30mal höher ist als in der KM* [14, 64]. Leider ist unsere Kenntnis über das Eingreifen von Taurin in den Intermediärstoffwechsel trotz intensiver Forschung mehrerer Generationen von Biochemikern mehr als bescheiden. Folgende Tatsachen sind mehrfach verifiziert:

1. Im Neugeborenengehirn ist der Taurinspiegel sehr hoch und sinkt im Laufe des 1. Lebensjahrs auf die Erwachsenenwerte ab. Die Ursache dürfte in der postnatal außerordentlich niedrigen Aktivität der Zysteinsulfinsäure-Decarboxylase zu suchen sein.
2. In der Retina ist der Tauringehalt höher als jener aller anderen AS; allerdings nur bei Katzen führt eine taurinfreie Kost zur Retinadegeneration [26].
3. Der Herzmuskel kann offenbar Taurin nicht synthetisieren, reichert es aber mit einem außergewöhnlich hohen Gradienten (1:500) an.

Es wird theoretisiert, daß Taurin für die Fettresorption essentiell sei und besonders, daß es bei der Synthese der Neurotransmitter eine wesentliche Rolle spiele. Beides ist nicht sehr wahrscheinlich. Viel mehr handelt es sich wohl bei der *biochemischen Wirkung von Taurin* um eine *Einflußnahme auf den Ionenfluß durch die Zellmembran*. Taurin ist ein Zwitterion und bindet Kalzium und besonders Zink, welches offensichtlich in der Retina wesentliche Funktionen ausübt. Darüber hinaus besteht wahrscheinlich eine Art Steady state mit der Isethionsäure (2-Hydroxy-aethyl-sulfonsäure). Letztere Substanz ist ein sehr starkes Anion mit angeblich besonderer Affinität für Kalium. Einen überzeugenden Grund, Taurin der Frühnahrung zuzusetzen, sehe ich nicht. Gaull [14] glaubt, eine der Ursachen für die Entwicklung einer Atheromatose gefunden zu haben, welche durch Zusätze zur Säuglingsnahrung vielleicht vermieden werden könnte. Nach seiner Meinung liegt bei der Hyperlipoproteinämie Typ IV (s. bei Schreier [57]) eine Ministörung im Methioninstoff-

wechsel zugrunde, eine, wie er es nennt, „polygene Enzymdefizienz".
Seine Vermutung fußt auf Befunden bei der Zystathioninurie, bei der eine frühe Hypercholesterinämie gefunden wird. Da *im Colostrum 45, in der FM etwa 32 nmol/ml Carnitin* enthalten sind, wurde neuerdings die Frage gestellt, ob nicht auch diese AS ein essentieller Nahrungsbestandteil ist. Schließlich wurden auch die *Oligopeptide* der FM mit der Lupe der Ernährungsforscher betrachtet, und wie zu erwarten, konnten spezifische Effekte gefunden werden, deren Signifikanz noch abgewartet werden muß. Die Bestrebungen, die Muttermilch nachzuahmen, kann man natürlich auch übertreiben.

Carnitin essentiell?

Ältere Pädiater mit Interesse für die Ernährungsphysiologie werden sich fragen, welche Rolle die einst so viel diskutierten *Methyldonatoren,* besonders *Cholin* nach den derzeitigen Vorstellungen in der sog. „künstlichen" Ernährung spielen. In der Zellkultur ist Cholin ein essentieller Wuchsfaktor. Es gelang jedoch bis heute nicht, beim menschlichen Säugling eine vitaminartige Funktion von Cholin nachzuweisen. *Cholin* ist bekanntlich ein *Baustein der Phospholipide. Im Tierversuch führt ein Mangel* zu Veränderungen der Zellmembran mit entsprechenden funktionellen Störungen und wahrscheinlich *zu einer ungenügenden Synthese von bestimmten Lipoproteinen.* Auch ein eindeutiger Cholinmangel scheint den Gehalt des Gehirns an dem bekannten Neurotransmitter Acetylcholin (zumindest bei der Ratte) nicht zu vermindern [24].

Cholin-Bedeutung

3.3 Eiweißbedarf der Frühgeburt

Der wohl „adäquate" Eiweißgehalt nicht nur der parenteralen, sondern auch der peroralen Nahrung der Frühgeborenen ist erneut zu einem zentralen Diskussionsthema der Perinatologen geworden (Klausurtagung Wiesbaden 1980). Neue Verunsicherung entstand vor allem seitdem die AS-Werte im Nabelschnurblut von pränatal Dystrophen mit in die Berechnung der Bedarfsdeckung einbezogen wurden, obwohl nicht nur von Tierversuchen her längst bekannt ist [76], daß sich *Plazentadysfunktionen* durch einen *AS-Abfall auf der fetalen Seite* manifestieren.

AS in Nabelschnurblut höher als im mütterlichen Blut

Wie Tabelle 3.1 zeigt, gibt es überhaupt keinen Zweifel, daß

Tabelle 3.1. Transplazentarer AS-Gradient

Aminosäuren	Mütterliches Plasma (Venenblut)		Feto-maternales Verhältnis	
	Streubreite	± SD	Streubreite	± SD
Taurin	62	16	3,1	0,6
Asparaginsäure	8,1	4,6	2,8	2,3
Threonin	159	51	1,7	0,3
Serin	77	6	1,9	0,5
Prolin	89	26	1,7	0,4
Glutaminsäure	91	18	1,7	0,6
Glyzin	144	22	2,1	0,3
Alanin	286	66	1,7	0,3
Valin	118	13	1,7	0,8
Zystin	43	12	1,6	0,5
Methionin	15	5,5	1,6	0,6
Isoleuzin	37	73	1,9	0,4
Leuzin	67	10	1,7	0,3
Tyrosin	30	7	2,2	0,5
Phenylalanin	39	6	1,8	0,3
Ornithin	28	7	2,9	0,9
Lysin	97	16	3,1	0,4
Histidin	34	10	2,3	0,4

AS-Transfer von Plazenta reguliert

für alle bekannten AS ein transplazentarer Gradient zugunsten des Feten besteht. Versuche an Menschen und Primaten ergaben übereinstimmend, daß *der Gradient bei Lysin sowie Taurin 3,1, bei vielen anderen* nur ca. *1,7* beträgt [52]. Der Gradient hängt natürlich von der Konzentration der AS im mütterlichen Blut ab und, wie schon Lichtenstein [35] fand, von der Entwicklungsstufe des Feten.

Die von mir mehrfach geäußerte Meinung, daß der AS-Gradient für die Art und Menge der peroral zugeführten Proteine bzw. AS maßgebend sein müßte, ist korrekturbedürftig. Es wird nie gelingen, postnatal den intrauterinen Stoffwechsel völlig zu imitieren, weil die Plazenta und die mütterliche Leber für den AS-Stoffwechsel als regulierende Stoffwechselorgane ausfallen.

Wie einleitend ausgeführt, verfügen wir über keine hinlänglich zuverlässige Methode, um die intrazelluläre Konzentration von Metaboliten zu bestimmen, welche z. B. für die Hirnzellen schädlich sein könnten. *Eine Gefährdung sehr*

Gefährdung durch zuviel AS?

unreifer bzw. hypoxisch geschädigter Frühgeborener durch eine zu hohe Konzentration einzelner AS, bzw. durch deren Meta-

Alimentäres Eiweißoptimum noch nicht bekannt

boliten (Ammoniak u. ä.), *ist* demnach *nicht zu widerlegen,* wenn auch die Publikation von Menkes [42] (Hypertyrosinämie) inzwischen in Zweifel gezogen wurde. Es sei noch einmal nachdrücklich betont, daß gerade für Frühgeborene eine generell gültige Definition des peroralen und parenteralen Eiweiß-„Optimums" nicht möglich ist, denn zu den sowieso vorhandenen, *individuellen Steuerungen des Stoffwechsels,* welche durch die unterschiedlichen Reifungsprozesse besonders in der Niere und die hohe Umsatzrate aller Stoffwechselprodukte und Strukturen noch wesentlich vergrößert werden, kommen die *Einflüße von Hypoxie,* metabolischer *Azidose, zerebralen Blutungen* etc. Es ist eine Aufgabe der weiteren Forschung, zuverlässige Kriterien für die Proteintoleranz der unreifen Leibesfrüchte zu finden. Die Empfehlungen der einzelnen Autoren auf dem Sektor Eiweißzufuhr für Prämature mit einem Geburtsgewicht unter 2000 g schwanken in ihren Publikationen aus den Jahren 1970–1980 zwischen 1,6 g und 3,0 g Protein/kg und Tag mit der biologischen Wertigkeit der FM bei etwa 120 cal/kg. Shenai et al. [63] geben sich sogar erst mit 3,5 g/kg zufrieden.

3.4 Mögliche Folgen der überhöhten Zufuhr von Eiweiß

Bisher viele Hypothesen

Da bereits der gesunde junge Säugling über Organe und Regulationsmechanismen verfügt, um eine überhöhte Eiweißzufuhr durch Abbau der AS und Ausscheidung der Metaboliten zu kompensieren, ist es außerordentlich schwierig, die Frage zu beantworten, ob es für ihn und erst recht für das Kleinkind eine *obere* Grenze der Eiweißzufuhr während einiger Tage gibt. Noch problematischer wird es, wenn wir uns auf das Gebiet der Langzeitfolgen wagen. Wir sind dabei fast ausschließlich auf Hypothesen und Deduktionen, die auf Tierversuchen basieren, angewiesen. Diese zeigen bekanntlich nur Trends an und können humanspezifische Fragestellungen nicht eindeutig beantworten. Dennoch kann man m. E. die Möglichkeit nicht leugnen, daß sie zumindest z. T. auch auf den Menschen übertragbar sind; Unterstützung erhalte ich sogar von den Psychologen. Sie argumentieren richtig: „Gesundheit ist ja nicht nur das Freisein von Krankheit und anderen Störungen, sondern ein Zustand vollen körperlichen, geistigen und sozialen Wohlbefindens." Allzu reich ernährte

Kinder und Jugendliche (z. T. auch Erwachsene) sind aggressiver und demnach weniger glücklich, oder zumindest für die Gesellschaft problematischer.

Mit großer Wahrscheinlichkeit ist der steigende Eiweißkonsum mitverantwortlich für die **Zunahme der Nierensteinfrequenz**. McCance u. Widdowson [38] waren offensichtlich die ersten, welche die experimentell belegte Konzeption vertraten, daß zumindest eine der Ursachen für den rasanten Anstieg der Nierensteinfrequenz in England und Mitteleuropa nach dem 2. Weltkrieg in dem rasch steigenden Eiweißkonsum zu suchen ist. Sie konnten nachweisen, daß bei Erhöhung des Eiweißgehalts der Nahrung die Kalziumresorption und folglich auch die Ausscheidung in der Niere ansteigt. Diese wurde bestätigt [32, 65]. Es bedarf keines Beweises, daß sich durch Fleischkonsum auch die Purinzufuhr erhöht; entscheidend scheint jedoch das vermehrte Angebot von Glyzin zu sein. Aus dieser AS vermag der Organismus ja mit Hilfe mehrerer Enzyme Oxalat zu synthetisieren.

Retrograde Studien beinhalten besonders die Gefahr der Überinterpretation. Die m. E. sorgfältigen und kritischen Datensammlungen von Robertson et al. [48] von 1979 unterstreichen jedoch, daß der Eiweißgehalt der Nahrung in der Pathogenese der Nierensteinleiden eine große Rolle spielt. Darüber hinaus vermindert das aus Methionin und Zystin entstehende saure Sulfat die Ca-Rückabsorption [62].

Knappe Kost lebensverlängernd?

Von noch weit größerem Interesse wäre die richtige Beantwortung der Frage, ob der Eiweißgehalt der Nahrung Einfluß auf die *Lebensdauer* des Menschen hat. Auch hier können zumindest zunächst nur Tierversuche helfen [13, 44]. Überlegenswert ist jedenfalls der jederzeit reproduzierbare Befund, daß Ratten, welche vom 50.–150. Tag unzureichend ernährt wurden, bis zu doppelt so lange leben als Tiere, welche während dieser Lebensperiode mit einer hochwertigen Nahrung (mit hohem Eiweißgehalt) ad libitum gefüttert wurden [50]. Noch einfacher ist ein ergebnisgleicher Test, die Zahl der Jungen eines Rattenwurfs auf z. B. zwei zu reduzieren und deren Wachstum und Lebenserwartung Tieren aus Würfen mit 7 und mehr Jungen gegenüberzustellen.

3.5 Beziehung des Eiweißgehalts zur Atherogenese

Ein brennendes Problem evtl. Langzeitfolgen der Säuglingsernährung ist auch die Frage nach der Beziehung des Eiweißgehalts zur Atherogenese. Versuche an verschiedenen Tierarten demonstrieren, daß eine **Erhöhung des Proteingehalts** die Cholesterinogenese und die Entwicklung einer **Atherosklerose fördert** [5, 40, 52].

Fördert eiweißreiche Kost Atherosklerose oder Krebs?

Obwohl auch einige „epidemiologische" Studien an Menschen vorliegen, welche eine positive Korrelation zwischen Koronarmortalität und Gehalt an tierischem Eiweiß in der Nahrung ergaben, empfehlen sich wohl vorsichtige Schlußfolgerungen und Konsequenzen. Es ist noch nicht klar, ob das Aminosäurenmuster der Nahrungsproteine entscheidend ist, oder ob andere Bestandteile im Fleisch die entscheidende Rolle spielen.

Das gleiche gilt für das im Abschnitt 3.6 abgehandelte Problem.

3.6 Eiweißgehalt und Tumorrate

Es gibt eine große Reihe kritisch konzipierter Tierversuche (u. a. schon von Rous [51]), die zeigen, daß eine Überzufuhr hochwertiger Proteine die **Karzinomrate** in verschiedenen Organen hochsignifikant *vermehrt*, bzw. eine Mangelernährung diese vermindert [31]. Naheliegend ist die Vorstellung, daß „schlummernde" Tumorzellen durch eine Hyperalimentation „geweckt" werden. Basierend auf der Immunologie nehmen einige Autoren an, daß die Abwehrvorgänge gegen das Wachstum der Tumorzellen beeinflußt werden. Da bei etwa gleicher Ernährung in Mitteleuropa die Magenkrebsfrequenz in den letzten Jahren steil abnimmt, während die Häufigkeit des Kolonkarzinoms gegensinnig verläuft, müssen auch **andere Faktoren als die Ernährung** bei der Karzinomrate der großen Körperorgane des Menschen eine Rolle spielen.

3.7 Kohlenhydrate

Seit den Ausführungen von Grüttner [19] zur Bedeutung der Art und Menge der Kohlenhydrate in der Ernährung des

Wieviel und welche KH? jungen Säuglings sind kaum wesentlich neue Erkenntnisse gewonnen worden. Lediglich die Unterschiede im Stoffwechsel der einzelnen Monosaccharide wurden deutlicher herausgearbeitet. Vor allem die parenterale Ernährung hat uns gelehrt, daß *Glukose durch kein anderes Monosaccharid voll ersetzbar* ist und auch nicht ersetzt werden sollte. Die Präferenz des Gehirnstoffwechsels für Glukose manifestiert sich u. a. in einem 10–100fachen Insulingehalt des Zerebrums im Vergleich zu anderen Organen. Der isokalorische Ersatz von Glukose durch Fruktose führt auch bei *peroraler* Gabe zu Stoffwechselabläufen, die bei Traubenzucker überhaupt nicht beobachtet werden, bzw. zu übersteigerten Reaktionen. So kommt es z. B.

Fruktose oral in größeren Mengen nicht zu empfehlen

1. zu einer *Vermehrung der Triglyzeride* im Serum (durch den raschen Einbau von Fruktosemetaboliten in Leberlipide),
2. zu einem *Absinken der Phosphatwerte in Leber* und Serum durch die hohe Inanspruchnahme von ATP und damit zu einer *verminderten Syntheseleistung der Leber* auf den Sektoren RNS und Proteine (getestet auch an Entgiftungsenzymen);
3. zu einem *Harnsäureanstieg* infolge vermehrten Abbaus von Adenosinphosphaten und
4. zu einer *Erhöhung der Blutmilchsäure.* Die Laktazidose ist besonders bei Hypoxie und anderen metabolischen Störungen unerwünscht.

Eine längerdauernde Zufuhr großer Fruktosemengen ist demnach wohl kaum zu empfehlen, da ja nur die erste Verwertungsstufe (die Phosphorylierung durch eine spezifische Hexokinase) insulinunabhängig ist [61].

Als Langzeiteffekt ist die *Steigerung der Kariesrate* [4] bewiesen. Sie wird nur durch Saccharose übertroffen. Die bereits von Grüttner [19] zitierten Arbeiten von Yudkin [75], daß eine *übermäßige Zufuhr von Kochzucker zu* einem gehäuften Auftreten von *Apoplexien und Koronarinfarkten* führen, sind für die Pädiatrie nicht nur deshalb interessant, weil sie mehrfach bestätigt wurden, sondern weil u. a. Kritschewski et al. (zit. nach [5]) Ergebnisse an verschiedenen Affenarten publizierten, daß auch bei Jungtieren die *Blutcholesterinwerte* sich bei kochzuckerhaltigen Ernährungsformen *verdoppelten,* während isokalorische Glukosemengen lediglich ein Ansteigen von 25% bewirken.

Gefahr von Kochzucker

Zum Thema *Fettsuchtgenese und Disacchardgehalt der Nah-*

rung sind zahlreiche, auf Tierversuchen basierende, Publikationen erschienen, welche für den Menschen zunächst zu mehr theoretischen Prognosen verleiten. Es wird postuliert, daß Mono- und einige Disaccharide die Appetitkontrollmechanismen durchbrechen können. Auch für den Menschen scheint es zuzutreffen, daß eine frühzeitige und langdauernde Zufuhr von stark gesüßten Kostformen die Nahrungswahl das ganze Leben nachdrücklich beeinflußt.

3.8 Fette in der Säuglingsernährung

Das derzeit am intensivsten diskutierte Problem der Langzeiternährung des Menschen betrifft die Menge und Art der zuzuführenden Lipide und ihre Einwirkung auf die Gefäßintima [24, 52], ferner den Einfluß des Proteingehalts der Nahrung auf die Lipidabsorption [39, 43]. Wenn man den Gesamtkomplex der Publikationen auf diesem Gebiet kritisch sichtet, hat man den Eindruck, daß in den letzten 20 Jahren eine „programmierte" Industrieforschung betrieben wurde (um nicht zu sagen, eine solche mit bereits vorgegebenen Resultaten). Durch Zahlenakrobatik und durch Regressionsanalysen, welche als Kausalitätsersatz angeboten wurden, hat man weltweit versucht, die Ernährungsgewohnheiten zugunsten des Margarinekonsums zu verändern. Nunmehr wurde im Schatten des Butterbergs eine gegensinnig gerichtete Offensive gestartet. Diese Geschehnisse sind sicher eine der größten Blamagen der „zweckfreien" Forschung.

Fettstruktur der FM
Leider können wir für die Beurteilung der wünschenswerten Mikrostruktur der Nahrungslipide die Angaben über deren Tagesmenge in der FM nur bedingt heranziehen, denn nicht nur aus methodischen Gründen, sondern auch wegen sehr unterschiedlicher Probenwahl (nur selten 24-h-Mengen) sind die publizierten Befunde noch wenig zuverlässig.

Allgemein bekannt sind der Gehalt der in größerer Menge vorhandenen einzelnen **FS in der FM,** welche allerdings z. T. deutlich **nahrungsabhängig** sind und die Besonderheiten der Position der langkettigen FS am Glyzerinmolekül. Große Unterschiede gegenüber der KM liegen im **Linolsäuregehalt,** welche **in der FM zwischen 4 und 6 cal $^0/_0$** schwankt, während die **KM nur ca. 1 cal $^0/_0$** enthält.

Der großen Bedeutung dieser Frage wegen seien ganz kurz die

Linolsäure-familie liefert Prostaglandine und Thromboxane

in den letzten Jahren entdeckten und mehrfach verifizierten metabolischen Umwandlungen der FS aus der Linolsäurefamilie mit Blickpunkt Atherogenese referiert [3, 52, 65].
Linolsäure, Homo-γ-Linolsäure und Arachidonsäure werden durch membrangebundene Zyklooxygenasen zu Prostaglandin–Endoperoxyden oxydiert und dann in die etwa neun näher definierten Prostaglandine (PG) und außerdem in Thromboxane umgewandelt. Es gibt keinen Zweifel darüber, daß die Körperklasse der PG zu den aktivsten Metaboliten und gleichzeitig Regulatoren des gesamten Organismus gehört. Sie erhöhen vor allem die Effizienz (den Nutzwert der Nahrung) wohl hauptsächlich durch ihren Einfluß auf die Produktion und den Umsatz der zyklischen AMP. Das Wirkungsspektrum dieser beiden hormonähnlichen Substanzen ist sehr bemerkenswert. Die einzelnen Vertreter der PG und ihrer Peroxyde haben z. T. völlig gegensinnige Effekte. Weit verbreitet ist die Vorstellung, daß die *Linolsäure u. ä. FS* durch Steigerung der Prostaglandinsynthese *in der Lage* sind, die *Atherogenese zu inhibieren.* Einige Prostaglandine sollen auch einen antiarhythmischen und kontraktionsfördernden Effekt im Herzmuskel ausüben [66].

Sogar die Na-induzierte Hypertension und die Ausbildung eines Diabetes vom Erwachsenentyp bei Adipositas soll bereits nach 10 Tagen linolsäurereicher Diät günstig beeinflußt werden [30]. Prostaglandine reduzieren die Thrombozytenaggregation, während ihre Peroxyde gegensinnig wirken [74]. Ernst zu nehmen ist wohl der *Einfluß* der Polyensäuren *auf die Funktion der Stäbchen und Zapfenzellen der Retina,* womit die Verbindung zur zweifelsfrei *essentiellen Rolle* der Linolsäurefamilie *in der ZNS-Entwicklung* geknüpft ist.

Die Eulogie von der Bremsung der Cholesterinogenese durch den weitgehenden Ersatz der gesättigten FS steht noch auf sehr schwachen Füßen. Sie erhielt vor kurzem einen Tiefschlag durch die Publikation von Guberan [20], welcher feststellte, daß trotz starker Zunahme des Fettkonsums (übliche Nahrungsfette) in der Schweiz in den letzten 15 Jahren die kardiovaskuläre Mortalität statistisch hochsignifikant *abgefallen* ist.

Für die Pädiatrie wäre die Kenntnis von eminenter Bedeutung, wie hoch der Polyensäuregehalt der Nahrung sein darf.

Zuviel Polyensäuren schädlich

Auch hier gibt es bis jetzt nur Resultate von Tierversuchen. Sie demonstrieren, daß eine Überzufuhr von HuFS nicht nur nicht gleichgültig, sondern offensichtlich recht gefährlich ist.

Nach Oster [46] hat eine *Nahrung mit $10^0/_0$ und mehr Polyensäuren* folgende *Nebenwirkungen:*
1. vermehrte Gallensteinbildung,
2. unerwünscht hohe Absorption von Pflanzensterinen,
3. gesteigerte Karzinogenese,
4. Förderung der Fettsuchtentwicklung und
5. erhöhter Vitamin-E-Bedarf.

Für Ernährungsideologen mag es erschreckend sein, daß *Lezithin* nunmehr auch in das Schußfeld der Arteriosklerose-Verhütungsforscher geraten ist. Denn bisaturierte Phospholipide absorbieren sich leicht an Zelloberflächen und helfen mit bei der Atherombildung [15].

Mittelkettige Triglyzeride bei hohem Energiebedarf

Zur Deckung des hohen Energiebedarfs – vor allem geschädigter Neugeborener und sehr junger Frühgeborener – bieten sich die mittelkettigen Triglyzeride (MKT) an [16]. Hashim et al. (zit. bei [14]) zeigten, *daß* sogar *Frühgeborene unter 1500 g bis zu $97^0/_0$ der MKT absorbieren* können, während auch bei „adaptierten" Fetten mit langkettigen Säuren mindestens 20% (hauptsächlich als Palmitin- und Stearinsäure) im Stuhl verloren gehen. MKT hat offensichtlich keinen Einfluß auf Spaltung und Aufnahme der gesättigten und hochungesättigten Fettsäuren. Nahrungen mit bis zu 40% MKT führen zu hohen Gewichtszunahmen und erhöhen offensichtlich (wie auch Glukose u. ä.) die AS-Retention. Naturgemäß werden Bedenken geäußert, ob man jungen Säuglingen MKT unbeschränkt zuführen darf. Infolge ihres raschen Metabolismus sind sie jedenfalls *stark cholesterinogen.*

3.9 Cholesterin in der Nahrung

FM Cholesterinreich

Internistische Diätologen sind überrascht, wenn sie hören, daß die *FM etwa $30mg^0/_0$ mehr Cholesterin* enthält, *als die KM.* Über die Interpretation dieses doch wohl sinnvollen Gehalts gibt es kaum Differenzen. Eine relativ hohe Cholesterinzufuhr in der Nachgeburtsperiode soll offensichtlich die Ausbildung von Kontrollmechanismen fördern, welche die Eigensynthese bremsen. So wird z. B. die Aktivität der β-Hydroxy-β-Methylglutaryl-CoA-Reduktase erhöht. Wenn es zutrifft, stellt der relativ hohe Cholesteringehalt in der MM gewissermaßen eine Prophylaxe einer späteren Überproduktion des Stearinrings dar.

Cholesterinwirkung

In den letzten Jahren wurden andererseits zahllose Studien

über den *Einfluß* von Nahrungscholesterin **auf die Fermente des Darms und der Leber** und fast auf den gesamten Intermediärstoffwechsel publiziert [21, 68,   ].
Für die an die Karzinogenität bestimmter Sterine Glaubenden ist interessant, daß Cholesterin im Rahmen eines Feed-back-Mechanismus die mikrosomalen Enzymaktivitäten, insbesondere bestimmte *Steroidhydroxylasen, aktiviert,* wodurch naturgemäß verschiedene Cholsäuren im Intestinaltrakt ansteigen. In hoher Konzentration soll Nahrungscholesterin dagegen die Aktivität der DNS-abhängigen RNS-Synthese vermindern. Es verändert die *Konzentration der freien AS* im Plasma und Gewebe durch Manipulation des AS-Profils an den Chromosomen. Es greift in die Glutathionperoxydase und damit in die *Entgiftung der Fettsäurenperoxyde* ein. Außerdem erhöht es den Bedarf an Polyensäuren, welche der Körper zur Veresterung von Cholesterin benötigt. Diese Aufzählung stellt nur einen kleinen Teil der gefundenen Nebenwirkungen des Sterins dar.

Fettsucht und Säuglingsernährung

Das Thema *Fettsucht und postnatale Ernährung* füllt inzwischen Handbücher. Die Begeisterung über die Möglichkeit der Adipozytenzählung ist unter den Einwänden kritischer Histologen inzwischen abgekühlt. Dafür werden jetzt die Präadipozyten ins Gespräch gebracht [33].
Der Wissensstand des Jahres 1980 kann folgendermaßen zusammengefaßt werden:
Für jegliches somatische Wachstum gibt es eine „vulnerable" oder „kritische" Periode, welche mit der höchsten Neubildungsrate der Organzellen einhergeht.

Adipozyten schon pränatal angelegt?

Dies gilt auch für die Adipozyten. Es fragt sich nur, zu welchem Zeitpunkt diese zu suchen ist. Möglicherweise liegt sie noch während der Pränatalperiode. Erwähnenswert ist in diesem Zusammenhang das Ergebnis von Nachuntersuchungen eventueller Folgen der Hungerjahre in Holland. Es wurde festgestellt, daß Kinder deren Mütter in der Schwangerschaftsmitte stark hungern mußten, später zu einem hohen Prozentsatz adipös wurden.

Zeitlich regulierte Nahrungszufuhr fördert Lipogenese

Ein wenig diskutierter Faktor ist der *Einfluß des Mahlzeitessens im Gegensatz* zum fast *pausenlosen Trinken* der Brustkinder bei den Naturvölkern [40]. Ersteres erhöht adaptiv nicht nur das Magen-, Darm- und Lebergewicht, sondern auch sehr ausgeprägt die Aktivität der Enzyme der Lipogenese, da die stoßweise anfallenden Energieträger ja gespeichert werden müssen.

Daß der junge Mensch einen starken Verbündeten in der Zeit hat, die ihm hilft, evtl. ernährungsbedingte Insulte zu minimieren, zeigt das erfreuliche Ergebnis einer Nachuntersuchung:
Trotz vorübergehend deutlicher Größen- und Gewichtsdivergenzen zwischen Kindern, die mindestens 100 Tage voll gestillt wurden, bzw. Kuhmilchmischungen erhielten, war nach 8 Jahren ein statistisch sicherer Unterschied in der somatischen Entwicklung nicht mehr verifizierbar.

3.10 Ernährung und Immunantwort

FM und Immunität

Wie stark das Interesse auf diesem Sektor ist, demonstriert u. a. die Übersicht von Gross u. Newberne [17], welche 457 fast ausschließlich amerikanische Arbeiten zusammengetragen haben, von denen kaum eine älter ist als 20 Jahre (s. dazu auch die Publikation von E. Schmidt [53]). Da die in der Muttermilch gefundenen Proteine (z. B. sekretorisches IgA, Lysozym, Laktoferrin u. ä.) den Kuhmilchmischungen nicht beigefügt werden können, konzentriert sich das Interesse auf die Lipide. György [23] hatte 1962 den sog. **Antistaphylokokkenfaktor** gefunden, welcher zwar der Linolsäure ähnlich, aber mit ihr nicht identisch ist. Es scheint nunmehr gelungen, einige **trophogene Lipide** zu isolieren, **welche in die Immunisierungsvorgänge** bei bakteriellen und viralen Erkrankungen **eingreifen** (neue Lit [32]).
Bei den resistenzfördernden Faktoren in pflanzlichen Ölen handelt es sich wahrscheinlich um Zyklopropen-Fettsäuren, die eine ausgeprägte mitosestimulierende Wirkung entfalten (z. B. Scarpell). Auch deren hoher Gehalt an Polyenfettsäuren wirkt nicht nur hemmend auf das Wachstum verschiedener Keime.
Meade u. Mertin [41] haben nicht weniger als **12 Einflußmechanismen der hochungesättigten FS** auf immunologische Vorgänge zusammengestellt. Erwähnt seien: Splenomegalie, Vergrößerung der Lymphknoten, Stimulierung der Zellteilung im Knochenmark und der lymphatischen Gewebe, **Aktivierung des gesamten RES,** aber auch erhöhte Tumorrate nach Karzinogenzufuhr. Sie schreiben präzise: Der Mechanismus der eigentlichen Wirkung der Polyensäuren ist unbekannt. Das Studium des *Einflußes von Einzellipiden* auf

Krankheitserreger hat überraschende Ergebnisse gezeitigt, welche in Bälde den Fettkörper der Säuglingsmischungen verändern können. Vor allem der Arbeitsgruppe um Kabara [32] scheint es gelungen, eine Struktur-Funktionsbeziehung ganz einfacher *Lipide auf dem Sektor antivirale und antibakterielle Potenz* herauszuarbeiten. Die wesentlichen Befunde sind:

1. Die wirksamsten gesättigten FS sind jene mit 12-C-Atomen *(Laurinsäure);* von den einfach ungesättigten FS ist es die *Linolsäure.*
2. Die FS sind am wirksamsten als Monoglyzeride.
3. *Monolaurin (Lauricidin)* ist offensichtlich die *aktivste Substanz* und zwar *gegen Bakterien, Pilze und auch Viren.*

Kabara [32] zieht aus seinen vorliegenden Untersuchungsergebnissen den Schluß: Säuglingsnahrungen auf Kuhmilchbasis sollten nicht (besser wohl: nicht nur) mit Pflanzenölen „adaptiert" werden, es sollten ihnen vielmehr Monolaurin (Lauricidin) und die Monoglyzeride der hochungesättigten FS zugesetzt werden. Auf die bevorzugte Absorption von Monoglyzeriden in β-Stellung wurde von mir bereits mehrfach hingewiesen. Es bedarf keiner besonderen Unterstreichung daß Eiweißmangel die Synthese der Antikörper herabsetzt (z. B. [7]).

3.11 Ernährung und geistige Entwicklung

Keine Spezialnahrung kann Psychomotorik oder Intelligenz fördern

Es gibt kein Gebiet der „prophylaktischen" Ernährungslehre oder besser Ernährungsirrlehre, welche mit soviel Fantastereien, pseudowissenschaftlichen Vermutungen und skrupellosen, lediglich zum Gelderwerb „kreierten" Wunderdiäten vollgefüllt ist, wie die Diätetik, welche sich das Ziel setzt, die geistigen Leistungen des Säuglings und Kindes zu verbessern und zerebrale Störungen (z. B. Minimal brain dysfunction) zu verhüten. Apodiktisch darf ich feststellen, daß es keine natürlichen oder synthetisierten Nahrungsstoffe gibt, welche die psychomotorische Entwicklung des stoffwechselgesunden, ausgetragenen Säuglings und Kindes in positiver Weise beeinflussen können. Diese Feststellung fundiert neben der Erfahrung kritischer Kinderärzte auf unserem Wissen vom

Zeitpunkt des stärksten Wachstums des Gehirns, d. h. der Synthese der Nerven- und Gliazellen sowie der Bildung der Dendriten [12].

Mit Ausnahme der Mikroneuronen besitzt das menschliche Gehirn *bei der Geburt die definitive Zahl von Neuronen und Gliazellen.* Postnatal kommt es zu keiner Vermehrung der Zellzahl mehr. Dagegen werden *die zu jedem Neuron gehörenden ca. 20 000 Synapsen bis etwa zum 4. Lebensjahr gebildet.*

Starke Mangelernährung beeinflußt negativ Gehirnwachstum

Auch in den Entwicklungsländern ist demnach nur *bei einer ausgeprägten Mangelernährung der Mutter* eine *Verminderung der Nervenzellen* feststellbar. Frühere anders lautende Befunde auch von ernstzunehmenden Neurophysiologen, Histologen und Biochemikern müssen sich die Kritik gefallen lassen, daß es *unmöglich ist,* aus den kleinen untersuchten Gehirnteilen die Zahl der Neuronen des ganzen Organs (geschätzte Größenordnung ca. 100 Milliarden + 8mal so viel Gliazellen) auch nur einigermaßen zu schätzen, zumal ihre Zahl und damit auch der DNS-Gehalt in den einzelnen Gehirnregionen stark variiert.

Wie sehr das Gehirn entwicklungsphysiologisch abgesichert ist, beweisen u. a. Untersuchungen von eineiigen Zwillingen mit sehr unterschiedlichem Geburtsgewicht. Im Gegensatz zu den Befunden von Hohenauer [29] hat meine Mitarbeiterin Schmidt [54] in einer statistisch gut gesicherten Nachuntersuchung festgestellt, daß erst bei einem Gewichtsunterschied von über 500 g, beim leichteren Kind mäßige intellektuelle und etwas deutlichere Verhaltensstörungen auftreten. Bei Mensch und Tier reagiert offensichtlich *das Kleinhirn auf Mangelernährung am empfindlichsten.* Möglicherweise ist die öfters beobachtete Ungeschicklichkeit und Gehunsicherheit pränatal dystropher Säuglinge auf eine Verminderung der Mikroneuronen (nicht der Purkinje-Zellen) in diesem Organ zurückzuführen.

Nach unserem derzeitigen Wissensstand scheint es *möglich,* bei nicht allzu ausgeprägter intrauteriner Mangelversorgung durch eine postnatale langdauernde Optimalernährung und intensivste Stimulation die Zahl der Synapsen zu steigern und evtl. sogar zu normalisieren.

Die schon jetzt gewaltige Verantwortung, welche u. a. die Ernährungskommission der deutschen Gesellschaft für Kinderheilkunde auf dem Sektor Ernährung trägt, wird wohl bald im Vergleich zu jener winzig klein erscheinen, die von uns allen schon in wenigen Jahren getragen werden muß. Zwei

Zukünftige
Gefahren

große Gefahren bedrohen bald die Gesundheit, ja das Leben der Säuglinge auch in den Industrienationen:
1. der *Ersatz des Wissens durch* z. T. lebensgefährliche *Ideologien* [59] und
2. der rasch *zunehmende Mangel an essentiellen Nahrungsstoffen.*

Die Energiekrisen mit den rasant ansteigenden Kosten der Lebensmittelproduktion, speziell auf dem Gebiet der hochwertigen Produkte; die Erschöpfung der Meere und damit das Schwinden der Nahrungsmittelreserven auf dem Eiweißsektor machen wahrscheinlich bald – auch in der westlichen Welt – die ausreichende Ernährung der Kinder unmöglich. Dies fürchten auch zahlreiche Experten aus den USA.

Unsere pädiatrisch ärztliche Aufgabe scheint mir vor allem die Umerziehung der Gesellschaft zur früher selbstverständlichen Verhaltensweise den Nahrungsmitteln gegenüber zu sein.

Es gilt, kompetente Gremien zu bilden, welche auch genügend Machtbefugnisse besitzen, die Forderung nach Bereitstellung hochwertiger Nahrung, besonders für die Jugend, zu erfüllen. Wenn nicht anders möglich, muß mit restriktiven Maßnahmen gegen die Überzufuhr von Fett, Eiweiß, Kochzucker, Cholesterin, Salz u. ä. vorgegangen werden.

Literatur

1. Anderson RE, Landis DJ, Dudley A (1976) Essential fatty acid deficiency and renewal of rod outer segments in the albino rat. Invest Ophthalmol Vis Sci 15: 232
2. Bessman SP (1979) The justification theory: The essential nature of the non-essential amino acids. Nutr Rev 37: 209
3. Bills TK, Smith JB, Silver MJ (1976) Metabolism of C^{14}-arachidonic acid by human platalets. Biochem Biophys Acta 424: 303
4. Brown AT (1975) The role of dietary carbohydrates in plaque formation and oral disease. Nutr Rev 33: 353
5. Carroll KK (1978) Dietary protein in relation to plasma cholesterol levels and atherosclerosis. Nutr Rev 36: 1
6. Castro CE, Sevall JS (1980) Alteration of the structure and function of rat liver chromatin by nutritional factors. Nutr Rev 38: 1
7. Chandra RK (1975) Fetal malnutrition and postnatal immunocompetence. Am J Dis Child 129: 450
8. Chandra RK (1978) Immunological aspects of human milk. Nutr Rev 36: 265
9. Chu SHW, Hegsted DM (1976) Adaptive response of lysine and threonine degrading enzymes in adult rats. J Nutr 106: 1089
10. Connor WE, Connor SL (1972) Rev Med *1*, 49

11. Coupar BEH, Davies JA, Chesterton CJ (1978) Quantification of hepatic transcribing RNA polymerase molecules, polyribonucleotide elongation rates and messanger RNA complexity in fed and fasted rats. Eur J Biochem 84: 611
12. Dobbing J, Sands J (1980) Nutritional groth restriction and the nervous system; Intern. Kongr. für Pädiatrie Barcelona, Sept. 1980 (Abstracts of main reports)
13. Fernandes G, Yunis EJ, Good RA (1976) Influence of diet on survival in mice. Proc Natl Acad Sci USA 73: 1279
14. Gaull GE (1980) Nutrition in Pediatrics; Internat. Kongr. für Pädiatrie, Barcelona, Sept. 1980 (Abstracts of main reports)
15. Gershfeld NL (1979) Selectiv phospholipid absorption and atherosclerosis. Science 204: 506
16. Greenberger NJ, Rogers JB, Isselbacher KJ (1966) Absorption of medium and longchain triglycerides. J Clin Invest 45: 217
17. Gross RL, Newberne PM (1980) Role of nutrition in immunologic function. Physiol Rev 60: 188
18. Growdon JH, Wurtman RJ (1979) Dietary influences on the synthesis of neurotransmitters in the brain. Nutr Rev 37: 129
19. Grüttner R (1974) Qualitative Gesichtspunkte der Kohlenhydratzufuhr beim jungen Säugling. Monatsschr Kinderheilkd 122: 264
20. Guberan E (1979) Surprizing dedine of cardiovascular mortality in Switzerland 1951–1976. J Epidemiol Community Health 33: 114
21. Gustafson BE, Einarsson K, Gustafsson JA (1974) Influence of cholesterol feeding on liver microsomal metabolism of steroids and bile acids in conventional and germ-free rats. J Biol Chem 250: 8496
22. Guthrie HA, Picciano MF, Sheehe D (1977) Fatty acid patterns of human milk. J Pediatr 90: 39
23. György P, Dhanamitta S, Steers E (1962) Protective effects of human milk in experimental staphylococcus infection. Science 137: 338
24. Haubrich DR, Wang PFL, Chippendale T, Proctor E (1976) J Neurochem 27: 1305
25. Hayes KC (1976) A review on the biological function of taurine. Nutr Rev 34: 161
26. Hayes KC, Carey RE, Schmidt SY (1975) Retinal degeneration associated with taurine deficiency in the cat. Science 188: 949
27. Hegsted DM (1978) On dietary standards. Nutr Rev 36: 33
28. Högberg J, Moldeus P, Arborgh B, O'Brien PJ, Orrenius S (1975) The consequences of lipid peroxydation in isolated hepatocytes. Eur J Biochem 59: 457
29. Hohenauer L (1971) Studien zur intrauterinen Dystrophie -- eine vergleichende Studie von Zwillingspaaren mit unterschiedlichem Geburtsgewicht. Paediatr Paedol 6: 17
30. Houtsmuller AJ (1975) In: Vergroesen AJ (ed) The role of fats in human nutrition. Academic Press, New York, p 231
31. Jose DJ, Good RA (1973) Quantitative effects of nutritional essential amino acid deficiency upon immunresponses to tumors in mice. J Exp Med 137: 1
32. Kabara JJ (1980) Lipids as host-resistance factors of human milk. Nutr Rev 38: 65
33. Kather H, Simon B (1980) Präadipozyten: Ein neues Modell in der Fettsuchtforschung. Klin Wochenschr 58: 853

34. Licata AA, Bow E, Bartter FC, Cox J (1979) Effects of dietary protein on urinary calcium in normal subjects and in patients with nephrolithiasis. Metabolism 28: 895
35. Lichtenstein A (1931) Untersuchungen am Nabelschnurblut bei Frühgeborenen und ausgetragenen Kindern mit besonderer Berücksichtigung der Aminosäuren. Z Kinderheilkd 51: 748
36. Lindblad BS, Zetterström R (1968) The venous plasma free amino acid levels of mother and child during delivery. Acta Paediatr Scand 57: 195
37. Luther G, Schreier K (1963) Untersuchungen zur Resorption einzelner Fettsäuren an Säuglingen. Klin Wochenschr 4: 189
38. Mc Cance RA, Widdowson EM, Lehmann H (1942) The effect of protein intake on the absorption of calcium and magnesium. Biochem J 36: 686
39. Mac Lean WC, Graham GG (1976) Growth and nitrogen retention of children consuming all of the days protein intake in one meal. Am J Clin Nutr 29: 78
40. Mac Lean WC, DeRomana GL, Graham GG, (1977) Effect of the level of dietary protein intake on fat absorption in children. Pediatr Res 11: 774
41. Meade CJ, Mertin J (1976) The mechanism of immunoinhibition by arachidonic and linoleic acid. Effects on the lymphoid and RE-systems. Int Arch Allergy Appl Immunol 51: 2
42. Menkes JH, Chernik V, Ringel B (1966) Effect of elevated blood tyrosine on subsequent intellectual development of premature infants. J Pediatr 69: 583
43. Meyer HJ, Stevenson EA, Watts HD (1976) The potential role of protein in the absorption fat. Gastroenterology 70: 232
44. Nayman R, Thomson ME, Scriver CR, Clow CL (1979) Observations on the composition of milk-substitute products for treatment of inborn errors of amino acid metabolism. Comparisons with human milk. Am J Clin Nutr 32: 1279
45. Olson RE (ed) (1975) Protein-caloric malnutrition. Academic Press, New York
46. Oster KA (1980) Editorial. Am Heart J 99: 409
47. Potter JM, Nestel PJ (1976) The effects of dietary fatty acids and cholesterol on the milk lipids of lactatin women and the plasma cholesterol of breast-fed infants. Am J Clin Nutr 29: 54
48. Robertson WG, Peacock M, Hodgkinson A (1979) Dietary changes and the incidence of urinary calculi in the U.K. between 1958 and 1976. J Chron Dis 32: 469
49. Ross R, Glomset JA (1976) The pathogenesis of atherosclerosis, Part 1. N Engl J Med 295: 369, 420
50. Ross MH, Lustbader E, Bras G (1976) Dietary practices and growth responses as predictors of longevity. Nature 262: 548
51. Rous P (1914) The influence of diet on transplanted and spontaneous mouse tumors. J Exp Med 20: 433
52. Scriver CR Rosenberg LE (1973) Amino acid metabolism and its disorders. Saunders, Philadelphia
53. Schmidt E (1974) Immunbiologische Probleme bei der Verwendung von Milchfertignahrungen. Monatsschr Kinderheilkd 122: 245
54. Schmidt R, Schreier K (1978) Der Einfluß einer mäßigen intrauterinen

Mangelernährung auf die spätere körperliche und geistige Entwicklung von Zwillingen. Monatsschr Kinderheilkd 126: 81
55. Schreier K (1964) Studien zur Entwicklungsphysiologie des Fettstoffwechsels, Mitteilg I, II, II. Z Kinderheilk 91: 157, 163, 228
56. Schreier K (1965) Einige neuere Erkenntnisse auf dem Gebiete der Physiologie und Pathophysiologie der Säuglingsernährung. Med Ernähr 6: 131, 7: 157
57. Schreier K (Hrsg) (1979) Die angeborenen Stoffwechselanomalien, 2. Aufl. Thieme, Stuttgart
58. Schreier K (1980) Säuglingsernährung heute: Fakten, Entwicklungen, Ernährungsideologien. MMW 122: 119
59. Schreier K, Eckert I (1977) Ernährung und Umwelt – eine Bestandsaufnahme; Symposium in Schlangenbad. Thieme, Stuttgart
60. Schreier K, Porath U (1974) Qualitative Gesichtspunkte zur Fettzufuhr beim jungen Säugling. Monatsschr Kinderheilkd 122: 254
61. Schreier K, Remsberger H (1952) Einfluß von Nahrungsstoffen auf den Aminosäurenstoffwechsel. Biochem Z 322: 298
62. Schuette SA, Zemel MB, Linkswiler HM (1980) Studies on the mechanism of protein induced hyper??? in older men and women. J Nutr 110: 305
63. Shenai JP, Reynolds JW, Babson SG (1980) Nutritional balance studies in very-low birth-weight infants: Enhanced nutrient retention rates by an experimental formula. Pediatrics 66: 233
64. Sturman JA, Rassin DK, Gaull GE (1976) Taurine in development: Is it essential in the neonate? Pediatr Res 10: 415
65. Tantibhedhyjangkul P, Hashim SA (1975) Medium-chain triglyceride feeding in premature infants. Pediatrics 55: 359
66. Ten Hoor F, Graaf HM van de, Vergroesen AJ (1973) In: Dhallans (ed) Recent advances in studies on cardiac structure and metabolism, vol 3. University Park Press, Baltimore, p 59
67. Thomasson HJ (1969) Prostaglandins and cardiovascular diseases. Nutr Rev 27: 67
68. Tikekar P, Chakrabarti CH (1973) Effect of high cholesterol diet on free amino acids of liver and serum. Indian J Exp Biol 11: 500
69. Tsai AC, Dyer IA (1972) Effects of dietary cholesterol on the activity of some carbohydrate metabolism enzymes in the liver of rats. J Nutr 102: 1039
70. Tsai AC (1975) Liver peroxydation and glutathion peroxydase activity in the liver of cholesterol-fed rats. J Nutr 105: 946
71. Vergroesen AJ (1977) Physiological effects of dietary linoleic acid. Nutr Rev 35: 1
72. Visek WJ (1979) Ammonia metabolism, urea cycle capacity and their biochemical assessment. Nutr Rev 9: 273
73. Walker RM, Linkswiler HM (1972) Calcium retention in the adult human male as affected by protein intake. J Nutr 102: 1297
74. Waterlow JC, Thomson AM (1979) Observations on the adequacy of breast feeding. Lancet II: 238
75. Weiss HJ (1975) Platelet physiology and abnormalities of platelet function. N Engl J Med 293: 531
76. Yudkin J (1971) Ernährung und Atherosklerose. Med Ern 12: 193
77. Zetterström R (1968) Zit. bei Lindblad

4 Stickstoffumsatz beim Säugling, ermittelt mit dem stabilen Isotop ^{15}N
Methodenkritik und Aussagemöglichkeiten

W. Heine, I. Richter, Ch. Plath, U. Drescher und K. Wutzke

Der Proteinstickstoffmetabolismus ist beim Säugling im Vergleich zu späteren Lebensabschnitten durch einige charakteristische *Besonderheiten* gekennzeichnet:

Grundsätze des Nährstoffwechsels beim Säugling

1. Die *Stickstoffbilanz* ist über das gesamte Säuglings- und Kindesalter hinweg *positiv*, d. h. die Ausscheidung von Stickstoffmetaboliten ist insgesamt niedriger als die Zufuhr.
Große Mengen des mit der Nahrung zugeführten Stickstoffs münden in die Synthese der Körperproteine und damit in die Zunahme der Körpermasse.
2. Die *Stickstoffretention* ist mit 204 mg/kg und Tag *beim 4 Wochen alten Säugling fast 20mal so hoch wie im Alter von 4 Jahren* [6]. Während beim Erwachsenen durch Immobilisierung eine ausgeglichene Stickstoffbilanz negativ wird, ist beim Säugling gerade in dieser Phase der geringsten motorischen Aktivität die höchste Stickstoffretention vorhanden.
3. Der prozentuale *Stickstoffgehalt des Körpers nimmt* zwischen dem Neugeborenenalter und dem 4. Lebensjahr kontinuierlich von 2 auf 3% der Körpermasse *zu* [6].
4. Der *Stickstoff-Stoffwechsel* des Säuglings wird maßgeblich *durch* die Form der *Ernährung beeinflußt.* Eiweißzufuhren von 5 g/kg Körpermasse/Tag unter Ernährung mit Kuhmilch werden durch den stabilisierenden Effekt der Eiweißsynthese und die Anpassungsfähigkeit der Stoffwechselorgane in gleicher Weise toleriert, wie die von der Natur vorgegebene eiweißarme Ernährung mit Muttermilch unter Proteinzufuhren 2 g/kg/Tag [4].
5. Die *Stickstoffresorption und -retention steigt mit zunehmender Stickstoffaufnahme!* Dies führt zu einer Beschleunigung der chemischen Reifung der Organe [4].

Bei der Vielzahl weiterer charakteristischer Besonderheiten des Stickstoffstoffwechsels im Säuglingsalter nimmt es nicht wunder, daß sich in der Vergangenheit zahlreiche wissenschaftliche Studien mit dieser Thematik befaßt haben.

Von unmittelbar praktischer Bedeutung sind Stickstoff-Stoffwechseluntersuchungen für die Qualitätsbewertung von Säuglingsnahrungen. Der Durchführung von Stoffwechseluntersuchungen dieser Art sind jedoch ethisch moralische Grenzen gesetzt. So liefern zwar Blutaminosäurenspiegel, α-Aminostickstoff, Harnstoff, Harnsäure, Ammoniak und andere Blutparameter wertvolle zusätzliche Informationen über den Stickstoffmetabolismus und die Qualitätsmerkmale von Nahrungen, sind aber wegen nicht begründbarer Indikation im Kindesalter nicht verfügbar. Als die für diese Zwecke praktikable Methode bleibt im wesentlichen die klassische Gesamtstickstoffbestimmung im Harn nach Kjeldahl, aus der die Stickstoffbilanz und die Nettoproteinutilisation errechnet werden können. Die Prüfung der Resorption und der Verdaulichkeit setzt bereits quantitative Stuhluntersuchungen voraus, die in mehrfacher Hinsicht problematisch sind.

Isotop ^{15}N Die ***Analytik mit*** dem stabilen ***Isotop*** ^{15}N bietet für solche und ähnliche Fragestellungen eine echte Alternative, da sie ***auf oraler Applikation gesundheitlich unbedenklicher Tracersubstanzen*** und ausschließlicher Harnanalytik beruhen [2, 3, 13, 16]. Darüber hinaus sind mit diesem Verfahren quantitative Daten des intermediären Stickstoffwechsels bzw. Proteinumsatzes in biologischen Systemen zu gewinnen, die mit den genannten herkömmlichen Methoden nicht zugänglich sind [12]. Die mit der ^{15}N-Tracertechnik ermittelten Meßwerte lassen sich auf der Grundlage der Kompartimentstheorie für die Errechnung solcher Stoffwechseldaten nutzen. Für klinisch praktische Fragestellungen hat sich dabei ***das 3-Pool-Modell*** [14, 15] bewährt (Abb. 4.1).

R_{10} stellt den Zufluß von Nahrungsstickstoff dar, der in den Nicht-Protein-N-Pool (metabolic pool) gelangt. Ein Teil des Stickstoffs wird zur Proteinsynthese (R_{21}) verwendet, ein anderer Teil gelangt zur ₁Ausscheidung (R_{31}).
Der aus dem Protein-N-Pool fließende Stickstoffstrom (R_{12}) entspricht dem aus dem Proteinabbau stammenden Stickstoff. Unter Vernachlässigung anderer Stickstoffausscheidungswege ist allein durch Ermittlung der Harnstickstoffausscheidung (R_{31}: $^{14}N + ^{15}N$) bei bekannter Stickstoffzufuhr (R_{10}: $^{14}N + ^{15}N$) die Berechnung so wichtiger Daten wie der Größe des Nicht-Protein-N-Pools, der Proteinsyntheserate, des Nettoproteinansatzes und des Proteinabbaus möglich. Der „metabolic pool" oder Nicht-Protein-N-Pool, die Proteinsynthese und die Proteinabbaurate sind mit keiner anderen herkömmlichen Methode bestimmbar.

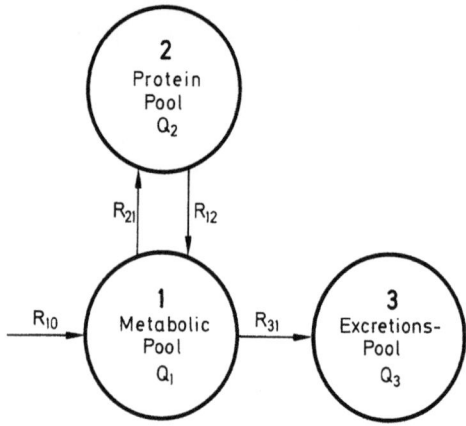

Abb. 4.1. 3-Pool-Modell. (Nach Sprinson u. Rittenberg [14])

Welche Tracersubstanzen sind nun zur ^{15}N-Analytik des Stickstoff- und Proteinstoffwechsels geeignet?
Aus theoretischer Sicht dürften ^{15}N-angereicherte Nahrungsproteine [3] die beste Grundlage für die Bewertung des Stickstoffmetabolismus darstellen, da sie den Proteinstoffwechsel besser repräsentieren als einzelne Aminosäuren. Sie sind jedoch bisher schlecht verfügbar. International hat sich das *^{15}N-Glyzin als Tracersubstanz* gegenüber dem früher gebräuchlichen ^{15}N-Ammonchlorid durchgesetzt [1, 9, 17]. Die Einbeziehungen des Glyzins in den Proteinstoffwechsel ist wegen seiner Schlüsselstellung im Intermediärstoffwechsel des Menschen intensiver als die des Ammonchlorids. ^{15}N-Glyzin repräsentiert daher die Größe des Proteinstoffwechsels besser als ^{15}N-Ammonchlorid; durch Transaminierung der ^{15}NH$_2$-Gruppe des Glyzins auf andere Aminosäuren wird eine relativ hohe ^{15}N-Anreicherung im Körperprotein erreicht, besonders natürlich in Proteinen, die reich an Glyzin und den aus Glyzin gebildeten Aminosäuren sind. Andererseits dient Glyzin auch als Metabolit für die Purinsynthese, für die Bildung des Hämins, des Porphyrins und der Hippursäure, so daß *nur der als ^{15}N-Harnstoff oder ^{15}NH$_3$ [16] ausgeschiedene Teil des Harnstickstoffs* als *repräsentativ für die Eiweißsynthese* gelten kann. Schnell wachsende Gewebe und schnell regenerierende Proteine zeichnen sich durch hohe ^{15}N-Einbauraten aus. Die Einbaurate wird ferner von der Konzentration der jeweiligen Aminosäure im Aminosäurenverband des Proteins bestimmt.

Tracersubstanz

Prinzipiell steht für spezielle Fragestellungen ein vollständiges Spektrum aller Aminosäuren als ^{15}N-Tracersubstanzen zur Verfügung. Ihre Auswahl für Tracerstudien hängt von der jeweiligen Fragestellung ab.
Dagegen dürfte ^{15}N-Lysin als Tracersubstanz nicht repräsentativ für die Größe des Nicht-Protein-Stickstoffpools sein. Im Gegensatz zu Aminosäuren wie Glyzin nimmt das Lysin praktisch nur an der Eiweißsynthese und nicht an Transaminierungsprozessen teil. Das ^{15}N-Lysin ist also repräsentativ für die Eiweißsynthese, besonders für die Untersuchung von ^{15}N-Einbauraten in Körperproteine. In diesem Fall ist der ^{15}N-Einbau identisch mit dem ^{15}N-Lysineinbau in das Proteinmolekül.
Zur Untersuchung des Stickstoffmetabolismus ist das ^{15}N-Lysin nur geeignet, wenn seine Applikation den „chemical score" bzw. die biologische Wertigkeit des zu testenden Aminosäurengemischs nicht verändert.
Dies gelingt nur für Aminosäurenlösungen zur parenteralen Ernährung oder Aminosäurengemische in chemisch-definierten Nahrungen, weniger dagegen für Nahrungsproteine.
Solche und ähnliche Gesichtspunkte – nicht zuletzt aber auch der Preis – entscheiden über die Auswahl der geeigneten Tracersubstanz für ^{15}N-Soffwechselstudien.
Einen wesentlichen Gesichtspunkt für solche Studien stellt die Art der Markierung dar [9, 16]. Zur Auswahl stehen:
1. die einmalige orale oder parenterale Stoßmarkierung,
2. die mehrmalige Stoßmarkierung und
3. die kontinuierliche Markierung über einen kürzeren oder längeren Zeitraum.

Welche dieser Methoden angewendet werden, hängt von der Art der geplanten Stoffwechseluntersuchung ab. Die *einmalige orale Stoßmarkierung* liefert für die Untersuchung des Nahrungsproteinstoffwechsels, speziell für die Ermittlung der Größe des „metabolic pool", der Proteinsynthese, des Nettoproteinansatzes und des Proteinabbaus nach unseren Erfahrungen ebenso gute Resultate, wie die mehrmalige Stoßmarkierung. Sie ist somit zeitlich und ökonomisch weniger aufwendig. Bei anderen von uns geprüften Fragestellungen, beispielsweise der Bewertung von Aminosäureninfusionslösungen zur parenteralen Ernährung oder der Metabolisierungsrate von D-Aminosäuren als Bestandteil parenteraler Nährlösungen erwies sich die kontinuierliche Markierung über 24 h als gangbarer Weg.

Die *Errechnung der Poolgrößen* setzt die ^{15}N-Analyse aus Harnfraktionen nach der Applikation der Tracersubstanz voraus. Die Fraktionierung des Harns im Rhythmus der Blasenentleerung ist dabei sinnvoller als in willkürlich vorgegebenen Sammelperioden. Die Registrierung der Miktion kann über ein akustisches Signal erfolgen. Die fraktionierte Untersuchung der ^{15}N-Exzeßwerte von Harnproben nach Zufuhr geeigneter Tracersubstanzen als Basis des 3-Pool-Modells stellt eine bewußte, auf die Praxis zugeschnittene Simplifizierung des ^{15}N-Stoffwechsels dar. Stickstoffverluste in Stuhl, Schweiß, Körpersekreten und Haaren bleiben dabei, wie übrigens in der Regel auch bei der klassischen Stickstoffbilanz, unberücksichtigt.

Die erzielten Ergebnisse spiegeln daher *nicht genau die absoluten Größen des Nettoproteinansatzes,* der Proteinsynthese und des Proteinabbaus wider. Da die exakte Messung aller extrarenalen Stickstoffverluste in der Praxis nicht möglich ist, muß ein pauschaler Verlust von rund 10% des ^{15}N-Harnstickstoffwerts für alle daraus errechneten Stoffwechseldaten berücksichtigt werden. Der Wert tracerkinetischer Untersuchungen mit stabilen ^{15}N-Isotopen in der Ernährungsforschung liegt vor allen Dingen im *Vergleich* verschiedener Ernährungsformen.

Ergebnisse Dabei lassen sich mit Hilfe des Pool-Modells Stoffwechseldaten ableiten, die wie bei keinem anderen Verfahren Einblicke in die *dynamischen* Prozeße des Protein- und Stickstoffmetabolismus ermöglichen. Die Tabelle 4.1 gibt einen Überblick über die ^{15}N-Stickstoffzufuhr (R_{10}) und -ausscheidung (R_{31}), die Proteinsynthese (R_{21}), den Proteinabbau (R_{12}) und die Größe des „metabolic pool" (Q_1) sowie den Nettoproteinansatz (R_{21}-R_{12}) bei je 3 Säuglingen unter Ernährung mit Frauenmilch sowie je 2 Säuglingen unter Zufuhr einer Formeldiät mit 1,5% Eiweiß (Manasan) und 1,8% Eiweiß (KiNa) [5]. Ähnliche Untersuchungen liegen von Picou und Taylor-Roberts [8, 9], Waterlow et al. [16], Pencharz et al. [7] sowie Plath et al. [10] vor.

Die *mittlere Stickstoffzufuhr* schwankt entsprechend dem unterschiedlichem Eiweißgehalt der drei Nahrungen zwischen *0,87* und *1,44 mmol N kg^{-1} h^{-1}*. Die Stickstoffausscheidung wird wesentlich durch die Zufuhr beeinflußt. Proteinsynthese und Proteinabbau demonstrieren die Dynamik des Proteinstoffwechsels. Der Nettoproteinansatz ist bei höherer Eiweißzufuhr (Fertignahrungen) höher als bei niedriger Ei-

Tabelle 4.1. Stickstoffumsatz bei Säuglingen unter Ernährung mit Frauenmilch, Manasan und KiNa

Alter	Frauenmilch			Manasan		KiNa	
	5 Wochen	3,5 Monate	4 Wochen	7 Wochen	2 Wochen	3 Monate	6 Wochen
Gewicht (g)	5460	5500	2360	5730	4370	5250	2855
Gewichtszunahme d^{-1}	26,6	20,0	20,0	33,3	33,3	25	28,7
Stickstoffzufuhr							
(R_{10}) mmol N h^{-1}	4,29	4,71	2,24	6,09	5,73	7,38	4,19
mmol N kg^{-1} h^{-1}	0,79	0,86	0,95	1,06	1,31	1,41	1,47
Stickstoffausscheidung							
(R_{31}) mmol N h^{-1}	1,42	3,49	0,69	2,36	2,22	4,22	1,75
mmol N kg^{-1} h^{-1}	0,26	0,63	0,29	0,41	0,51	0,80	0,61
Proteinsynthese							
(R_{21}) mmol N h^{-1}	23,51	14,05	18,98	25,31	30,05	16,56	12,44
mmol N kg^{-1} h^{-1}	4, 32	2,55	8,00	4,42	6,88	3,15	4,36
Proteinabbau							
(R_{12}) mmol N h^{-1}	20,71	12,83	17,34	21,58	26,54	13,40	9,99
mmol N kg^{-1} h^{-1}	3,79	2,33	7,35	3,77	6,07	2,55	3,50
Reutilisationsrate (%)	94,3	80,12	96,42	91,48	93,10	79,70	88,06
Proteinturnover (mmol N kg^{-1} h^{-1})	4,58	3,19	8,35	4,83	7,38	3,96	4,97
Metabolic pool des Stickstoffs (Q_1) (mmol N kg^{-1})	220,37	185,54	140,70	320,94	477,68	285,33	245,60
Nettoprotein-N-Ansatz							
($R_{21}-R_{12}$) mmol N h^{-1}	2,87	1,22	1,55	3,73	3,51	3,16	2,44
mmol N kg^{-1} h^{-1}	0,53	0,22	0,66	0,65	0,80	0,60	0.85
Protein-N-Ansatz/g Gewichtszunahme/Tag							
mmol N g^{-1} d^{-1}	2,589	1,464	1,860	2,688	2,530	3,034	2,040

weißzufuhr (Frauenmilch), ebenso die Größe des „metabolic pool".

Der Proteinansatz pro Gramm Gewichtszunahme zeigt, daß *große Gewichtszunahmen* im allgemeinen *mit hohem Eiweißansatz* einhergehen, daß aber selbst bei kontinuierlichem Gewichtsgedeihen erhebliche Unterschiede auftreten können. *Auch bei unzureichender Gewichtszunahme* kann, wie wir bei einem weiteren Patienten beobachten konnten, der *Nettoproteinansatz völlig normal* ausfallen.

Eine wesentliche Voraussetzung für solche vergleichenden tracerkinetischen Untersuchungen sind natürlich konstante Bedingungen: Quantitativ und qualitativ gleichbleibende Nahrungszufuhr über wenigstens 8 Tage vor Testbeginn, vergleichbares Lebensalter der Säuglinge (Gewicht und Reife), Fehlen interkurrenter Erkrankungen und störender Grundkrankheiten sowie regelmäßige Gewichtszunahme usw. Am zweckmäßigsten erweist sich für solche Untersuchungen die alternierende Verabreichung der zu testenden Nahrungen beim selben Probanden.

Natürlich sind Qualitätsvergleiche von Säuglingsnahrungen nur *ein* Anwendungsbereich unter den zahlreichen Möglichkeiten, die tracerkinetische Studien mit ^{15}N eröffnen.

Die Beeinflussung des Stickstoffstoffwechsels durch Erkrankungen und Medikamente, Messung der Eiweißsyntheseraten von Zellkulturen und Geweben, der Halbwertszeit von Proteinen, die Entwicklung von Bioassays und eine Vielzahl weiterer Fragestellungen bieten sich für die ^{15}N-Analytik an. Aus dem Spektrum der vielen Möglichkeiten haben wir bisher die Utilisationsrate von D-Aminosäuren unter den Bedingungen der parenteralen Ernährung untersucht [17], prospektive Studien zur Wirkung des Wachstumshormons bei verschiedenen Minderwuchsformen durchgeführt und die Verwertung von ^{15}N-Harnstoff durch die Darmflora geprüft [5].

Die ^{15}N-Analytik ist inzwischen rund 40 Jahre alt. Sie hat vor allen Dingen das Grundlagenwissen in der Biochemie und Landwirtschaft bereichert, aber kaum Eingang in die klinische Forschung gefunden. Die breite Anwendung der ^{15}N-Tracerkinetik in der pädiatrischen Forschung verspricht für die Zukunft neue Erkenntnisse der Grundlagenforschung und wird zweifellos auch eine Vielzahl praktisch wirksamer Ergebnisse liefern. Es gilt daher, die Anwendungsbereiche der ^{15}N-Tracertechnik in unserem Fachgebiet zu erschließen und dabei die Vorteile zu nutzen, die das umfangreiche industrielle Angebot an Tracersubstanzen bietet.

Literatur

1. Crane GW, Neuberger A (1960) The digestion and absorption of protein by normal men. Biochem J 74: 313
2. Faust H (1965) Zur Probenchemie von Stickstoffverbindungen für die emissionsspektrophotometrische Isotopenanalyse des Stickstoffs. Isotopenpraxis 1: 62
3. Hartig W, Czarnetzki HD, Faust H, Hirschberg K, Jung K, Junghans P, Wetzel K, Willgerodt H (1978) Die Bedeutung des stabilen Stickstoffisotops ^{15}N für die humanmedizinische Forschung und Praxis. DDR Med Rep 7: 525

4. Heine W, Gaßmann B, Plenert W (1968) Vergleichende Bilanzuntersuchungen an jungen Säuglingen unter Ernährung mit eiweißarmen und eiweißreichen Kuhmilchfertignahrungen. Paediatr Grenzgeb 7: 301
5. Heine W, Richter I, Plath C, Wutzke K, Kupatz P, Drescher U (1981) Anwendungsbereiche und Ergebnisse der ^{15}N Analytik in der pädiatrischen Ernährungsforschung. Kinderaerztl Prax 49: 505
6. Holt IE (1960) Protein and amino acid requirement in early life. University Press, New York
7. Pencharz PB, Steffee WP, Cochran W, Scrimshaw NS, Rand WM, Young VR (1977) Protein metabolism in human neonates: nitrogen – balance studies, estimated obligatory losses of nitrogen and whole-body turnover of nitrogen. Clin Sci 52: 485
8. Picou D, Taylor-Roberts T (1969) The measurement of total protein synthesis and catabolism and nitrogen turnover in infants of different nutritional states and receiving different amounts of dietary protein. Clin Sci 36: 283
9. Picou D, Taylor-Roberts T, Waterlow IC (1968) The measurement of total protein synthesis and nitrogen flux in man by constant infusion of ^{15}N glycine. J Physiol (Lond) 200: 52
10. Plath C, Richter I, Heine W, Junghans P, Krawieletzki K (im Druck) ^{15}N-tracerkinetische Untersuchungen zum Proteinstoffwechsel Früh- und Neugeborener unter den Bedingungen verschiedener Alimentationsraten. Wiss Z Humboldt Univ (Berlin)
11. Richter I, Heine W, Plath C, Krawielitzki K, Junghans P (1981) Tracerkinetische Untersuchungen zur Proteinsynthese im Säuglingsalter mit L-[^{15}N] Lysin markierter chemisch definierter Nahrung. Dtsch Z Verdau Stoffwechselkr 41: 80
12. San Pietro A, Rittenberg D (1953) A study of the rate of protein synthesis in humans II. Measurement of the metabolic pool and the rate of protein synthesis. J Biol Chem 202: 457
13. Schönheimer R (1946) The dynamic state of body constitution. Harvard University Press, Cambridge Massachusetts
14. Sprinson DB, Rittenberg D (1949) The rate of interaction of the diet with the tissue proteins. J Biol Chem 180: 715
15. Sprinson DB, Rittenberg D (1949) The rate of utilisation of ammonia for protein synthesis. J Biol Chem 180: 707
16. Waterlow JC, Golden MHN, Garlick PJ (1978) Protein turnover in man measured with ^{15}N: comparison of end products and dose regimes. Am J Physiol 235: 165
17. Wutzke K, Heine W, Drescher U (im Druck) Metabolisierungsraten von ^{15}N-D- und ^{15}N-L-Phenylalanin in einem Aminosäurengemisch zur parenteralen Ernährung. Dtsch Gesundheitswes

5 Die Kalium-40-Methode im Ernährungsversuch

W. Burmeister und A. Romahn

Um den Einfluß der Nahrung auf das Gedeihen von Säuglingen zu untersuchen, kann man den Anstieg des Gewichts und die Zunahme der Körperlänge unter der kontrollierten Zufuhr der Nährstoffe prüfen. Wünscht man genauer zu wissen, welche Art von Körpermasse sich gebildet hat, wieviel Zellen und Fett unter dem Ernährungsregime entstanden sind, dann muß zusätzlich am Anfang und am Ende der Versuchsperiode die Körperzusammensetzung der Probanden bestimmt werden. Hierfür ist die Kalium-40-Methode ein besonders geeignetes Verfahren [1].

Den Kalium-40-Bestand der Probanden, also den Bestand eines natürlicherweise im Organismus vorkommenden Isotops, bestimmt man mit einem „whole body counter". Aus ihm läßt sich leicht der *Gesamtkaliumbestand* errechnen, der seinerseits *ein Parameter der Körperzellmasse (CM)* darstellt, da praktisch alles Kalium in den Zellen liegt.

Da 92,5 mmol Kalium einem kg CM entsprechen, braucht man den Gesamtkörperkaliumbestand, wenn er in mmol ausgedrückt ist, nur durch 92,5 zu teilen, um die CM zu erhalten.

Die *extrazelluläre Flüssigkeit* errechnen wir aus Länge und Gewicht der Probanden nach einer Formel, die aufgrund von Thiosulfatraumbestimmungen erhalten wurde: ECF (kg) = 6,04 × Körperoberfläche (m^2 nach du Bois [2]).

Die *extrazellulären fettfreien Feststoffe,* also in erster Linie die Knochenmineralien, setzen wir mit 10% Zellmasse an.

Das *Depotfett* erhält man durch Subtraktion der Zellmasse, der extrazellulären fettfreien Feststoffe und der extrazellulären Flüssigkeit vom Gewicht.

Wir errechnen, der besseren Vergleichbarkeit wegen, die *tägliche Zunahme von Gewicht, Zellmasse und Fett,* indem wir die Differenzen zwischen End- und Anfangswerten durch die Zahl der Versuchstage dividieren.

Unter *kontrollierter Nahrungszufuhr* ist zu verstehen, daß die

Flaschen vor und nach dem Trinken gewogen und die so erhaltene Trinkmenge für die gesamte Versuchsdauer addiert werden. Die zugeführten Nährstoffe und die verabfolgte Nahrungsenergie errechnen sich aus der Trinkmenge, aus der Zusammensetzung und aus der Energiedichte der Versuchsnahrung.

Im folgenden ist ein solcher Versuch dargestellt:
An 5 Gruppen von je 8–10 Frühgeborenen mit einem mittleren Anfangsgewicht von 2200 g wurden 5 verschiedene Nahrungen verfüttert, deren Zusammensetzung in Tabelle 5.1 verzeichnet ist.
Die Mittelwerte der Messungen und jeweils darunter die Standardabweichungen sind in Tabelle 5.2 aufgeführt. Man erkennt, daß die Ausgangswerte keine gruppenbedingten Verschiedenheiten aufweisen, so daß die Vergleichbarkeit gegeben ist. Aus den Daten dieser Tabelle sind in beschriebener Weise die täglichen Zunahmen von Gewicht, Zellmasse und Fett errechnet. Sie sind in Tabelle 5.3 verzeichnet.
Die tägliche *Gewichtszunahme* in Gruppe 1 ist signifikant ($P < 0,01$) am niedrigsten. In Gruppe 4 liegt der tägliche Gewichtsanstieg signifikant ($< 0,05$) am höchsten.
Bei der täglichen *Zellmassenzunahme* finden wir ein signifikantes Maximum ($P < 0,01$) in Gruppe 4.

Unter den Zusammenhängen zwischen aufgenommenen Nährstoffen und den Wachstumswerten ist die Beziehung zwischen zugeführtem Eiweiß und Zellmassenwachstum (und Eiweißretention) von besonderem Interesse:
In Abb. 5.1 erkennt man, *daß bis zu 4 g/kg W das Zellmassenwachstum in Abhängigkeit vom Einweißangebot zunimmt.* Bei weiterer Steigerung des Eiweißangebots kommt es jedoch zu einem Abfall des Mittelwerts für das Zellmassenwachstum sowie zu einer signifikanten Zunahme der Streuung der Einzelwerte. Die Hälfte der Probanden wurde offenbar mit der Eiweißverarbeitung nicht mehr fertig.

Tabelle 5.1. Zusammensetzung der Prüfnahrungen (g/l)

Nr.	Eiweiß[a]	Kohlenhydrate	Fett[b]	Energie/l (kcal)
1	12	82	35,6	716
2	17	77	36	720
3	17	112	18	696
4	23	86	33	754
5	28	63	36,6	713

[a] Casein: Lactalbumin 40: 60
[b] 20% Maiskeimöl

Tabelle 5.2. Mittelwerte von Gewicht, Gesamtkörperkalium, Körperlänge zu Versuchsbeginn, deren Zunahme während des Versuchs und der Nahrungsaufnahme während des Versuchs

1	2	3	4	5	6	7	8	9	10
I	8	30,5	2,07	92,0	45,6	0,8	33,5	3,3	12,98
		(0,75)	(0,16)	(3,7)	(2,6)	(0,18)	(6,0)	(1,2)	(1,27)
II	9	31,1	2,17	97,2	45,3	1,05	39,8	4,8	14,60
		(1,5)	(0,24)	(10,8)	(1,1)	(0,14)	(0,8)	(1,8)	(1,50)
III	8	29,3	2,26	103,1	45,6	1,02	35,9	4,7	14,28
		(3,2)	(0,35)	(16,4)	(2,5)	(0,19)	(12,1)	(1,3)	(2,56)
IV	11	30,0	2,22	93,6	45,8	1,11	46,8	4,4	13,87
		(1,0)	(0,20)	(9,6)	(1,2)	(0,13)	(8,6)	(0,9)	(1,54)
V	9	30,3	2,09	94,6	45,4	0,97	34,0	4,2	14,15
		(1,1)	(0,23)	(14,0)	(1,8)	(0,19)	(17,9)	(1,0)	(1,30)
Mittel	9	30,2	2,16	95,9	45,5	1,0	38,5	4,3	13,99

1 = Untersuchungsgruppe
2 = Anzahl der Probanden
3 = Versuchsdauer (in Tagen)
4 = Gewicht in kg
5 = Gesamt-Körperkalium (mmol)
6 = Länge (cm)
7 = Gewichtszunahme (kg)
8 = Kaliumzunahme (mmol)
9 = Längenzunahme (cm)
10 = Nahrungsaufnahme (l)

Tabelle 5.3. Tägliches Wachstum von Gewicht, Zellmasse und Fett (in g)

	Gewicht	Zellmasse	Fett
I	26,2	11,9	5,2
II	33,8	13,8	10,3
III	34,8	13,2	12,6
IV	37,0	16,9	9,3
V	32,0	12,1	10,6
Mittel	32,0	13,8	10,3

In bezug auf die Fettwerte ist bemerkenswert, daß *die am KH-reichsten ernährte Gruppe das intensivste Fettwachstum* aufweist, obwohl ihr am wenigsten Fett mit der Nahrung zugeführt wurde.

Bei der *Berechnung des retinierten Eiweißes* gehen wir davon aus, daß in 1 kg Zellmasse etwa 300 g Eiweiß und, wie bereits erwähnt, 92,5 mmol Kalium vorhanden sind, so daß 1 mmol retiniertes Kalium 346 mg Eiweiß entsprechen. Aus Abb. 5.2 ersieht man, daß die *Eiweißutilisation um so besser wird, je weniger davon angeboten wird.* Die errechnete Regression: Utilisation (in %) = 97,7 − 13,4 × aufgenommene Eiweißmen-

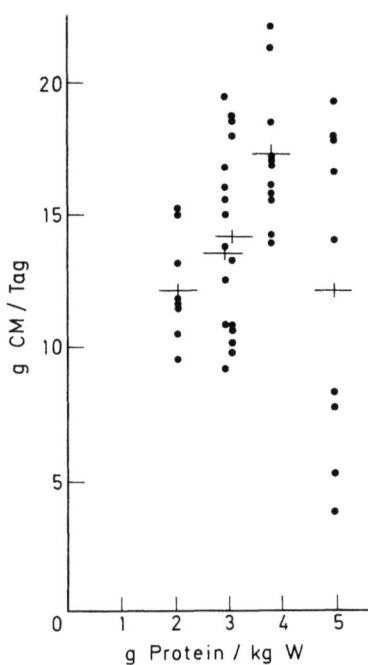

Abb. 5.1. Tägliche Zellmassenzunahme in Abhängigkeit von dem angebotenen Eiweiß, bezogen auf das Körpergewicht. Die Punkte stellen Einzelwerte dar, die Striche Mittelwerte der 5 untersuchten Gruppen

ge (in g) pro Gewicht (in kg) und Tag mit einem Korrelationskoeffizienten von 0,96 erlaubt eine Extrapolarisation. Aus ihr läßt sich ein Grenzwert von 97,7% gegen 0 g Eiweißangebot

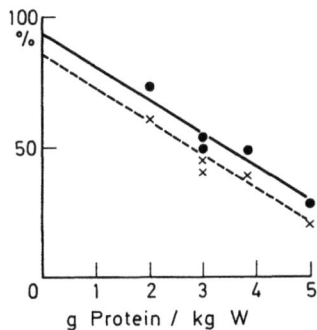

Abb. 5.2. Protein-Utilisation in Abhängigkeit von der angebotenen Eiweißmenge, bezogen auf das Körpergewicht

errechnen; d.h. das angebotene Eiweiß ist optimal utilisierbar. Die Extrapolarisation bis zum Schnittpunkt mit der Abszisse ergibt 7,3 g/kg W, d.h. daß beim Angebot dieser Eiweißmenge das Wachstum völlig eingestellt würde.

Damit wird ohne weitere Erklärung deutlich, daß die Verträglichkeit des Eiweißes aus der Steilheit der Regressionsgeraden abzulesen ist.

Unsere Methode erlaubt weiterhin Aussagen zu den Beziehungen zwischen Zellmasse, Wachstum und *Energiestoffwechsel:* Aus GU-Bestimmungen an Säuglingen errechnete Karlberg [3] die allometrische Beziehung $GU = 58,6 \times W^{0,92}$ (GU = Grundumsatz in 24 h, W = Gewicht in kg). Nun gibt es eine analoge Formel von Romahn für den Kaliumbestand bzw. für die Zellmasse: $CM = 0,526 \ W^{0,91}$ [5].

Aus den beiden Formeln ergibt sich, daß der Grundumsatz im Säuglingsalter etwa 111 kcal pro kg Zellmasse und Tag beträgt. Fügt man 9 kcal für sonstige Leistungen hinzu, ergibt sich ein *energetischer Erhaltungsquotient des Säuglings etwa 120 kcal pro kg Zellmasse und Tag.* Für die Berechnung der Energie, die während der Versuchsperiode für Grundumsatz und sonstige Leistungen außer Wachstum aufgewendet werden, multiplizieren wir den energetischen Erhaltungsquotient mit der Versuchsdauer (in Tagen) und dem mittleren Zellmassenbestand (= Mittelwert aus den Zellmassenwerten am Anfang und am Ende der Versuchsperiode). Die für das Wachstum erforderliche Energie setzt sich aus dem Bedarf für die Fett- und Eiweißsynthese zusammen. Tierexperimentelle Daten [4] haben ergeben, daß für die Neubildung von 1 g Fett 11,6 kcal und von 1 g Eiweiß 7,5 kcal erforderlich sind.

Schließlich müssen bei der Erstellung der Energiebilanz die Verluste bei der enteralen Energieabsorption berücksichtigt werden. Wir schätzen sie auf 10% der aufgenommenen Nährstoffenergie.

In Tabelle 5.4 ist in der ersten Spalte die den 5 Gruppen zugeführte Energie und in Spalte 2 die absorbierte Energie verzeichnet. Der Erhaltungsbedarf ist in Spalte 3 zu finden. Man erkennt aus Spalte 4, daß *etwa die Hälfte der aufgenommenen Energie für das Wachstum disponibel* ist. Setzen wir nun den Energiebedarf von Eiweiß und Fett für Synthese aufgrund unserer gefundenen Zellmassen- und Fett-Wachstumswerte ein, so ergibt sich eine gute Übereinstimmung zwischen bereitgestellter und verbrauchter Syntheseenergie mit einer insgesamten Abweichung von nur 8 kcal, wenn wir die erste

Tabelle 5.4. Energie (E) – Bilanz (kcal)

Gruppe Nr.	E. Aufnahme	Absorbierte E. ($=0{,}9 \times$ E. Aufnahme)	E. Erhaltungsumsatz	E. zur Vfg. für Wachstum	E. Bedarf für Fettsynthese	E. Bedarf für Proteinsynthese	Differenz von E. zur Vfg. des Wachstums – E. für Fett- und Proteinsynthese
I	9 294	8 365	4 301	4 064	1 856	864	+1 344
II	10 512	9 461	4 721	4 740	3 712	1 032	– 4
III	9 939	8 945	4 448	4 497	3 828	936	– 267
IV	10 458	9 412	4 554	4 858	3 248	1 224	+ 386
V	10 089	9 080	4 381	4 699	3 712	1 184	– 197
Mittel	10 096	9 086	4 489	4 597	3 289	1 062	+ 246
M. II–V	10 269	9 242	4 530	4 713	3 600	1 105	+ 8

Versuchsgruppe herausnehmen. Wieweit die Abweichung zwischen den Gruppen von dem Erwartungswert (= 0) zufällig oder z. B. durch unterschiedliche enterale Energieabsorption bedingt sind, läßt sich hier nicht erklären. Sicher nimmt aber die erste Gruppe eine Sonderstellung ein.

5.1 Diskussion

Bisher stand für ähnliche Untersuchungen, welche dem beschriebenen Verfahren entsprechen, lediglich die Stickstoffbilanz-Methode zur Verfügung. Sie ist aus praktischen Gründen nur über wenige Tage einzusetzen. Die *Aussagen beider Verfahren* sind prinzipiell ähnlich, denn sowohl das retinierte Kalium als auch der Stickstoff sind Parameter für die Zellmasse. Wir haben eine Relation von 1 mmol Kalium auf 346 mg Stickstoff errechnet. Andere Berechnungen führten zu etwas abweichenden Quotienten, z. B. 1 mmol auf 270 mg. Hierdurch ergeben sich prinzipiell ähnliche Werte, die lediglich linear von den vorgelegten verschieden sind. In Abb. 5.1 ist die gestrichelte Linie auf der Grundlage der letztgenannten Relation errechnet.

In bezug auf das Wachstum des Fettdepots und in Hinsicht auf die Beziehung zum Energiehaushalt hat die N-Bilanz-Methode im Unterschied zu der vorgestellten Kalium-40-Methode nichts zu bieten.

5.2 Zusammenfassung

Um den Einfluß der Nährstoffe auf das Gedeihen von Säuglingen zu prüfen, wird die kontrollierte Nahrungszufuhr mit der Analyse der Körperzusammensetzung kombiniert. Diese erfolgt mit der Kalium-40-Methode am Anfang und am Ende des Versuchs.

An Hand eines Ernährungsversuchs, in dem 5 Gruppen von 8–10 Säuglingen unterschiedlich zusammengesetzte Nahrungen erhielten, wird die Leistungsfähigkeit dieses Verfahrens demonstriert. Es erlaubt die Berechnung des retinierten Stickstoffs und ermöglicht Aussagen über die Energiebilanz, insbesondere über die Energetik der Körpermassenbildung und ermöglicht somit, die optimale Nahrungszusammensetzung für Säuglinge einer gegebenen Wachstumsperiode herauszufinden.

Literatur

1. Burmeister W (1965) Eine neue Methode zur Bestimmung der Körperzellmasse. Kli Wochenschr 43: 750
2. Du Bois D, Du Bois EF (1915) The measurement of the surface area of man. Arch Intern Med 15: 868
3. Karlberg P (1952) Determination of standard energy metabolism in normal infants. Acta Paediatr Scand 41: 89
4. Kotarbinski M, Kielanowski J (1969) Energy balance studies with growing pigs by the comparative slaughter technique. In: Blaxter KL, Kielanowski J, Thorbek G (eds) Energy metabolism of farm animals. Proc. 4th Symp. Energy Metabolism, Jablonna 1967. Oriel, Newcastle, pp 299–310
5. Rohman A (1970) Der Kaliumbestand von Säuglingen und Kindern unter normalen und pathologischen Bedingungen. Ann Univ Sarav [Med] 17: 124

6 Thiaminbilanz des Säuglings im 1. Lebensvierteljahr – ein Hinweis für den Bedarf*

W. Droese und H. Stolley

Thiamin ist ein Beispiel für unser unvollständiges Wissen über den zweckmäßigen Nährstoffbedarf gesunder Säuglinge. Bis vor wenigen Jahren wurde in Lebensmitteln, in Körpergewebe und in Körperausscheidungen meist nur Thiamin erfaßt. *Die biologisch wirksame Form, das Thiamin-Pyrophosphat, die Cocarboxylase*, wird erst in neuerer Zeit mitbestimmt [5]. Die in Lebensmitteltabellen angegebenen Werte über den Thiamingehalt sind deshalb oft zu niedrig. Das gilt z. B. auch für Frauenmilch.

Thiamin + Cocarboxylase = Gesamt-Thiamingehalt

Bestimmungen von Thiamin und Cocarboxylase im Stuhl sind zur Ermittlung des Thiaminbedarfs nicht sinnvoll, da Darmbakterien Thiamin und Cocarboxylase zu bilden vermögen. Als ein Hinweis für die Thiaminversorgung und den Thiaminbedarf wird das Verhältnis von Thiaminaufnahme mit der Nahrung zur Thiaminausscheidung mit dem Harn verwendet [2].

Thiamin und Cocarboxylase in FM

Es hat sich die Meinung verbreitet, daß mit Muttermilch der Thiaminbedarf des Säuglings nur ungenügend gedeckt werden kann. Das erscheint schwer verständlich. Wir haben deshalb den Thiamingehalt und den Cocarboxylasegehalt in Frauenmilch verschiedener Laktationsperioden untersucht (Tabelle 6.1). Am 2.–6. Tag post partum finden wir in 100 ml Frauenmilch im Durchschnitt 10,1 µg Thiamin. Cocarboxylase ließ sich nicht nachweisen. Zwischen 7. und 13. Tag beträgt der Thiamingehalt 13,3 µg/100 ml. In diesem Zeitraum finden wir in der Milch einiger Frauen kleine Mengen Cocarboxylase. *Bis zum Ende des 3. Lebensmonats des Säuglings bleibt der Thiamingehalt in der Frauenmilch mit 12,0 µg/100 ml nahezu unverändert.* Demgegenüber *steigt der Cocarboxylasegehalt* in 100 ml Frauenmilch von 9,4 µg zwischen 15. und 28.

---

* Die Untersuchungen wurden mit Mitteln des Ministeriums für Wissenschaft und Forschung des Landes Nordrhein-Westfalen und des Bundesministeriums für Jugend, Familie und Gesundheit durchgeführt

Tabelle 6.1. Thiamin- und Thiaminpyrophosphat (Cocarboxylase) in Frauenmilch

Laktationszeit	2.–6. Tag	7.–13. Tag	15.–28. Tag	2.–3. Monat
Thiamin (µg/100 ml)	10.1 ± 3.0	13.3 ± 4,3	11,9 ± 2,3	12,0 ± 1,7
Thiaminpyrophosphat (Cocarboxylase) (µg/100 ml)	0,05	0.6	9,4 ± 3,9	16,4 ± 3,7
Gesamt-Thiamin (µg/100 ml)	10,1 ± 2,9	13,9 ± 5,1	21,3 ± 4,0	28,4 ± 3,9

0,2 mg Thiamin /1000 kal ausreichend

Laktationstag auf 16,4 µg im 2. und 3. Monat an. Am Ende des 1. Laktationsmonats beträgt der Gesamt-Thiamingehalt also 21,3 µg, danach 28,4 µg in 100 ml Frauenmilch.
Als Maß für die Thiaminversorgung wird meist das Verhältnis von Thiamin : Kalorien herangezogen. 0,2 mg Thiamin pro 1000 cal gilt als Minimalversorgung [1, 4]. In Frauenmilch beträgt dieses Verhältnis nach unseren Untersuchungen 0,18 mg Thiamin pro 1000 cal. Wird die Cocarboxylase in die Berechnung mit einbezogen, so steigt im Verlauf der Laktation der Gesamt-Thiamingehalt von 0,18 mg auf 0,40 mg/1000 cal an. ***Das Brustkind*** wäre danach ***gut mit Thiamin versorgt.***

In Abb. 6.1 sind die Thiamin- und die Cocarboxylaseaufnahme pro Tag und die Thiaminausscheidung im Harn eines Brustkindes bis zur 8. Lebenswoche aufgezeichnet. Der Thiamin- und Cocarboxylasegehalt in der Milch dieser Mutter entspricht den von uns in Frauenmilch gefundenen Werten. Auch in der Milch dieser Frau konnten wir erst in der 3. Laktationswoche Cocarboxylase nachweisen. In den ersten 4 Lebenswochen werden von dem von uns beobachteten Brustkind etwa 100 µg Thiamin pro Tag aufgenommen. 50–70% des Thiamins werden während dieser Zeit über den Harn ausgeschieden. Zwischen 4. und 8. Lebenswoche steigt die Thiaminaufnahme von 100 µg/Tag auf etwa 220 µg/Tag an. Die tägliche Trinkmenge bleibt in diesem Zeitraum unverändert. Die größere Thiaminaufnahme nach der 4. Lebenswoche ist also ausschließlich auf den Anstieg des Cocarboxylasegehalts in der Muttermilch zu beziehen. Zwischen 4. und 8. Lebenswoche werden 30–40% der Gesamt-Thiaminaufnahme über den Harn wieder ausgeschieden. Die Thiaminausscheidung in µg/Tag bleibt zwischen 2. und 8. Lebenswoche etwa auf gleicher Höhe. In der Periode der Zwiemilchernährung, 9. und 10. Lebenswoche, kommt es bei Zufütterung mit einer adaptierten Milchnahrung zu einem steilen Anstieg in der Thiaminaufnahme und in der Thiaminausscheidung. Das ist darauf zurückzuführen, daß adaptierte und teiladaptierte Milchnahrungen Thiaminzusätze haben.

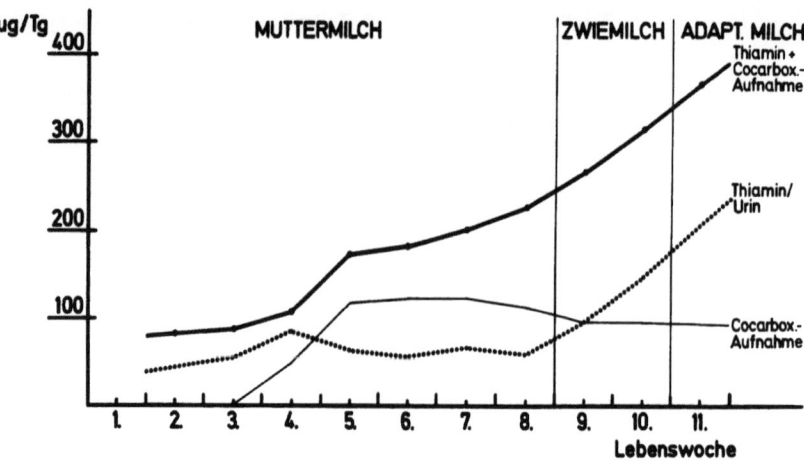

Abb. 6.1. Thiamin- und Cocarboxylaseaufnahme und Thiaminausscheidung im Harn bei einem Brustkind im ersten Lebensvierteljahr

In Abb 6.2 werden der Thiamingehalt und der Cocarboxylasegehalt in Frauenmilch mit dem Thiamingehalt der Kuhmilch und dem Thiamingehalt einiger adaptierter und teiladaptierter Milchnahrungen verglichen. *Kuhvollmilch* enthält *etwa*

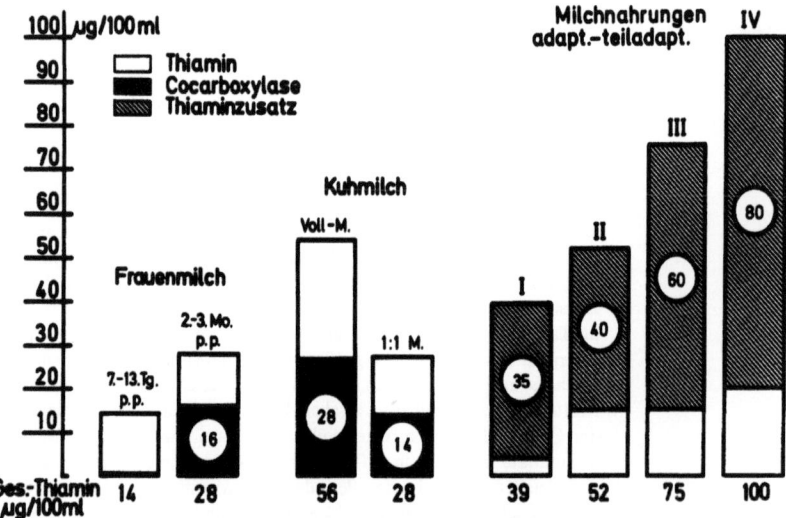

Abb. 6.2. Thiamin und Thiaminpyrophosphat (Cocarboxylase) in Frauenmilch, in Kuhmilch und in verschiedenen adaptierten und teiladaptierten Milchnahrungen

doppelt soviel Thiamin und Cocarboxylase wie reife Frauenmilch. Die sog. 1/2-Milch hat somit etwa denselben Gesamt-Thiamingehalt wie reife Frauenmilch. Die letzten 4 Säulen zeigen adaptierte und teiladaptierte Milchnahrungen von 4 verschiedenen deutschen Herstellern. Der schraffierte Teil der Säulen gibt die von den Firmen deklarierten Thiaminzusätze an. Diese Zusätze liegen pro 100 ml trinkfertiger Nahrung zwischen 35 µg und 100 µg Thiamin.

Thiaminbilanz bei künstlicher Nahrung

In den nächsten beiden Abbildungen sind Thiaminbilanzen von Säuglingen, die mit adaptierten bzw. teiladaptierten Milchnahrungen aufgezogen wurden, dargestellt.

In Abb. 6.3 sind Ergebnisse von Thiaminbilanzen von Säuglingen aufgezeichnet, die mit adaptierten bzw. teiladaptierten Milchnahrungen mit einem deklarierten Thiaminzusatz zwischen 60 µg und 100 µg/100 ml trinkfertiger Nahrung aufgezogen wurden. Zum Vergleich ist die Thiaminbilanz des Muttermilchkindes mit eingezeichnet. In der 2. Lebenswoche beträgt bei diesen künstlich ernährten Säuglingen die Thiaminaufnahme bereits 400 µg/Tag. Die Thiaminaufnahme steigt bis zur 8. Lebenswoche, entsprechend der Zunahme der Trinkmenge, auf 750 µg/Tag an. Diese Säuglinge *erhalten mit ihrer Nahrung* also *etwa* 4mal *soviel Thiamin wie das Brustkind.* Diese Säuglinge scheiden in den ersten 2–3 Lebenswochen 20–30% der Thiaminaufnahme über den Harn wieder

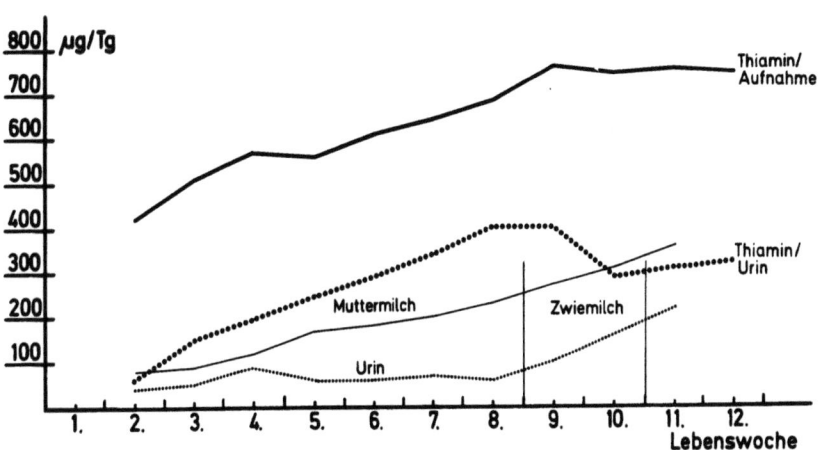

Abb. 6.3. Thiaminaufnahme und Thiaminausscheidung im Harn von Säuglingen bei Ernährung mit adaptierten bzw. teiladaptierten Milchnahrungen mit einem Thiaminzusatz von 60–100 µg/100 ml im Vergleich zu einem Brustkind

aus. Zwischen 4. und 8. Lebenswoche sind es dann 40–60% der Thiaminaufnahme. In absoluten Zahlen ausgedrückt, werden in den ersten Lebenswochen zwischen 100 µg und 150 µg Thiamin/Tag, später zwischen 200 µg und 400 µg Thiamin/Tag ausgeschieden.

In Abb. 6.4 sind die Ergebnisse der Thiaminbilanzen von Säuglingen aufgezeichnet, die Milchnahrungen mit einem deklarierten Zusatz von 40 µg Thiamin pro 100 ml trinkfertiger Nahrung erhielten. Zum Vergleich ist auch hier die Thiaminbilanz des Brustkindes eingezeichnet. Die mit diesen adaptierten bzw. teiladaptierten Milchnahrungen aufgezogenen Säuglinge bekommen in den ersten 3 Lebenswochen 150 µg bis 280 µg Thiamin pro Tag. In den folgenden Wochen steigt die Thiaminaufnahme bis auf 400 µg pro Tag an. Diese Säuglinge erhalten *in den ersten Lebenswochen 3 mal soviel Thiamin,* in den folgenden Wochen dann bis zum *Ende des 1. Lebensvierteljahrs* etwa *doppelt soviel Thiamin wie das Brustkind.* Zwischen 30% und 60% des Thiamins wird über den Harn wieder ausgeschieden.

Thiamin-Retention In Abb. 6.5 ist die „Retention" bzw. der „Umsatz" von Thiamin in µg pro kg Körpergewicht und Tag der von uns untersuchten Säuglinge aufgezeichnet. *Das Brustkind* hat in den ersten 4 Lebenswochen *eine geringe Thiamin-„Retention"*

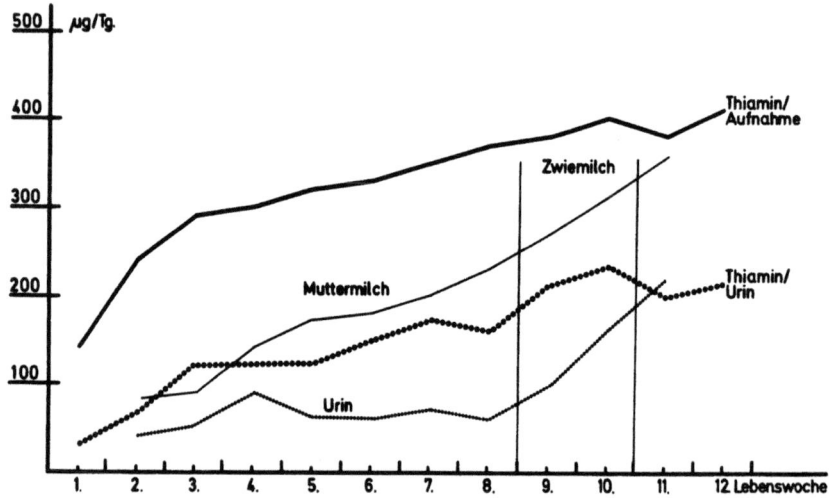

Abb. 6.4. Thiaminaufnahme und Thiaminausscheidung im Harn von Säuglingen bei Ernährung mit adaptierten bzw. teiladaptierten Milchnahrungen mit einem Thiaminzusatz von 40 µg/100 ml im Vergleich zu einem Brustkind

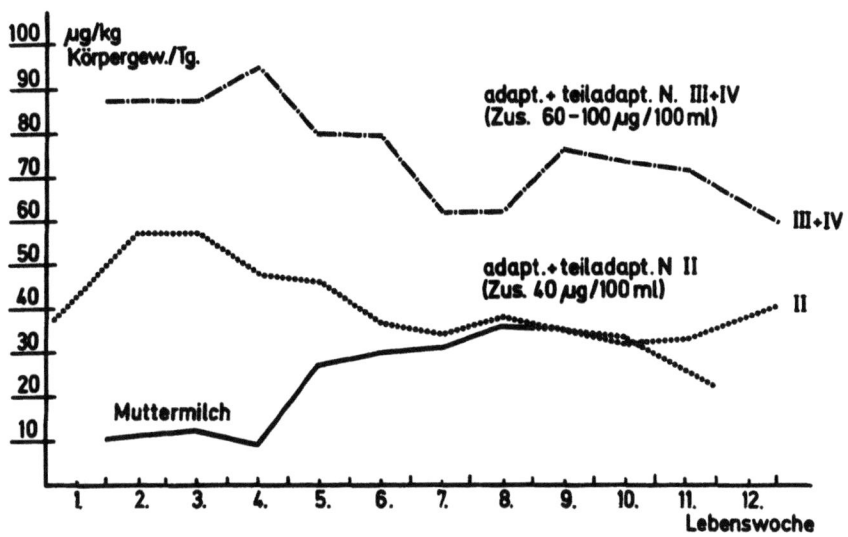

Abb. 6.5. Thiamin-„Umsatz" bzw Thiamin-„Retention" bei einem Brustkind und bei Säuglingen mit adaptierten bzw. teiladaptierten Milchnahrungen mit unterschiedlich hohen Thiaminzusätzen

bzw. einen geringen Thiamin-„Umsatz". In diesem Zeitabschnitt scheidet das Brustkind 50–70% seiner Thiaminaufnahme über den Harn wieder aus. Die mit adaptierten bzw. teiladaptierten Michnahrungen aufgezogenen Säuglinge haben eine wesentlich größere Thiaminaufnahme als das Brustkind. Sie scheiden aber nur 30–40% ihrer Thiaminaufnahme über den Harn wieder aus. Die *Flaschenkinder „retinieren" in den ersten 4 Lebenswochen wesentlich mehr Thiamin* als das Brustkind. Die Thiamin-„Retention" bzw. der Thiamin-„Umsatz" ist bei den Säuglingen, die adaptierte bzw. teiladaptierte Milchnahrungen mit einem Thiaminzusatz von 60 µg bis 100 µg in 100 ml trinkfertiger Nahrung erhielten, annähernd doppelt so groß als bei den Säuglingen, die Milchnahrungen mit einem Thiaminzusatz von 40 µg in 100 ml trinkfertiger Nahrung erhielten.

Nach der 4. Lebenswoche steigt beim Brustkind die Thiamin-„Retention" bzw. der Thiamin-„Umsatz" pro kg Körpergewicht an. Das Brustkind nimmt zu diesem Zeitpunkt mehr Thiamin auf und scheidet prozentual über den Harn weniger Thiamin aus. Demgegenüber steigt bei den Flaschenkindern nach der 4. Lebenswoche die prozentuale Thiaminausschei-

dung mit dem Harn an. Die Thiamin-„Retention" pro kg Körpergewicht wird dadurch geringer. *Zwischen 5. und 8. Lebenswoche haben die Flaschenkinder mit einem Thiaminzusatz von 35–40 µg in 100 ml Nahrung eine Thiamin-„Retention", die etwa der des Brustkindes entspricht.*
Die Ergebnisse sind schwierig zu deuten. Eine mögliche Erklärung wäre, das Muttermilchkind benötigt für seine Stoffwechselumsetzungen in den ersten Lebenswochen wenig Thiamin. Flaschenkinder benötigen vielleicht mehr Thiamin, da ihre Stoffwechselumsetzungen weniger ökonomisch verlaufen als beim Brustkind. Diese Deutung würde nicht erklären, warum Flaschenkinder, die mit ihrer Nahrung große Thiaminmengen (Thiaminzusatz 60–100 µg/100 ml) aufnehmen, scheinbar mehr „retinieren" bzw. „umsetzen" als Flaschenkinder, die mit ihrer Nahrung mäßige Mengen Thiamin (Thiaminzusatz 40 µg/100 ml) erhalten.

Eine andere Erklärung wäre: die Nieren des Neugeborenen vermögen Thiamin – im Überschuß angeboten – nur begrenzt auszuscheiden. Für diese These können wir keine Beweise anführen.

Eine Erklärungsmöglichkeit gibt vielleicht eine Beobachtung, die man bei Erwachsenen machte. Von oral zugeführten großen Dosen Thiamin wird stets, auch beim Fehlen eines Defizits, nur ein Bruchteil wieder ausgeschieden, und zwar um so weniger, je größer die Thiaminaufnahme war [3]. Damit erhebt sich die Frage: Was macht der Säugling mit dem scheinbar „retinierten" Thiamin? Wird dieses Thiamin im Körper gespeichert, wird es zerstört, oder wird dieses Thiamin im Stoffwechsel umgesetzt?

Wenn unsere Ergebnisse überhaupt einen Einblick in den Thiaminbedarf des Säuglings erlauben, so können vielleicht zwei Feststellungen getroffen werden:
1. Frauenmilch ist nicht thiaminarm. Ein Brustkind ist deshalb gut mit Thiamin versorgt.
2. Der mit adaptierten bzw. teiladaptierten Milchnahrungen aufgezogene Säugling benötigt wahrscheinlich einen Thiaminzusatz zur Milchnahrung. Dieser Thiaminzusatz sollte um 30 µg pro 100 ml trinkfertiger Nahrung liegen. Das Thiamin-Kalorien-Verhältnis würde dann um 0,5 mg Thiamin pro 1000 cal liegen.

Literatur

1. Department of Health and Social Security (1969) Recommended intakes of nutrients for the United Kingdom. Reports on public health and medical subjects No. 120. Her Majesty's Stationery Office, London
2. Fao (1967) Nutrition meetings report series II, No. 41, WHO technical report series No. 362: Requirements of vitamin A, thiamine, riboflavine and niacin. Fao, Rom
3. Goudsmit-Westenbrink (1944) In: Stepp W, Kühnau J, Schroeder H (Hrsg) Die Vitamine und ihre klinische Anwendung. Enke, Stuttgart
4. Holt LE Jr, Nemir RL, Snyderman SE, Albanese AA, Ketron KC, Guy LP, Carretero R (1949) The thiamine requirement of the normal infant. J Nutr 37: 53–66
5. Wildemann L (1969) Eine quantitative Methode zur gleichzeitigen Bestimmung von Thiamin und Thiaminpyrophosphat in Lebensmitteln und Ausscheidungen. Z Klin Chem Klin Biochem 7: 509–513

7 Ermittlung des Vitamin-B_6-Bedarfs bei Neugeborenen und jungen Säuglingen *

L. Reinken

Für die Neugeborenenperiode und das frühe Säuglingsalter haben sich zur Ermittlung des Nährstoffbedarfs die Methoden des Analogieschlusses zum gestillten Säugling und die Bilanzuntersuchungen als die wertvollsten erwiesen (Tabelle 7.1). Die Ergebnisse beider Methoden bedürfen jedoch einer vorsichtigen Interpretation, besonders bei der Übertragung der Bedarfsempfehlungen auf den künstlich ernährten Säugling. Beide Methoden wurden bei den vorliegenden Untersuchungen angewandt.

7.1 Vitamin-B_6-Konzentration in der Frauenmilch

Die Vitamin-B_6-Konzentration der Frauenmilch ist an verschiedenen Tagen der Laktation untersucht worden (Abb. 7.1). Dazu wurde die Methode von Fiedlerova u. Davidek [2] benutzt; das gesamte Vitamin B_6 wurde in das Lacton Pyridoxinsäure übergeführt und als solches bestimmt. Vitamin-B_6-Konzentration bedeutet also die Summe von

Tabelle 7.1. Möglichkeiten zur Bestimmung des Nährstoffbedarfs im Säuglingsalter

1. Analogie gestillter Säugling
2. Bilanz
3. Empirie
4. Extrapolation (Erwachsener, Tier)
5. Theoretische Berechnung
6. Exper. Untersuchung

---

* Die Untersuchungen wurden mit Mitteln des Ministeriums für Wissenschaft und Forschung des Landes Nordrhein-Westfalen und des Bundesministeriums für Jugend, Familie und Gesundheit durchgeführt

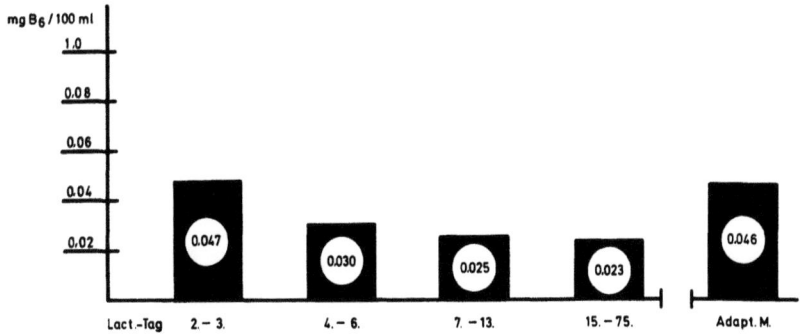

Abb. 7.1. Vitamin-B_6-Konzentration der Frauenmilch am 2.–3., 4.–6., 7.–13. und 15.–75. Laktationstag. Zum Vergleich die Vitamin-B_6-Konzentration in adaptierten Säuglingsmilchen. B_6 in mg/100 ml

Pyridoxin, Pyridoxal und Pyridoxamin. *Am 2. und 3. Laktationstag* ist die *Vitamin-B_6*-Konzentration hoch und beträgt *0,047 mg pro 100 ml* Frauenmilch. Am 4. bis 6. Laktationstag liegt die B_6-Konzentration mit 0,03 mg pro 100 ml ebenfalls über den in der Literatur zu findenden Werten. Während des *7.–13. Laktationstages* zeigt sich eine Konzentration, die mit *0,025 mg B_6 pro 100 ml* Frauenmilch im Bereich der in der Literatur angegebenen Werte liegt. Dasselbe gilt für die Konzentration vom *15.–75. Laktationstag* mit *0,023 mg Vitamin B_6 pro 100 ml Frauenmilch.*
Im Vergleich zur Frauenmilch beinhalten 100 ml trinkfertige *adaptierte Milch 0,046 mg Vitamin B_6* (Abb. 7.1).
Die vergleichsweise zunächst hohe B_6-Konzentration der Frauenmilch in den ersten 6 Laktationstagen überrascht, wird aber verständlich, wenn man die ebenfalls sehr hohe Protein-Konzentration der Frauenmilch in derselben Zeit kennt. B_6- und Proteinkonzentration stehen in enger Wechselbeziehung zueinander, da die *Metabolisierung des Proteins* nur durch eine *ausreichend hohe Vitamin-B_6-Zufuhr* gewährleistet ist.

Eiweiß-Stoffwechsel benötigt Vit. B_6

Die Beurteilung der B_6-Aufnahme ist daher nur bei gleichzeitiger Berücksichtigung der Proteinaufnahme sinnvoll.
Es wurde der *Vitamin-B_6-Protein-Quotient* bestimmt, der allgemein *in einer Höhe von 0,020 empfohlen* wird. Der B_6-Protein-Quotient war am 2.–3. Laktationstag mit 0,034 hoch. Am 4.–6. Tag fiel der Quotient auf 0,020, am 7.–13. Tag schließlich auf 0,018 ab. Vom 15.–75. Laktationstag lag der Quotient bei 0,023.

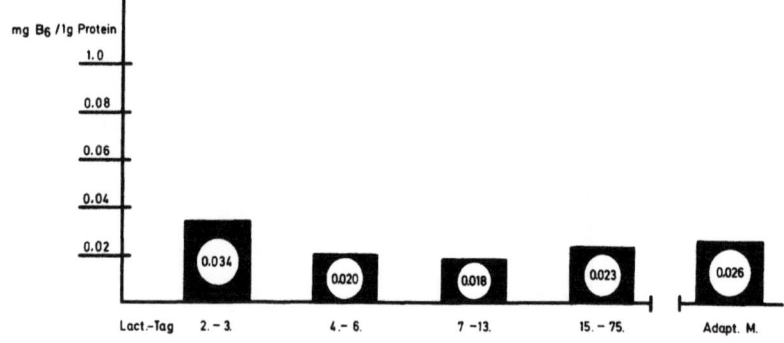

Abb. 7.2. Quotient aus Vitamin B_6 in mg und Protein in g in Frauenmilch vom 2.–3., 4.–6., 7.–13. und 15.–75. Laktationstag sowie in adaptierten Milchen

Im Vergleich dazu beträgt der B_6-Protein-Quotient in adaptierten Säuglingsmilchen 0,026 (Abb. 7.2).

7.2 Vitamin-B_6-Aufnahme und 4-Pyridoxinsäure-Ausscheidung

Vitamin B_6 wird nicht in unveränderter Form, sondern als 4-Pyridoxinsäure mit dem Harn ausgeschieden (Abb. 7.3). Für Bilanzuntersuchungen ist die Bestimmung der 4-Pyridoxinsäure-Harnausscheidung geeignet. Die 4-Pyridoxinsäure wurde nach der Methode von Reddy et al. [4] bestimmt.
Bei gestillten Säuglingen steigt die Vitamin-B_6-Aufnahme

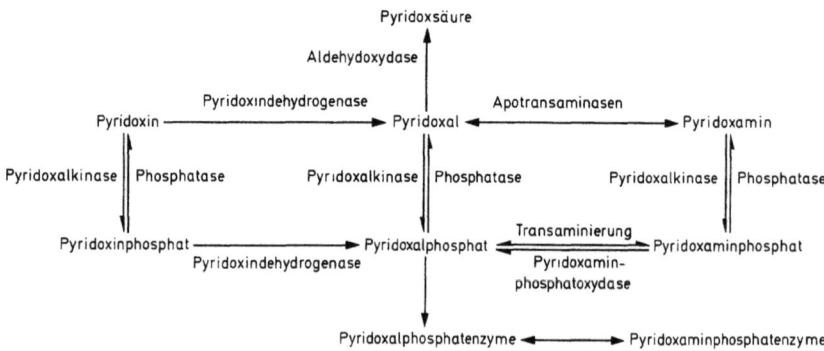

Abb. 7.3. Schematische Darstellung des Vitamin-B_6-Stoffwechsels

vom 2.–7. Lebenstag von 40 auf 150 µg pro Tag an (Abb. 7.4). Die **4-Pyridoxinsäure-Ausscheidung** ändert sich nur unwesentlich und liegt im Mittel *bei 35 µg pro Tag* (Abb. 7.4). *Zwiemilch-ernährte* Säuglinge nehmen in den ersten Lebenstagen mehr Vitamin B_6 auf als ausschließlich gestillte Säuglinge (Abb. 7.5). Die 4-Pyridoxinsäure-Ausscheidung liegt ebenfalls

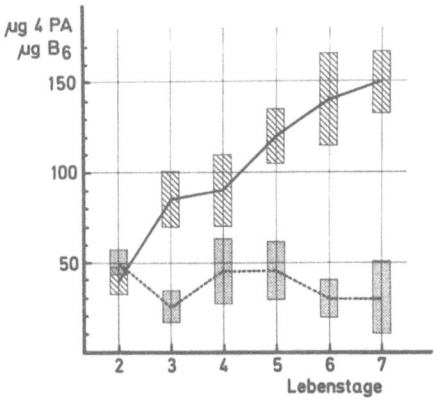

Abb. 7.4. Vitamin-B_6-Aufnahme in µg/Tag (durchgezogene Linie) und 4-Pyridoxinsäure-Ausscheidung in µg/Tag (gepunktete Linie) von 13 gestillten Säuglingen in den ersten 7 Lebenstagen. Angabe von Mittelwert ± 1 Standarddeviation (schraffierter Bereich)

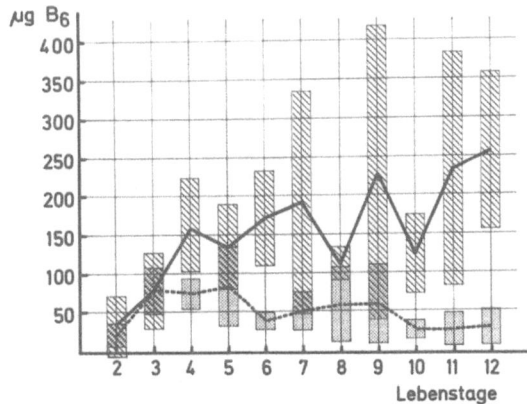

Abb. 7.5. Vitamin-B_6-Aufnahme in µg/Tag (durchgezogene Linie) und 4-Pyridoxinsäure-Ausscheidung in µg/Tag (gepunktete Linie) von 20 zwiemilchernährten Säuglingen in den ersten 12 Lebenstagen. Angabe von Mittelwert ± 1 Standarddeviation (schraffierter Bereich)

deutlich höher und beträgt, nach einer anfänglich höheren Ausscheidung, *im Mittel 50 µg pro Tag* (Abb. 7.5). Säuglinge, die mit einer *adaptierten Säuglingsmilch* ernährt werden, haben die relativ höchste Vitamin-B_6-Aufnahme, die ab dem 7. Lebenstag im Mittel 500 µg beträgt. Die 4-Pyridoxinsäure-Ausscheidung ist ab dem 8. Lebenstag mit *180 µg pro Tag* relativ konstant (Abb. 7.6).

Gibt man die 4-Pyridoxinsäure-Ausscheidung mit dem Harn in Prozent der Vitamin-B_6-Aufnahme an, so zeigen nach einer zunächst unruhigen Ausscheidungsphase die gestillten Kinder die geringste prozentuelle 4-Pyridoxinsäure-Ausscheidung und die mit einer adaptierten Säuglingsmilch ernährten die größte 4-Pyridoxinsäure-Ausscheidung (Abb. 7.7). Vitamin B_6 scheint bei den gestillten Säuglingen ökonomischer verwertet zu werden, als bei den mit Zwiemilch und ausschließlich mit adaptierten Milchen ernährten Säuglingen. Die Vitamin-B_6-Aufnahme von künstlich ernährten Säuglingen liegt in den ersten 8 Monaten sehr deutlich über den von den verschiedenen Komitees empfohlenen Mengen [1, 3, 4] (Abb. 7.8). Das gleiche gilt für den Quotienten von Vitamin B_6 zu Protein (Abb. 7.9). Die 4-Pyridoxinsäure-Ausscheidung liegt bei den künstlich ernährten jungen Säuglingen ebenso hoch wie bei den künstlich ernährten Neugeborenen. Gibt man die 4-Pyridoxinsäure-Ausscheidung in Prozent der B_6-Aufnahme an, so beträgt sie, wie bei den Neugeborenen, rund 30% (Abb. 7.10).

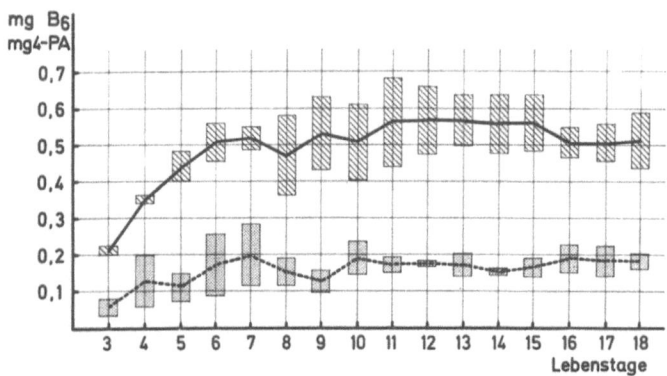

Abb. 7.6. Vitamin-B_6-Aufnahme in mg/Tag (durchgezogene Linie) und 4-Pyridoxinsäure-Ausscheidung in mg/Tag (gepunktete Linie) von 24 mit einer adaptierten Milch ernährten Säuglingen vom 3. bis zum 18. Lebenstag. Angabe von Mittelwert ± 1 Standarddeviation (schraffierter Bereich)

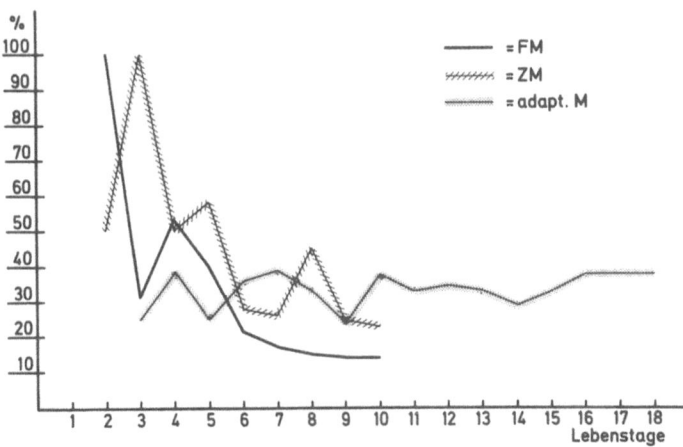

Abb. 7.7. 4-Pyridoxinsäure-Ausscheidung im 24-h-Harn, angegeben in Prozent der Vitamin-B_6-Aufnahme bei 13 gestillten Säuglingen (durchgezogene Linie = FM), 20 zwiemilchernährten Säuglingen (grobschraffierte Linie = ZM) und 24 mit adaptierter Milch ernährten Säuglingen (feinschraffierte Linie = adapt. M). Angabe der Mittelwerte vom 2.–18. Lebenstag

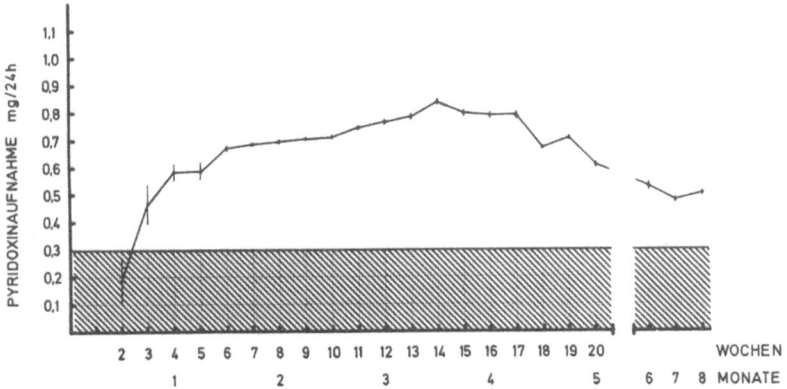

Abb. 7.8. Vitamin-B_6-Aufnahme in mg/Tag von 22 mit teiladaptierten Milchen und ab dem 5. Monat zusätzlich mit Beikost ernährten Säuglingen in den ersten 8 Lebensmonaten. Angabe der Mittelwerte. Empfohlene Mindestaufnahme durch schraffierten Bereich gekennzeichnet.

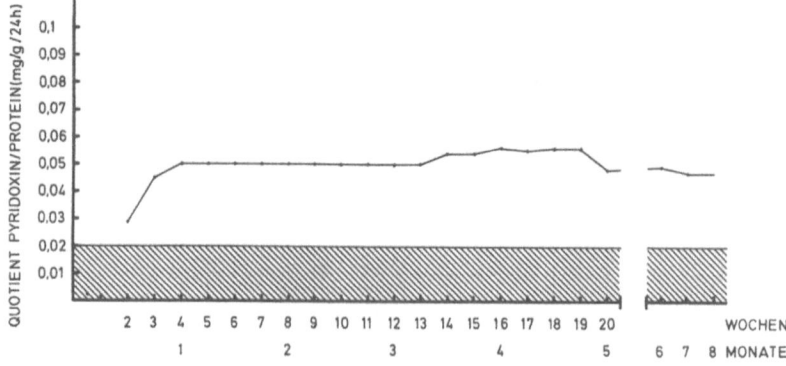

Abb. 7.9. Quotient aus Vitamin-B_6-Aufnahme in mg/Tag und Proteinaufnahme in g/Tag bei 22 mit teiladaptierten Milchen und ab dem 5. Monat zusätzlich mit Beikost ernährten Säuglingen in den ersten 8 Lebensmonaten. Angabe der Mittelwerte. Empfohlener Mindestquotient durch schraffierten Bereich gekennzeichnet.

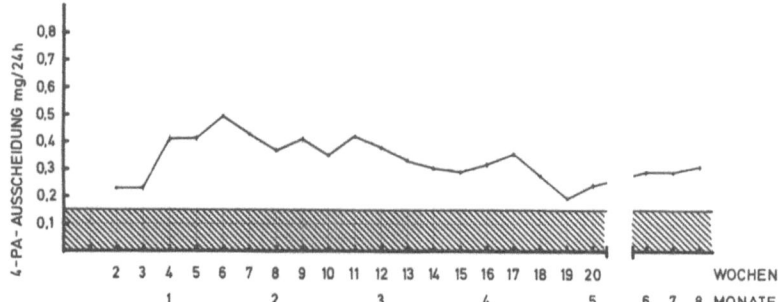

Abb. 7.10. 4-Pyridoxinsäure-Ausscheidung mit dem 24-h-Harn in mg/Tag bei 22 mit teiladaptierten Milchen und ab dem 5. Monat zusätzlich mit Beikost ernährten Säuglingen in den ersten 8 Lebensmonaten. Angabe der Mittelwerte. Empfohlene Mindestausscheidung durch schraffierten Bereich gekennzeichnet.

7.3 Ergebnisse und Konsequenzen

Faßt man die gemachten Untersuchungen zur Ermittlung des Vitamin-B_6-Bedarfs bei Neugeborenen und jungen Säuglingen zusammen, so kann man sagen:

1. die Konzentration des Gesamt-Vitamin-B_6 ist in der Frauenmilch in den ersten Laktationstagen deutlich höher als bisher angenommen,

2. der Vitamin-B_6-Protein-Quotient ist in den ersten Laktationstagen und ab der 3. Lebenswoche ebenfalls höher als angenommen,
3. das *Vitamin B_6 wird bei gestillten Säuglingen ökonomischer genutzt* als bei Säuglingen, die mit einer Milch auf Kuhmilchbasis ernährt werden,
4. die bisher empfohlene tägliche Pyridoxinmenge von 0,3 mg B_6 pro Tag scheint für die Neugeborenenperiode zu knapp bemessen,
5. der *empfohlene Quotient von Pyridoxin zu Protein* ist aufgrund der Vergleichsuntersuchungen mit der Frauenmilch *mit 0,02 zu niedrig* angesetzt, eine *Erhöhung auf 0,025 ist wünschenswert.*

Literatur

1. Deutsche Gesellschaft für Ernährung (1975) Empfehlungen für die Nährstoffzufuhr. Umschau, Frankfurt
2. Fiedlerova V, Davidek J (1978) Simplified fluorometric methods for determination of vitamin B_6 in food materials. Z Lebensm Unters Forsch 166: 93
3. National Research Council, Food and Nutrition Board (1974) Recommended dietary allowances, 8th edn. National Academy of Sciences, Washington
4. Reddy SK, Reynolds MS, Price JM (1958) The determination of 4-pyridoxic acid in human urine. J Biol Chem 233: 691

8 Kalzium-, Magnesium- und Phosphorbilanzen bei jungen Säuglingen[*]

H. Stolley, W. Droese und V. Galgan

Seit der Jahrhundertwende sind zahlreiche Bilanzuntersuchungen durchgeführt worden, um den Nährstoffbedarf von Säuglingen im ersten Lebensvierteljahr zu ermitteln. Im Verlauf der letzten 20 Jahre haben wir langfristige Bilanz- und Stoffwechseluntersuchungen an gesunden Säuglingen vorgenommen. Die Säuglinge wurden mit in der Kinderheilkunde jeweils üblichen Milchnahrungen aufgezogen. Im folgenden wird über unsere Ergebnisse von Kalzium-, Phosphor- und Magnesiumbilanzen berichtet. Die Untersuchungen wurden bis zum Jahre 1966 in der Universitäts-Kinderklinik in München durchgeführt.

In den Abb. 8.1 und 8.2 sind Kalziumaufnahmen und Kalziumretentionen von Säuglingen im Verlauf des ersten Lebensvierteljahrs aufgezeichnet. Die Ergebnisse sind in mg/kg Körpergewicht und Tag als Wochenmittelwerte angegeben.

Betrachten wir zunächst die Ergebnisse in Abb. 8.1. Eine Gruppe von Säuglingen erhielt eine 4: 1-Kuhvollmilch-Wassermischung mit Zusatz von 4% Saccharose. Eine andere Gruppe von Säuglingen wurde im Verlauf des ersten Lebensvierteljahrs mit der klassischen $^1/_2$- und $^2/_3$-Milch ernährt.

Ca-Retention bei $^2/_3$ Milch

Eine weiter Gruppe von Säuglingen wurde mit einer $^1/_2$- und $^2/_3$- Milch mit Zusatz von Kohlenhydraten und Keimöl bzw. Butter aufgezogen. Diese mit Fett angereicherten Milchnahrungen sind Vorläufer der heute industriell hergestellten teiladaptierten Milchnahrungen. Zum Vergleich wurde die Kalziumaufnahme und die Kalziumretention eines von uns untersuchten Brustkindes genommen.

Die Kalziumaufnahme der Säuglinge, die mit 4: 1-Milchnah-

---

[*] Die Untersuchungen wurden mit Mitteln der Deutschen Forschungsgemeinschaft, Bonn/Bad Godesberg, des Ministeriums für Wissenschaft und Forschung des Landes Nordrhein-Westfalen und des Bundesministeriums für Jugend, Familie und Gesundheit durchgeführt

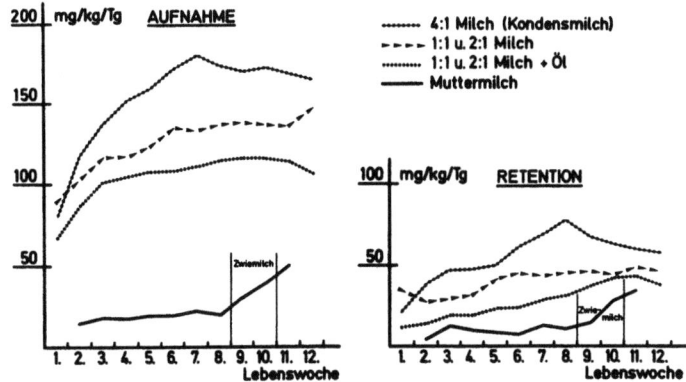

Abb. 8.1. Kalziumaufnahmen und Kalziumretentionen von Säuglingen im Verlauf der ersten 12 Lebenswochen bei Ernährung mit 4 : 1-Kuhvollmilch-Wassermischung plus 4% Saccharose, mit 1 : 1- und 2 : 1-Kuhvollmilch-Wassermischung plus Kohlenhydratzusatz und mit 1 : 1 und 2 : 1-Kuhvollmilch-Wassermischung plus Kohlenhydrate und Fett im Vergleich zu einem Brustkind

rung aufgezogen wurden, ist am größten. Die Säuglinge, ernährt mit der klassischen $^1/_2$- und $^2/_3$-Milch, erhielten mehr Kalzium als die Säuglinge, die $^1/_2$- und $^2/_3$-Milch mit Öl- bzw. Butterzusatz bekamen. Die Milchnahrungen mit Fettanreicherung haben einen größeren Energiegehalt als die klassische

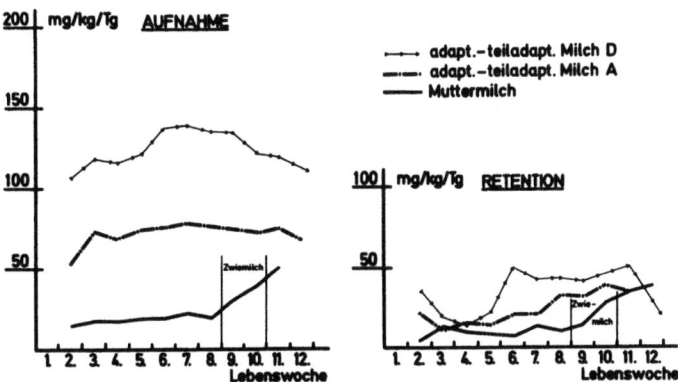

Abb. 8.2. Kalziumaufnahmen und Kalziumretentionen von Säuglingen im Verlauf der ersten 12 Lebenswochen bei Ernährung mit zwei im Kalziumgehalt unterschiedlichen Gruppen von adaptierten und teiladaptierten Milchnahrungen im Vergleich zu einem Brustkind

Ca-Retention bei adaptierter und teiladaptierter Nahrung

Brustkind bekommt und retiniert am wenigsten Ca

$^1/_2$- und $^2/_3$-Milch. Die Säuglinge tranken deshalb von den fettangereicherten Milchmischungen weniger und erhielten dadurch auch weniger Kalzium mit ihrer Nahrung. Betrachten wir die zugehörigen Kalziumretentionen: Die **Säuglinge mit der größten Kalziumaufnahme haben auch die größte Kalziumretention.**

Abb. 8.2 zeigt die Kalziumaufnahmen und die Kalziumretentionen in mg/kg/Tag von Säuglingen, die mit industriell hergestellten adaptierten und teiladaptierten Milchnahrungen aufgezogen wurden. Wir wählten für diese Bilanzen von den im Handel befindlichen adaptierten und teiladaptierten Milchnahrungen zwei Nahrungsgruppen, die in ihrem Kalziumgehalt am weitesten auseinanderliegen. Die mit D bezeichneten Milchnahrungen enthalten in 100 ml trinkfertiger Nahrung 80 mg Kalzium. Dieser Kalziumgehalt entspricht dem einer $^2/_3$-Milch. Die Milchnahrungen mit der Bezeichnung A haben in 100 ml trinkfertiger Nahrung einen Kalziumgehalt zwischen 40 und 50 mg. Der Kalziumgehalt dieser Nahrungen ist um 20% niedriger als der einer $^1/_2$-Milch. Die **Säuglinge mit der größten Kalziumaufnahme haben** auch in dieser Beobachtungsreihe **eine größere Kalziumretention.**

In Tabelle 8.1 sind die Kalziumaufnahmen und Kalziumretentionen in mg/kg/Tag als Mittelwerte für die ersten 12 Lebenswochen angegeben. Das Brustkind erhielt mit seiner Nahrung 18 mg Kalzium pro kg Körpergewicht und Tag und retinierte davon die Hälfte. Die mit Kuhmilchmischungen ernährten Säuglinge bekamen mit ihren Nahrungen zwischen

Tabelle 8.1. Kalziumaufnahmen und Kalziumretentionen von Säuglingen in mg/kg/Tag im Durchschnitt der ersten 12 Lebenswochen bei Ernährung mit unterschiedlich zusammengesetzten Milchnahrungen

	Aufnahme (mg/kg/d)	Retention (mg/kg/d)	Retention (%)
Muttermilch	18	9	49
1:1 und 2:1 Milch	129	41	31
1:1 und 2:1 Milch+Öl	108	29	27
Adaptierte und teiladaptierte Milch A	71	25	35
Adaptierte und teiladaptierte Milch D	124	36	29
4:1 Milch (Kondensmilch)	160	58	36

*P-Retention
weniger
unter-
schiedlich*

71 mg und 160 mg Kalzium und retinierten davon zwischen 25 mg und 58 mg/kg/Tag. Das ist eine Retention zwischen 27% und 36% der Kalziumaufnahme.
Die Abb. 8.3 und 8.4 zeigen die den Kalziumbilanzen zugehörigen Phosphorbilanzen. Entsprechend der Relation von Ca : P in Kuhmilch von 1,3 : 1 gehen die Phosphoraufnahmen den Kalziumaufnahmen parallel, nur auf einem niedrigeren Niveau. Betrachten wir jetzt in beiden Abbildungen die Phosphorretentionen. Im Unterschied zu den Kalziumretentionen liegen die Phosphorretentionen in mg/kg/Tag für die verschiedenen Nahrungen näher beieinander als die entsprechenden Kalziumretentionen.
In Tabelle 8.2 sind die Phosphoraufnahmen und die Phosphorretentionen als Mittelwerte in mg/kg/Tag für die ersten 12 Lebenswochen aufgetragen. Das **Brustkind erhielt mit seiner Nahrung 26 mg Phosphor** und **retinierte davon $71^0/_0$**. Die **mit Kuhmilchnahrungen aufgezogenen Säuglinge nahmen** mit ihren Nahrungen **zwischen 61 mg und 111 mg Phosphor pro kg und Tag auf.** Sie **retinierten** pro kg und Tag zwischen 21 mg und 31 mg Phosphor. Das sind **zwischen $24^0/_0$ und $35^0/_0$** der Phosphoraufnahme.

*Mg-Retention
ähnlich wie
bei Ca*

Abb. 8.5 zeigt Magnesiumbilanzen von Säuglingen, die im ersten Lebensvierteljahr mit adaptierten und teiladaptierten

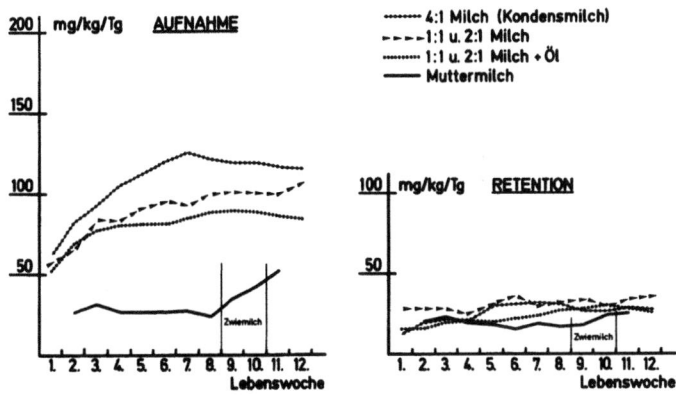

Abb. 8.3. Phosphoraufnahmen und Phosphorretentionen im Verlauf der ersten 12 Lebenswochen bei Ernährung mit 4 : 1-Kuhvollmilch-Wassermischung plus 4% Saccharose, mit 1 : 1- und 2 : 1-Kuhvollmilch-Wassermischung plus Kohlenhydratzusatz und mit 1 : 1- und 2 : 1-Kuhvollmilch-Wassermischung plus Kohlenhydrate und Fett im Vergleich zu einem Brustkind

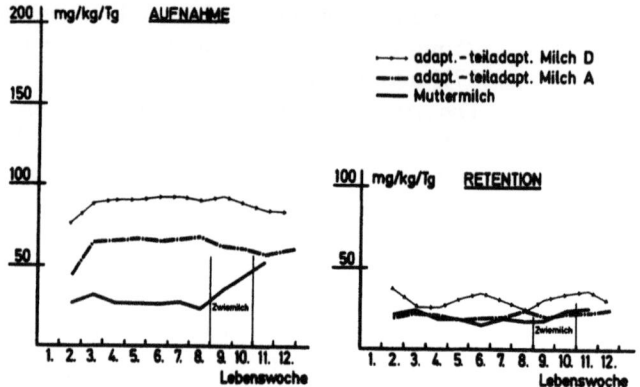

Abb. 8.4. Phosphoraufnahmen und Phosphorretentionen von Säuglingen im Verlauf der ersten 12 Lebenswochen bei Ernährung mit zwei im Phosphorgehalt unterschiedlichen Gruppen von adaptierten und teiladaptierten Milchnahrungen im Vergleich zu einem Brustkind

Tabelle 8.2. Phosphoraufnahmen und Phosphorretentionen von Säuglingen in mg/kg/Tag im Durchschnitt der ersten 12 Lebenswochen bei Ernährung mit unterschiedlich zusammengesetzten Milchnahrungen

	Aufnahme (mg/kg/d)	Retention (mg/kg/d)	Retention (%)
Muttermilch	26	19	71
1 : 1 und 2 : 1 Milch	93	31	33
1 : 1 und 2 : 1 Milch + Öl	82	24	29
Adaptierte und teiladaptierte Milch A	61	21	34
Adaptierte und teiladaptierte Milch D	88	30	35
4 : 1 Milch (Kondensmilch)	111	26	24

Milchnahrungen ernährt wurden. *Im Vergleich zum Muttermilchkind* bekamen die Säuglinge *mit den Milchnahrungen D* etwa *das 4fache,* die Säuglinge *mit den Milchnahrungen A das $2^1/_2$fache* an Magnesium. Betrachten wir jetzt die Retentionen. Wie beim Kalzium bedeutet *größere Magnesiumaufnahme auch größere Magnesiumretention.*

In Tabelle 8.3 sind die Magnesiumaufnahmen und die Magnesiumretentionen als Mittelwerte in mg/kg/Tag für die ersten 12 Lebenswochen aufgezeichnet. Das *Brustkind* reti-

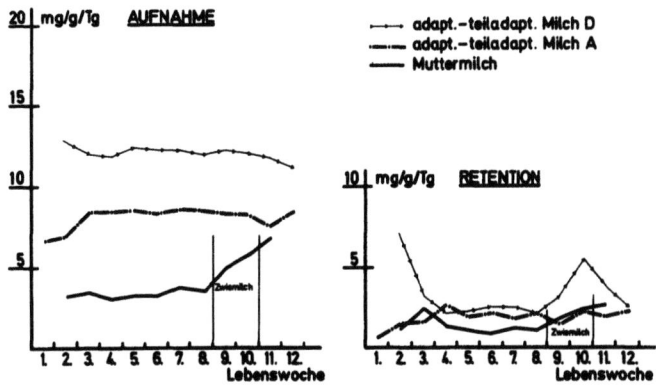

Abb. 8.5. Magnesiumaufnahmen und Magnesiumretentionen von Säuglingen im Verlauf der ersten 12 Lebenswochen bei Ernährung mit zwei im Magnesiumgehalt unterschiedlichen Gruppen von adaptierten und teiladaptierten Milchnahrungen im Vergleich zu einem Brustkind

Tabelle 8.3. Magnesiumaufnahmen und Magnesiumretentionen von Säuglingen in mg/kg/Tag im Durchschnitt der ersten 12 Lebenswochen bei Ernährung mit zwei im Magnesiumgehalt unterschiedlichen Gruppen von adaptierten und teiladaptierten Milchnahrungen im Vergleich zu einem Brustkind

	Aufnahme (mg/kg/d)	Retention (mg/kg/d)	Retention (%)
Muttermilch	3,3	1,3	38
Adaptierte und teiladaptierte Milch A	8,2	1,9	23
Adaptierte und teiladaptierte Milch D	12,0	3,3	28

nierte *38%* seiner Magnesiumaufnahme. Die Säuglinge mit den adaptierten und teiladaptieren *Milchnahrungen A und D* retinierten rund *25%* der Magnesiumaufnahme. Die künstlich ernährten Säuglinge, die mit den Milchnahrungen A etwa 2$\frac{1}{2}$fach mehr Magnesium erhielten als das Brustkind, retinierten – in absoluten Zahlen – nur $\frac{1}{2}$fach mehr als das Muttermilchkind.

Kalziumbestand des Körpers Sind unsere Bilanzen geeignet, Hinweise für den Bedarf zu geben [1]? Ein reifgeborener *Säugling* hat bei der Geburt einen Kalziumgehalt von etwa *8 g,* bezogen *auf 1 kg* Körpergewicht, *ein Erwachsener von 12 g.* Bei einem mittleren Geburtsgewicht von 3,3 kg entspricht das einem Kalziumgehalt im Körper des

Neugeborenen von etwa 25 g. Nach Untersuchungen von Garn [2] beträgt der Kalziumgehalt im Körper des Säuglings am Ende des 1. Lebensjahrs um 55 g. Bekannt ist, daß in den ersten Lebensmonaten kein gleichmäßiges Knochenwachstum besteht. Zunächst kommt es zu einer Verdünnung der Kortikalis. Erst später findet eine Verstärkung der Kortikalis und damit Einlagerung von Kalzium im Knochen statt [2]. Wir haben für die von uns untersuchten Säuglinge, ausgehend vom Kalziumgehalt im Körper des Neugeborenen [3], für die verschiedenen Milchnahrungen jeweils die Kalziumretention des ersten Lebensvierteljahres addiert. In Tabelle 8.4 sind die Kalziumretentionen, gemittelt über das erste Lebensvierteljahr, in mg/Tag zusammengestellt. Das von uns beobachtete Muttermilchkind hatte eine durchschnittliche Kalziumretention von 37 mg/Tag. Dieses Brustkind würde am Ende des ersten Lebensvierteljahrs einen Kalziumgehalt im Körper um 5,3 g, bezogen auf 1 kg Körpergewicht, haben. Aus den in der Literatur vorliegenden Bilanzuntersuchungen an Muttermilchkindern läßt sich ein Kalziumgehalt um etwa 6 g, bezogen auf 1 kg Körpergewicht, berechnen. Die künstlich ernährten Säuglinge hatten eine durchschnittliche tägliche Kalziumretention zwischen 113 mg und 237 mg. Für die

Tabelle 8.4. Kalzium- und Phosporretentionen in mg/Tag im Durchschnitt der ersten 12 Lebenswochen sowie Berechnung des Kalzium- und Phosphorgehalts im Körper der Säuglinge am Ende des ersten Lebensvierteljahrs

Nahrung	Kalzium		Phosphor	
	Retention (mg/Tg)	Gehalt: 1000 g Körpergewicht Ende 12. Lebenswoche	Retention (mg/Tg)	Gehalt: 1000 g Körpergewicht Ende 12. Lebenswoche
Muttermilch	37	5,3	76	4,1
1 : 1 und 2 : 1 Milch	169	7,8	128	5,2
1 : 1 und 2 : 1 Milch + Öl	136	6,2	111	4,2
Adaptierte/ teiladaptierte Milch A	113	6,4	94	4,3
Adaptierte/ teiladaptierte Milch D	186	7,4	159	4,9
4 : 1 Milch (Kondensmilch)	237	9,2	107	4,9

künstlich ernährten Säuglinge berechnet sich am Ende des ersten Lebensvierteljahrs ein Kalziumgehalt im Körper zwischen 6,2 g und 9,2 g auf 1 kg Körpergewicht.

In Abb. 8.6 sind der Kalziumgehalt der Säuglinge bei der Geburt und die von uns berechneten Kalziumgehalte am Ende des ersten Lebensvierteljahrs für die verschiedenen Nahrungen getrennt aufgezeichnet. Brustkinder haben nach unseren Beobachtungen am Ende des ersten Lebensvierteljahrs einen Kalziumgehalt im Körper zwischen 5,3 g und 6,0 g pro kg Körpergewicht. *Brustkinder retinierten 45–50% ihrer Kalziumaufnahme.* Die von uns untersuchten *Flaschenkinder retinierten* dagegen nur zwischen *25 und 35% der Kalziumaufnahme* im Verlauf des ersten Lebensvierteljahrs. Der Kalziumgehalt der Muttermilch kann deshalb für eine zweckmäßige Versorgung des Flaschenkindes mit Kalzium nicht zugrundegelegt werden. Einen Kalziumgehalt im Körper zwischen 6,2 g und 6,4, bezogen auf 1 kg Körpergewicht am Ende des ersten Lebensvierteljahrs, errechneten wir für Säuglinge, die mit den Milchnahrungen mit Fettanreicherung bzw. mit den adaptierten und teiladaptierten Milchnahrungen A ernährt wurden. Ein Kalziumgehalt im Körper in dieser Höhe

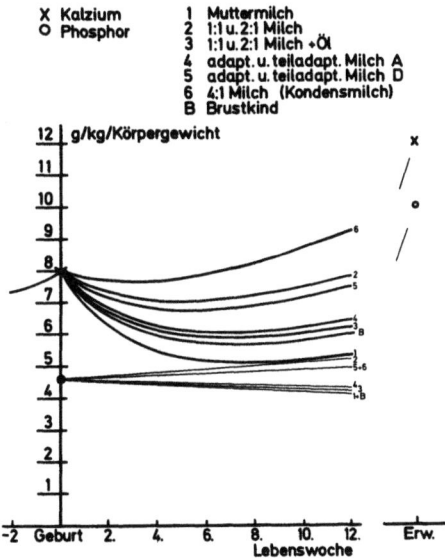

Abb. 8.6. Kalzium- und Phosphorgehalt im Körper von Säuglingen bei der Geburt und am Ende der 12. Lebenswoche

Günstiger Ca-Gehalt adaptierter Nahrung

entspricht etwa dem von Brustkindern. Wir meinen deshalb, daß für Milchnahrungen, die im Nährstoffgehalt an die Frauenmilch angenährt sind, ein Kalziumgehalt *zwischen 45 und 60 mg in 100 ml trinkfertiger Nahrung* zweckmäßig wäre. Betrachten wir in Tabelle 8.4 die Phosphorretentionen. Der reife *Säugling* wird mit einem **Phosphorgehalt um 4,6 g, bezogen auf 1 kg Körpergewicht,** geboren. Die Phosphorretention des Brustkindes liegt im Mittel des ersten Lebensvierteljahrs um 76 mg/Tag, die Phosphorretention der künstlich ernährten Säuglinge zwischen 94 mg und 159 mg/Tag. Aus diesen Werten berechneten wir den Phosphorgehalt im Körper der Säuglinge für das Ende des ersten Lebensvierteljahrs. Für das Brustkind ergibt sich ein Phosphorgehalt im Körper von 4,1 g pro kg Körpergewicht. Für die künstlich ernährten Säuglinge errechneten wir einen Phosphorgehalt im Körper zwischen 4,2 g und 5,2 g pro kg Körpergewicht. Abb. 8.6 veranschaulicht, daß *beim Muttermilchkind und bei den künstlich ernährten Säuglingen* im Verlauf des ersten Lebensvierteljahrs *keine wesentlichen Veränderungen im Phosphorgehalt* im Körper des Säuglings stattfinden, *obgleich die Größe der Phosphoraufnahme für die verschiedenen Milchnahrungen unterschiedlich ist.*

Literatur

1. Droese W, Stolley H (1974) Über den Calcium- und Phosphatbedarf des Säuglings. Monatsschr Kinderheilkd 122: 274–278
2. Garn SM (1970) The earlier gain and the later loss of cortical bone. Thomas, Springfield Illinois
3. Stearns G (1939) Mineral metabolism of normal infants. Physiol Rev 19: 415

9 Die Stilltätigkeit in der Schweiz und ihre Auswirkungen auf Gewichtszunahme und Längenwachstum bei Säuglingen im 1. Lebenshalbjahr

O. Tönz

1978 wurde unter Mithilfe von 55 Mütterberatungsschwestern in der Nord-, Zentral- und Ostschweiz eine prospektive Studie über die Säuglingsernährung durchgeführt.

377 Säuglinge, die in den Monaten März und April geboren waren, wurden in monatlichen Abständen bis zu einem Alter von 6 Monaten kontrolliert. 68 Kinder, die zu diesem Zeitpunkt noch gestillt wurden, blieben auch noch während des zweiten Halbjahres in bezug auf die Muttermilchernährung weiter in Beobachtung. Die Stichprobe umfaßte gesunde Säuglinge mit einem Geburtsgewicht über 2500 g und erfaßte ca 6% der in den betreffenden Regionen zur selben Zeit geborenen Kinder. Die Angaben über die Ernährung wurde wochenweise in einem hierzu geschaffenen Schema graphisch festgehalten. Länge, Gewicht und Kopfumfang der Kinder wurden jeden Monat gemessen. Der Fragebogen enthielt außerdem Angaben über die sozio-ökonomische Situation der Familie, den Bildungsgrad der Mutter, Alter, Größe, Gewicht vor und nach der Schwangerschaft, Parität, Geburts- und Wochenbettsituation etc. Für weitere Details zur Datenerhebung und -auswertung muß auf die ausführlichere Darstellung verwiesen werden [1].

9.1 Definitionen

Stillfrequenz. Prozentsatz der voll und teilweise gestillten Kinder in einer bestimmten Lebenswoche, bezogen auf die Gesamtzahl der Kinder. Die Prozentsätze der voll gestillten Kinder werden separat angegeben

Stillanteil. Prozentualer Anteil der Frauenmilchernährung in bezug auf die Gesamternährung aller Kinder in einer bestimmten Lebenswoche, errechnet durch anteilsmäßige Berücksichtigung der voll, $^3/_4$, $^2/_4$, $^1/_4$ und nichtgestillten Kinder.

Bereinigte Stilldauer. Stilldauer in Wochen, wobei die Wochen mit teilweisem Stillen nur anteilsmäßig berücksichtigt werden. Beispiel: *Stilldauer 18 Wochen:* 8 Wochen voll, 4 Wochen $^1/_2$, 6 Wochen $^1/_4$; ergibt eine *bereinigte Stilldauer von 11,5 Wochen* $(8+4\times{}^1/_2+6\times{}^1/_4=11^1/_2)$.

9.2 Resultate

9.2.1 Stillen im Wochenbett

Knaben werden häufiger gestillt

Im Wochenbett, d. h. am Ende der 1. Lebenswoche, wurden nach anamnestischen Angaben der Mütter 91,8% der Säuglinge gestillt: 68% voll, 24% teilweise, und nur 8% wurden überhaupt nicht gestillt. Der Stillanteil am Ende der 1. Lebenswoche betrug 79,5%, d. h. daß in diesem Zeitpunkt die Muttermilchernährung rund 80% der Gesamternährung ausmachte. In dieser Zeit ergab sich eine deutliche Geschlechtsdifferenz:

Stillanteil bei Knaben (n=201) 83,8%
Stillanteil bei Mädchen (n=176) 75,1%

9.2.2 Stillfrequenz, Stillanteil und bereinigte Stilldauer ab 2. Lebenswoche

Einen Überblick über die Stillfrequenzen und -anteil gibt Abb. 9.1. In runden Zahlen ausgedrückt beträgt der Stillanteil nach 2 Monaten $^1/_2$, nach 4 Monaten $^1/_4$ und nach 6 Monaten $^1/_{10}$

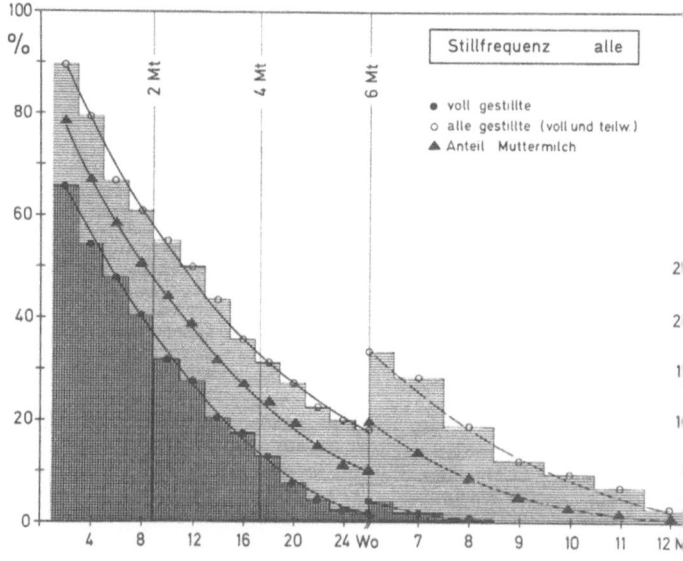

Abb. 9.1. Stillfrequenzen und Stillanteil in den Wochen 2–26 und den Monaten 6-12

der gesamten Säuglingsernährung. Annähernd *50%* *der* *Kinder wurden nach einem Vierteljahr, 18% nach einem halben* *Jahr noch gestillt.* Der globale Stillanteil für das ganze erste halbe Jahr beläuft sich auf 36,8%. Die bereinigte Stilldauer betrug im arithmetischen Mittel 10,25 Wochen (Abb. 9.2). Werden primär nicht gestillte Kinder aus dieser Zusammenstellung eliminiert, so erhöht sich die mittlere bereinigte Stilldauer der brusternährten Kinder auf 11,5 Wochen.

9.2.3 Unterschiede bezüglich Geschlecht des Kindes, Parität, Alter und Gewicht der Mutter

Die bereits erwähnte bessere Stilleistung bei Knaben im Wochenbett konnte in etwas vermindertem Ausmaß auch während des ganzen 1. Halbjahrs weiter bestätigt werden. Die Differenzen waren jedoch nicht mehr signifikant.

Je mehr Kinder, umso kürzer Stilldauer

Die Stilldauer nimmt mit zunehmender Kinderzahl ab. Bei den ersten Kindern liegt eine bereinigte Stilldauer von 10,5, bei den zweiten von 9,5 und bei den dritten und weiteren Kindern

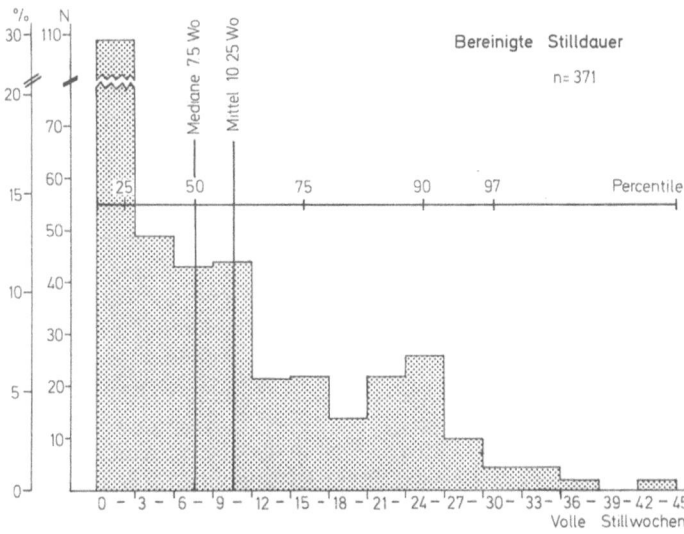

Abb. 9.2. Verteilung der Stilldauern während des 1. Lebensjahrs. Knapp 30% aller Kinder weisen eine bereinigte Stilldauer von unter 3 Wochen auf, 50% werden mehr als 7,5 volle Wochen gestillt

von 7,1 Wochen vor. Während die Differenz zwischen erstem und zweitem Kind nicht signifikant ist, wird dies deutlich zwischen dem zweiten und weiteren Kindern. Ob dieses Phänomen tatsächlich mit der Parität des Kindes oder mit dem zunehmenden Alter der Mutter in Zusammenhang steht, ist damit noch nicht entschieden. Wird die Korrelation zwischen Stilldauer des *ersten* Kindes und dem Alter der Mutter errechnet, so ergibt sich eine leichte Zunahme des Stillens mit zunehmendem Alter. Werden die Stilldauern *aller* Kinder dem Alter der Mütter gegenübergestellt, so ergibt sich hingegen keine Korrelation zwischen diesen Kriterien. Daraus darf geschlossen werden, daß sich das zunehmende Alter der Mutter an sich eher günstig auf die Stilleistung auswirkt,

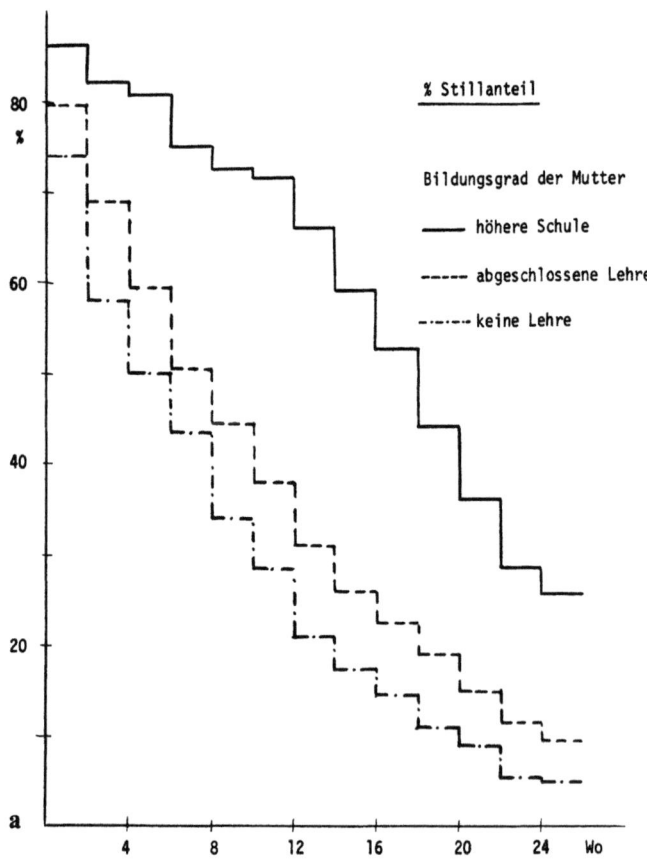

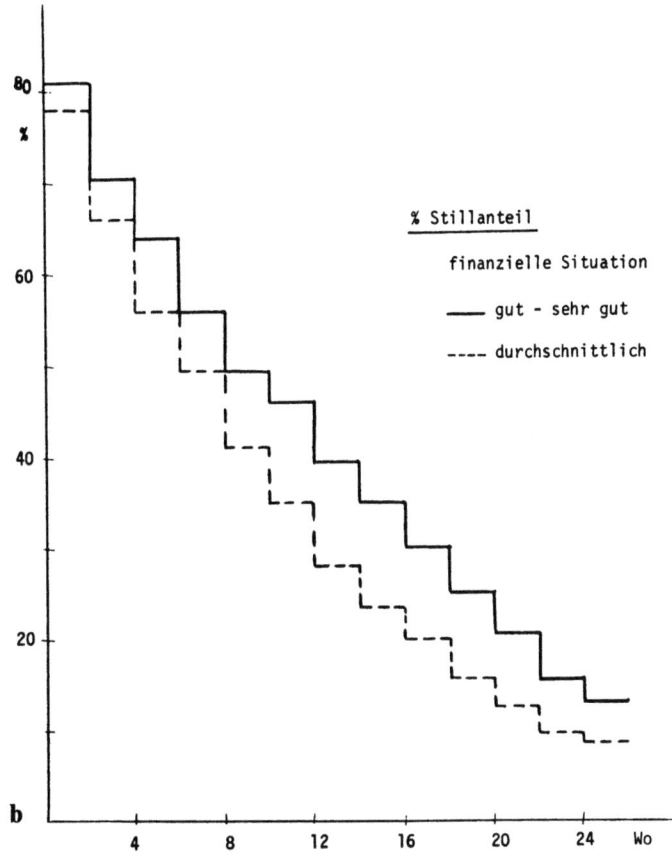

Abb. 9.3 a, b. Stillfrequenzen in Abhängigkeit sozialer Situation. **a** Bildungsgrad der Mutter (S. 94), **b** finanzielle Situation

diese aber durch die zunehmende Kinderzahl wieder negativ beeinflußt wird.

Eine gewisse, statistisch nicht gesicherte negative Korrelation besteht auch zwischen dem Gewicht der Mutter sowie der Gewichtszunahme während der Gravidität einerseits und der Stilldauer andererseits. Leichtere Mütter und solche mit geringerer Gewichtszunahme während der Schwangerschaft stillen ihre Kinder länger (p = 0,6).

9.2.4 Unterschiede bezüglich sozialer Situation

Je höher der soziale Status umso länger wird gestillt

Bei der Datenerhebung wurden einerseits die finanzielle Situation der Familie und andererseits der Bildungsgrad der Mutter miterfaßt. Die durchschnittlichen Stilldauern in Abhängigkeit sozio-ökonomischer Gesichtspunkte ergaben eine deutlich positive Relation: Je höher der Bildungsgrad der Mutter und je besser die finanzielle Situation, um so länger die Stillzeit (Abb. 9.3). Die Unterschiede waren besonders signifikant beim Bildungsgrad der Mutter, etwas weniger bei der finanziellen Situation. Der Stillanteil während des ganzen 1. Halbjahrs beträgt bei Müttern mit höherer Schulbildung 60,1%, bei Müttern ohne Berufslehre 28,7%!

9.2.5 Unterschiede nach perinatalem Frühkontakt und Rooming-in

Rooming-in Kinder länger gestillt

Die Unterschiede der bereinigten Stilldauer zwischen Kindern mit und ohne Frühkontakt bzw. mit und ohne Rooming-in während des Wochenbetts sind hoch signifikant und persistieren bis ins 2. Lebenshalbjahr hinein (Abb. 9.4a, b).

9.2.6 Einfluß der Stilldauer auf die körperliche Entwicklung des Kindes (Gewicht, Länge, Kopfumfang)

Die Abhängigkeit zwischen Stilldauer und körperlicher Entwicklung wurde zweifach überprüft: einerseits, indem Kinder mit kurzer Stilldauer (unter 3 Wochen) solchen mit langer Stilldauer (über 20 Wochen) gegenübergestellt wurden (Tabelle 9.1), andererseits durch Berechnung der Regressionsgeraden und des Korrelationsfaktors zwischen Stilldauer und Gewichtszunahme bzw. Wachstum. Dieser letztgenannte Berechnungsmodus läßt die überhaupt nicht gestillten Kinder allerdings unberücksichtigt, da es sonst zu einer statistisch störenden Häufung eines Extremwerts gekommen wäre. Daraus erklären sich gewisse Differenzen in den Resultaten. Während sich in den ersten 2–3 Monaten keine Gewichts- und Längenunterschiede zwischen künstlich und natürlich ernährten Kindern ergeben, besteht *bei lang gestillten Kindern* gegen *Ende des 1. Halbjahrs* (5. und 6. Monat) eine signifikant *geringere Gewichtszunahme* (Abb. 9.5). Diese unterschiedliche

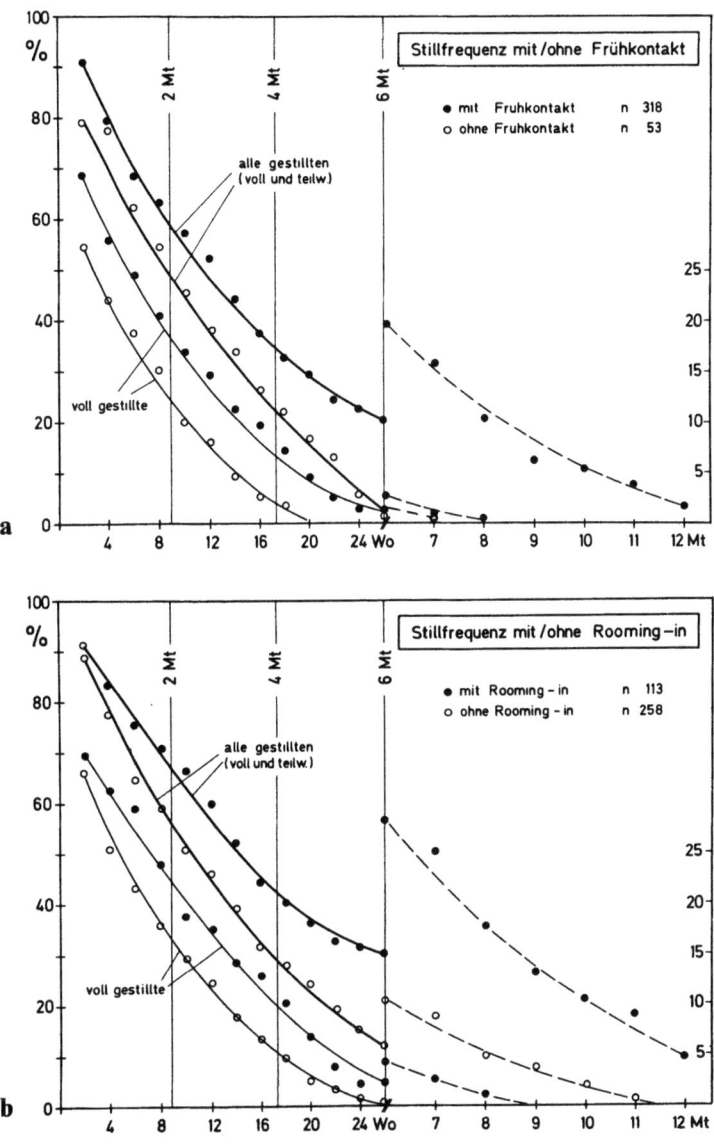

Abb. 9.4 a, b. Stillfrequenzen in Abhängigkeit perinataler Situation. a Kinder mit und ohne Frühkontakt, b Kinder mit und ohne Rooming-in

Gewichtszunahme ist bei Knaben und Mädchen in gleichem Ausmaß erkennbar. Interessant ist die durchwegs kleinere Standardabweichung, d. h. die geringere Streuung zwischen

Tabelle 9.1. Körperliche Entwicklung (Gewicht, Länge, Kopfumfang und Gewichts-Längenrelation) bei nicht oder kurz gestillten Kindern (bereinigte Stilldauer <3 Wochen) und lang gestillten Kindern (>20 Wochen)

	Stilldauer <3 Wochen (n=109)		Stilldauer >20 Wochen (n=67)		
	$\bar{X} \pm$	s	$\bar{X} \pm$	s	P
Gewicht (g)					
G 0 Monate	3386	430	3356	422	0,46
G 6 Monate	7520	799	7253	652	0,02!
G 6–G 0[a]	4134	692	3897	601	0,02!
Länge (cm)					
L 0 Monate	50,4	2,21	50,2	1,89	0,6
L 6 Monate	67,8	2,49	67,2	2,00	0,08
L 6–L 0[a]	17,4	2,04	17,0	1,84	0,25
Kopfumfang (cm)					
KU 1 Monate	37,14	1,18	37,36	1,20	0,25
KU 6 Monate	43,35	1,29	43,68	1,12	0,08
KU 6–KU 1[b]	6,20	0,97	6,31	0,84	0,4
Relation G/L (g/cm)					
G 0/L 0	66,99	6,23	66,71	6,79	0,8
G 6/L 6	111,14	9,09	107,85	8,48	0,02!

[a] Gewichts-, bzw. Längenzunahme von Geburt bis 6 Monate
[b] Kopfumfangsdifferenz zwischen 1 und 6 Monaten

Minimal- und Maximalwerten bei länger gestillten Kindern, die auch unabhängig von der etwas kleineren Gruppenzahl besteht. In der graphischen Darstellung ergeben sich ebenfalls dieselben negativen Korrelationen zwischen Stilldauer und Gewichtsentwicklung, die im 6. Monat eindeutig signifikant ist (Abb. 9.6).

Die Längenzunahme ergibt im Vergleich der Gruppen mit sehr kurzer oder langer Stillzeit keine statistisch gesicherte Differenz. Im Vergleich der Regressionsgleichungen besteht jedoch eine gewisse negative Korrelation, die jedoch deutlich geringer ist als die Korrelation zwischen Stilldauer und Gewichtsentwicklung. Dies äußert sich in einer günstigeren Gewichts-/Längen-Relation (Abb. 9.7). Nicht oder nur sehr kurz gestillte Kinder weisen also nach 6 Monaten ein signifikant höheres Körpergewicht pro Länge auf. Diese Differenz ist sowohl im Gruppenvergleich wie auch bei der Berechnung des Korrelationsfaktors signifikant.

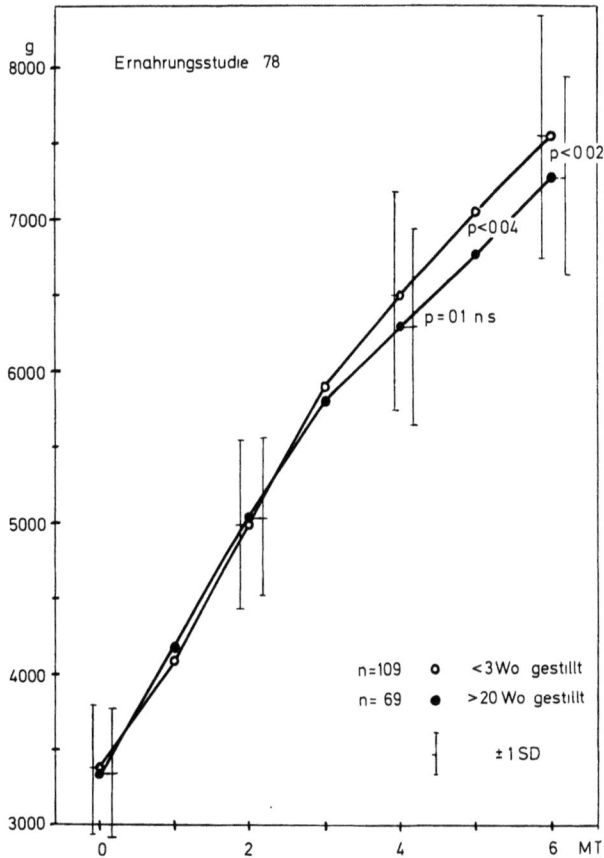

Abb. 9.5. Gewichtsentwicklung bei nicht oder kurz gestillten Kindern (> 3 Wochen) und bei lang gestillten (> 20 Wochen). Signifikant höheres Körpergewicht im 5. und 6. Monat bei nicht gestillten Kindern

Die Entwicklung der Kopfumfänge bei nicht oder lang gestillten Kindern ergab keine nennenswerten Differenzen. Immerhin ist zu erwähnen, daß bei den lang Gestillten nach 6 Monaten trotz signifikant geringerem Gewicht und etwas kleinerer Körpergröße ein mindestens ebenso großer Kopfumfang besteht (Tabelle 9.1). Wollte man also eine Relation zwischen Kopfumfang und Körpergewicht erstellen und den Kopfumfang mit der Entwicklung des Gehirns gleichsetzen, so würden lang gestillte Kinder pro kg Körpermasse eine signifikant höhere Hirnmasse aufweisen!

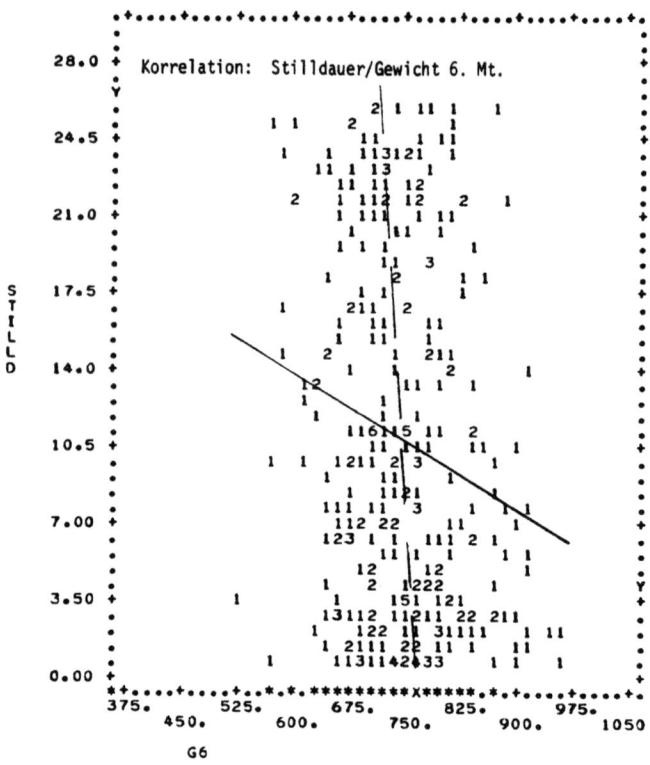

Abb. 9.6. Korrelation Körpergewicht im 6. Monat/Stilldauer. Es besteht eine signifikante negative Korrelation, d. h. eine geringere Gewichtszunahme bei Kindern mit längerer Stilldauer (r = −0,196, p = 0,001)

Literatur

Tönz O, Schwaninger U, Holzherr E, Schafroth M (1980) Die Säuglingsernährung in der Schweiz 1978. Eine prospektive Studie über die Ernährungsgewohnheiten in den ersten 6 Lebensmonaten. Schweiz Med Wochenschr 110: 937–947, 1522–1531

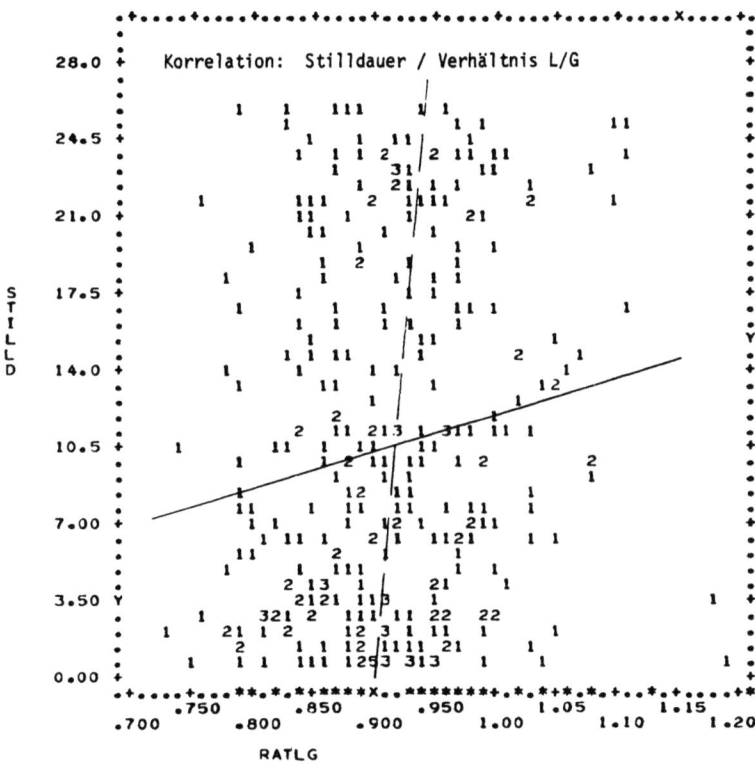

Abb. 9.7. Korrelation Längen-Gewichtsverhältnis mit 6 Monaten/Stilldauer. Signifikant geringeres Gewicht pro Länge bei zunehmender Stilldauer (r = 0,163, p = 0,005)

10 Stillfrequenz und deren Beeinflußungsmöglichkeiten in Finnland

K. Österlund und N.-E. Backas

Zu Beginn dieses Jahrhunderts war es auch in Finnland üblich, daß die meisten Mütter ihre Kinder stillten. Dies war selbstverständlich, weil ein Kind, das nicht gestillt werden konnte, oder keine Amme besaß, unweigerlich dem Tod preisgegeben war. Mit aufkommender Industrialisierung hat sich, wie auch in den übrigen Industrienationen, die Stillfrequenz verringert.

Genaue Daten liegen vom Anfang des Jahrhunderts vor. 1931 ernährten noch 65% der Mütter ihre Kinder mehr als 3 Monate an der Brust. Danach kam es zu einem deutlichen Rückgang der Stillhäufigkeit [3]. Verkasalo [4] hat das Stillverhalten der Frauen von 1962–1977 in Südfinnland studiert. Bis 1971 hat sich die Stillfrequenz weiter verringert, danach ist wieder ein steiler Zuwachs zu beobachten. Nach Auffassung Verkasalos ist Stillen nicht nur in Finnland, sondern ganz allgemein in der westlichen Welt wieder „modern" geworden und durch den weitverbreiteten Trend des „Zurück-zur-Natur" beeinflußt worden. Andererseits hat diese Mode in Finnland wie auch in anderen westlichen Ländern durch Aktivitäten der Gesundheitsbehörden für das Stillen Unterstützung gefunden. Weiter sieht Verkasalo in der Verlängerung des gesetzlichen Mutterschutzes, der heute in Finnland 8 Monate nach der Geburt des Kindes beträgt, einen wichtigen Faktor für die günstige Beeinflussung des Stillverhaltens der Frauen.

Visakorpi von der Universität Tampere hat mit seiner Forschungsgruppe ein Programm zur Förderung des Stillens entwickelt [5]. 1977 stillten in der Tampere-Region 50% der Mütter 3 Monate, aber lediglich 15% der Mütter 6 Monate lang. Die Forschungsgruppe sah in der stillfeindlichen Krankenhausroutine einen wesentlichen Negativfaktor für das Stillen und veränderte daher die bisher gepflegte Routine in folgenden Punkten:

Maßnahmen zur Förderung des Stillens

1. *Frühkontakt zwischen Mutter und Kind,* d. h. der Kontakt erfolgt unmittelbar nach der Geburt.
2. Frühstillen um die Milchsekretion zu stimulieren, d. h. *stillen innerhalb 2 h nach der Geburt.*
3. *Stillen, sofort wenn die Mutter auf die Wochenbettstation zurückgekehrt ist.*
4. *Rooming-in* beginnt am folgenden Morgen nach der Entbindung.
5. Die Mutter stillt zwischen 22 und 24 Uhr das letzt Mal, dann wieder zwischen 4 und 6 Uhr in der Nacht, und man versucht soweit wie möglich zusätzliche Ernährung mit Kuhmilchpräparaten zu vermeiden.
6. *Feeding after demand* außerhalb der obenerwähnten Zeiten.
7. Bei jedem Stillen *Anlegen des Kindes an beide Brüste,* um die Milchsekretion zu stimulieren.
8. Bei zu geringer Milchmenge *häufigeres Anlegen, keine Zufütterung.*
9. *Zufütterung* erfolgt *mit Löffel.*
10. Entleerung der Brüste nur vom Kinde, Ausdrücken oder Abpumpen nur im Falle von speziellen Brustproblemen.
11. Aktive Unterstützung des Stillens und Vermittlung des Basiswissens über Stillen.
12. Eine tägliche Erholungsstunde und Begrenzung von Besuchen.
13. Auch später eine aktive Unterstützung von seiten der Mütterberatungsstellen.

Nach dieser hier beschriebenen Veränderung wurde eine 161 Frauen umfassende Versuchsgruppe überprüft. Es zeigte sich, daß in dieser Gruppe nur 13% der Mütter nach 3 Monaten das Stillen beendet hatten, verglichen mit 50% vor dem Versuch und daß nach 6 Monaten noch 63% der Mütter stillten, verglichen mit 15% früher. Ferner brachte der höhere Bildungsgrad der Frauen einen besseren Stillerfolg. Ebenso stillten Frauen mit dem ersten Kind länger als Frauen mit dem zweiten oder dritten Kind. Es sieht so aus, als ob Mehrgebärende auf Grund früherer negativer Erfahrungen im Stillen schwerer positiv zu beeinflussen sind. Hatten früher beim ersten Kind nur 17% der Mütter gestillt, so stillten nun zwar 50% der Mehrgebärenden mehr als 6 Monate lang. Die Erstgebärenden der Versuchsgruppe stillten jedoch zu 65% über einen Zeitraum von 6 Monaten. Nach Erfahrungen aus Tampere haben Mütter, die zusätzlich künstlich die Brust entleerten, eindeutig weniger lang gestillt. Etwa 58% der Mütter, die regelmäßig künstlich die Brüste entleerten, stillten bereits innerhalb der ersten 3 Monate ab. Von den Müttern, die noch nach 6 Monaten stillten, hatten nur 20% die Brüste künstlich entleert. Diejenigen Mütter, die nicht künstlich die Brüste entleerten, stillten 15% nach 3 und 50% nach 6 Monaten ab. Die eigene Milch aus der

Flasche fütterten regelmäßig 37% der Mütter, die innerhalb der ersten 3 Monate das Stillen beendeten. Bei den Müttern, die noch nach 6 Monaten stillten, betrug die entsprechende Prozentzahl 5.

Um die Stillfrequenz im Gebiet um Helsinki zu studieren und nach Möglichkeit die Stillfrequenz zu fördern, wurde 1979 eine Untersuchung vorgenommen. An dieser Studie waren die drei größten Entbindungskliniken Helsinkis Umgebung mit ca 13 000 jährlichen Geburten beteiligt.

Unser Untersuchungsgut bestand aus 770 Frauen. Dabei berücksichtigten wir die individuellen Lebensgewohnheiten der Frauen, den Verlauf der Schwangerschaft, die Entbindung und die Präsenz des Vaters bei der Entbindung. Mütter, deren Neugeborene Intensivpflege oder länger dauernde Behandlung benötigten und nicht zusammen mit ihren Kindern nach Hause entlassen werden konnten, wurden von dieser Studie ausgeschlossen. Die Frauen meldeten uns mittels eines Fragebogens die Stillfrequenz bis zu 6 Monaten. Auf diese Weise konnten wir die nötigen Informationen von 645 Frauen (=83%) erhalten.

Es zeigte sich, daß die Stillfrequenz in der Region Helsinki nach 6 Monaten noch ca. 55% betrug, wobei die Unterschiede zwischen den verschiedenen Krankenhäusern nur ganz gering waren (Tabelle 10.1). Dabei waren die äußeren Bedingungen für Mutter, Vater und Kind nicht bei allen an der Studie beteiligten Krankenhäusern gleich. Es muß jedoch gesagt werden, daß es sich trotz geringfügiger Unterschiede um ein recht homogenes Untersuchungsgut gehandelt hat. Die Stillfrequenz von über 6 Monaten hatte 1975 und 1976 in der Region Helsinki nur ca. 20% betragen.

Wir sehen, wie Verkasalo, die höhere Stillfrequenz als Ausdruck des mordernen Trends des „Zurück-zur-Natur", der Werbung der Gesundheitsbehörden für das Stillen und schließlich im verlängerten gesetzlichen Mutterschutz be-

Tabelle 10.1. Stilldauer in der Region Helsinki im Jahre 1979. Untersuchungsgut n = 645 Frauen (A–C = drei Krankenhäuser)

Stilldauer (in % von n) Monate	Krankenhaus A	B	C	Summe
0–1	10	8	10	9
2–3	18	22	17	19
4–4	16	18	18	17
6–	56	52	55	55

gründet. Unseres Erachtens ist die *aktive Unterstützung des Stillens seitens des gesamten Krankenhauspersonals* der *wesentliche Faktor* in der positiven Beeinflussung des Stillens. Wir untersuchten die Stillfrequenz der Mütter vor und nach entsprechender Ausbildung unseres Pflegepersonals und fanden, daß z. B. in der Klinik B Entbundene nach 6 Monaten noch zu 64% stillten – im Vergleich zu 45% vor der entsprechenden Unterrichtung des Personals (Tabelle 10.2). Das Personal der Klinik A konnte nicht auf diese Weise beeinflußt werden. Wie bei den Untersuchungen in Tampere fanden auch wir, daß Frauen der sozial höheren Schicht mehr Verständnis für die Notwendikeit des Stillens zeigten (Tabelle 10.3).

Die Anwesenheit des Vaters im Kreißsaal bedeutet, daß die ganze Familie dem Kinde ihre Aufmerksamkeit schenkt und alles für das Wohl des Kindes Erforderliche tut. Darum ist es nicht überraschend, daß *Frauen, deren Ehemänner bei der Geburt anwesend waren, viel besser stillten* (62% über 6 Monate), als Frauen der anderen Gruppe (51% unter 6 Monate) (Tabelle 10.4). Wir konnten an Hand einer früheren Studie mit einer Vergleichsgruppe zeigen, daß die Anwesenheit des Vaters im Kreißsaal einen signifikanten Einfluß auf das Stillen hat [1]. – Eine entsprechende Erfahrung mit einer

Tabelle 10.2. Effekt der Ausbildung des Pflegepersonals auf die Stilldauer

Stilldauer (in % von n) Monate	Klinik A Vor	Nach	Klinik B Vor	Nach
0–1	13	13	10	6
2–3	24	22	23	10
4–5	9	13	22	20
6–	54	52	45	64

Tabelle 10.3. Stilldauer in verschiedenen sozialen Klassen

Stilldauer (in % von n) Monate		0–1	2–3	4–5	6–	
Hoch	1	1	14	22	63	n=83
Mittel	2	10	18	18	54	404
Niedrig	3	13	24	12	50	149

Tabelle 10.4. Abhängigkeit der Stilldauer von der Anwesenheit des Vaters bei der Geburt.

Stilldauer (in % von n)

Monate	0–1	2–3	4–5	6–	
Anwesend	5	15	18	62	n = 229
Abwesend	12	21	16	51	n = 395

Korrelation von möglichst frühem Stillbeginn und der Stilldauer liegt auch aus England vor [2].
Von den **negativen Einflüssen auf das Stillen** können wir das **Rauchen** als Beispiel anführen. Von 500 Nichtraucherinnen stillten nach 6 Monaten noch 60%, von 122 Raucherinnen nach 6 Monaten nur noch 35% (Tabelle 10.5). Dabei spielte die Menge der täglich gerauchten Zigaretten keine Rolle. In Finnland wird in allen Medien die Schädlichkeit des Zigarettenrauchens speziell während der Gravidität betont. In unserer Studie haben wir nicht gefragt, ob das Rauchen vor Beginn der Schwangerschaft beendet worden war. Man kann vielleicht in diesem Zusammenhang anführen, daß Frauen, die solche für den Feten gefährliche Gewohnheiten wie das Rauchen auch während der Gravidität fortsetzen, nicht genügend motiviert sind, ihr Kind eine längere Zeit zu stillen. Zusammenfassend läßt sich sagen, daß **in Finnland die Stillfrequenz** in den letzten Jahren **enorm angestiegen** ist und daß die Wurzeln dieses Phänomens in der verstärkten Schulung des Krankenhauspersonals, in der allgemeinen Gesundheitspropaganda für die werdenden Mütter und die sozialpolitischen sowie gesetzlichen Maßnahmen zu suchen sind.

Tabelle 10.5. Stilldauer und Rauchen

Stilldauer (in % von n)

Monate	0–1	2–3	4–5	6–	
Nichtraucher	7	15	18	60	n = 500
Raucher	20	31	14	35	n = 122

Literatur

1. Österlund K, Timonen S (1980) Stillen im Kreißsaal.Stillen und Stillhindernisse, Deutsches Grünes Kreuz, Marburg, S 109–114
2. Salariya EM, Easton PM, Cater JI (1978) Duration of breast-feeding after early initiation and frequent feeding. Lancet II: 1141
3. Salmi T (1944) Über Stillfrequenz und -dauer sowie die darauf wirkenden Faktoren, beleuchtet durch Material aus einer Entbindungsanstalt, einer Poliklinik und Beratungsstationen. Duodecim 60: 509
4. Verkasalo M (1980) Recent trends in breast-feeding in southern Finnland. Acta Paediatr Scand 69: 89
5. Verronen P, Lammi A, Mäkelä I, Saarikoski S, Tamminen T, Visakorpi JK (to be published) Promotion of breast-feeding at the maternity unit and in the well-baby clinic. Duodecim

11 Über die Zusammensetzung von Frauenmilch im Verlauf der Laktation am Beispiel einiger Nährstoffe*

W. Droese, V. Galgan, H. Stolley und E. Pape

Der Nährstoffgehalt in Frauenmilch ist Richtmaß für die Ernährung des jungen Säuglings mit Kuhmilchnahrungen. Folgerichtig haben sich deshalb im Beginn einer klinisch-experimentellen Kinderheilkunde Kinderärzte intensiv mit der Zusammensetzung der Frauenmilch beschäftigt [2]. Erst in neuerer Zeit ist das Thema Frauenmilch wieder aktuell geworden.

In Abb. 11.1 sind unsere Ergebnisse über den Proteingehalt in Frauenmilch verschiedener Laktationsperioden dargestellt. Aus dem Gesamtstickstoff errechnet sich für den *2.–3. Laktationstag* ein durchschnittlicher Proteingehalt von *2,57 g/ 100 g Milch*. Der Proteingehalt nimmt im Verlauf des ersten Laktationsmonats ab und beträgt *im 2. und 3. Laktationsmonat* im Durchschnitt *1,13 g/100 g Milch*.

Bis 24% Nicht-Protein-N in FM

Camerer u. Söldner (zit. in [2]) Schloßmann [16] sowie Rietschel [14] hatten bereits um die Jahrhundertwende nachgewiesen, daß 17–24% des Stickstoffgehalts in Frauenmilch Nicht-Protein-Stickstoff ist, Hambraeus et al. [7] und auch wir kommen zu ähnlichen Ergebnissen. Berücksichtigt man diesen Nicht-Protein-Stickstoff, so beträgt der „tatsächliche" oder „wahre" *Proteingehalt in Frauenmilch in den ersten*

Niedriger wahrer Proteingehalt

Laktationstagen im Durchschnitt *2,1 g/100 g Milch*. Der Proteingehalt nimmt dann bis auf durchschnittlich *0,81 g/ 100 g Milch im 2.–3. Laktationsmonat* ab.

Nicht-Protein-Stickstoff besteht *überwiegend aus Harnstoff-N*. Nach Synderman u. Holt jr. [17] können Säuglinge Harnstoff-N zum Aufbau von Körperprotein mitverwenden. Welches Richtmaß sollte man bei Festlegung des Proteinbedarfs für den mit Kuhmilchnahrungen ernährten Säugling zugrundelegen – den wahren Proteingehalt, in reifer

---

* Die Untersuchungen wurden mit Mitteln des Ministeriums für Wissenschaft und Forschung des Landes Nordrhein-Westfalen und des Bundesministeriums für Jugend, Familie und Gesundheit durchgeführt

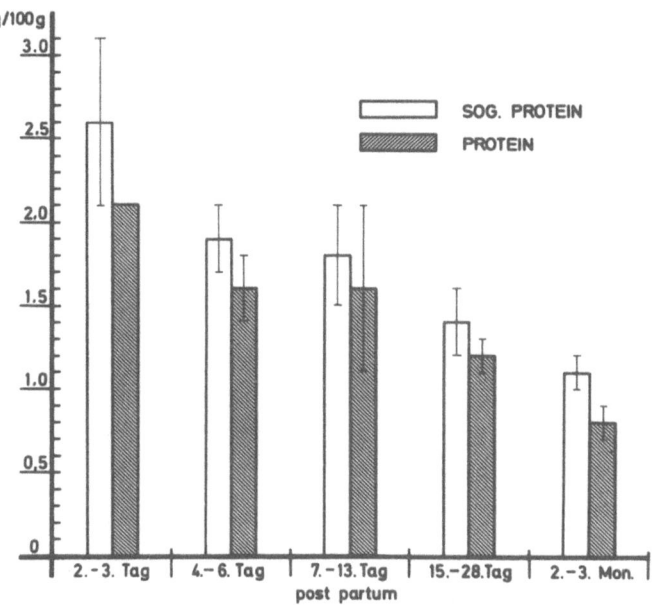

Abb. 11.1. Sog. Protein (Roh-Protein) und Proteingehalt in Frauenmilch im Verlauf der ersten 3 Laktationsmonate

Aus Gesamt-N berechneter Proteingehalt als Ernährungsrichtmaß

Frauenmilch 0,81 g%, oder den aus dem Gesamtstickstoff der Frauenmilch mit 1,13 g% berechneten Proteingehalt? Wir meinen, daß der aus dem Gesamtstickstoff berechnete „sogenannte Proteingehalt" Richtmaß sein sollte.

Fettgehalt

Der Fettgehalt in Frauenmilch (Tabelle 11.1) nimmt im Verlauf des 1. Laktationsmonats zu. In unseren Untersuchungen [3] **steigt der Fettgehalt an von 1,87 g/100 ml am 2.–3. Laktationstag auf 2,82 g/100 ml in der 2. Laktationswoche und auf 3,45 g/100 ml im Durchschnitt des 2.–3. Laktationsmonats.** In diesem Laktationsabschnitt ändert sich auch das Verhältnis von gesättigten zu ungesättigten Fettsäuren. Der Anteil der gesättigten Fettsäuren nimmt in den ersten 3 Laktationsmonaten von rund 43 auf 47% zu, der Anteil der ungesättigten Fettsäuren nimmt dementsprechend von 57 auf 53% ab.

Hoher Ölsäuregehalt

Ölsäure hat in Frauenmilch in den ersten Laktationstagen einen Anteil von **36% am Gesamtfettsäurengehalt,** im 2.–3. Laktationsmonat von 33%. Der relativ hohe Ölsäuregehalt im Frauenmilchfett ist ein wichtiger **Faktor für die gute Verdaulichkeit** und Absorption von Frauenmilchfett. Der höhere Anteil von Ölsäure am Gesamtfettsäurengehalt des

Tabelle 11.1. Fett und Fettsäuren in Frauenmilch im Verlauf der ersten 3 Laktationsmonate

Laktationszeit	2.–3. Tag	7.–12. Tag	2.–3. Monat
Gesamt – Fett (g/100 ml)	$1{,}87 \pm 0{,}57$	$2{,}82 \pm 0{,}61$	$3{,}45 \pm 0{,}18$
gesättigte : ungesättigte Fettsäuren	42,8 : 57,2	45,7 : 54,3	47,1 : 52,9
Ölsäure (% der Gesamtfettsäuren)	36,1	34,1	33,3
Linolsäure (% der Gesamtsäuren)	10,8	11,6	12,0

Kolostrums im Vergleich zur reifen Frauenmilch dürfte auf die Mobilisation von Fettreserven der Mutter, z. B. aus dem subkutanen Fettgewebe, zurückzuführen sein. Im subkutanen Fettgewebe macht Ölsäure knapp die Hälfte der Gesamtfettsäuren aus [9].

Hoher Linolsäureanteil — Der **Linolsäuregehalt** steigt in den ersten Laktationswochen von 10,8% signifikant auf *12%* der Gesamtfettsäuren an. Der Linolsäuregehalt in unseren Untersuchungen liegt deutlich höher als im englischen Schrifttum [18] angegeben wird. Wir sehen darin die Folge andersartiger Ernährungsgewohnheiten, z. B. eines höheren Margarineverzehrs sowie eines höheren Ölverbrauchs in der Bundesrepublik.

In Frauenmilchfett liegen 2–4% der Fettsäuren als transungesättigte Fettsäuren vor [1, 11, 13]. Die bekanntesten sind die trans-Octadecensäuren, z. B. die Elaidinsäure C18 : 1(9t). Während die Ölsäure C18 : 1(9c) auf die Absorption des Milchfetts fördernd wirkt, ist die trans-Form, ähnlich wie die Stearinsäure C18:0, schwerer verdaulich. Der Gehalt an trans-ungesättigten Fettsäuren im Fett der Frauenmilch ist abhängig von der Ernährung der Mutter [1, 8, 11]. Trans-ungesättigte Fettsäuren im Frauenmilchfett in einer Menge von 2–4% haben für die Ernährung des Säuglings bei ausreichendem Angebot von essentiellen Fettsäuren keine Bedeutung.

Kohlenhydrate — **Laktose** (Tabelle 11.2) nimmt im Verlauf der Laktation *von 4,9 auf 6,1 g/100 g Milch* zu. Camerer u. Söldner [1a] haben schon 1897 darauf aufmerksam gemacht. daß neben Laktose noch ein „dextrinartiges Kohlehydrat" in Frauenmilch vorhanden ist. Neuere Untersuchungen zeigen, daß neben der Laktose eine größere Anzahl verschiedener Zucker in der

Tabelle 11. 2. Laktose- und Gesamt-Kohlenhydratgehalt in Frauenmilch im Verlauf der ersten 3 Laktationsmonate

Laktationszeit	2.–6. Tag	7.–13. Tag	15.–28. Tag	2.–3. Monat
Laktose (g/100 g)	4,9 ± 0,5	5,1 ± 0,8	5,8 ± 0,5	6,1 ± 0,6
Gesamtkohlenhydrate (berechnet) (g/100 g)	~ 5,9	~ 6,1	~ 6,8	~ 7,1

Frauenmilch enthalten sind. Diese *Oligosaccharide* sind mit etwa *1 g/100 g* Frauenmilch vertreten [6].

Mineralgehalt Der Aschegehalt (Abb 11.2) nimmt in den ersten Laktationswochen von 0,36 g/100 g auf 0,21 g/100 g Frauenmilch ab. Die Abnahme im Aschegehalt ist, wie die Abbildung zeigt, im wesentlichen auf Chlorid, Kalium und Natrium zu beziehen. *Chloridgehalt und Natrium*gehalt *nehmen in den ersten Laktationstagen steil ab.* Zu Beginn der Laktation finden wir einen Chloridgehalt von 110 mg/100 g und im 2.–3. Laktationsmonat von 40 mg/100 g. Natrium liegt anfangs um 60 mg/100 g, im 2.–3. Laktationsmonat durchschnittlich bei 13 mg/100 g Milch.

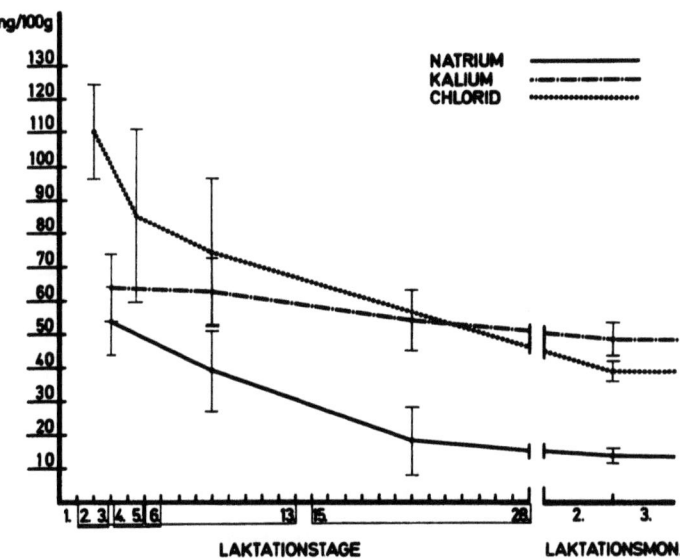

Abb. 11.2. Natrium-, Kalium- und Chloridgehalt in Frauenmilch im Verlauf der ersten 3 Laktationsmonate

In Abb. 11.3 sind die Konzentrationen für Kalzium, Phosphor und Magnesium in Frauenmilch dargestellt. Die Kalzium- und Magnesiumkonzentrationen weisen in den von uns untersuchten Laktationsperioden keine signifikanten Veränderungen auf. Die **Kalziumkonzentration** liegt zwischen *29 und 26 mg/100 g* Milch, die **Magnesiumkonzentration um *3 mg/100 g*.** Für **Phosphor** finden wir in den ersten 5 Laktationstagen einen steilen Konzentrationsanstieg. Der Anstieg der Phosphorkonzentration in den ersten Laktationstagen hängt vielleicht mit dem Caseinanstieg zusammen.

In Tabelle 11.3 sind die Ergebnisse der von uns in Frauenmilch untersuchten Spurenelemente Zink, Eisen, Kupfer und Mangan aufgezeichnet.

Die **Zinkkonzentration** nimmt von 642 µg am 2.–5. Laktationstag auf 166 µg/100 g Milch im 2.–3. Laktationsmonat statistisch signifikant ab. Zink ist vorwiegen an Proteinfrak-

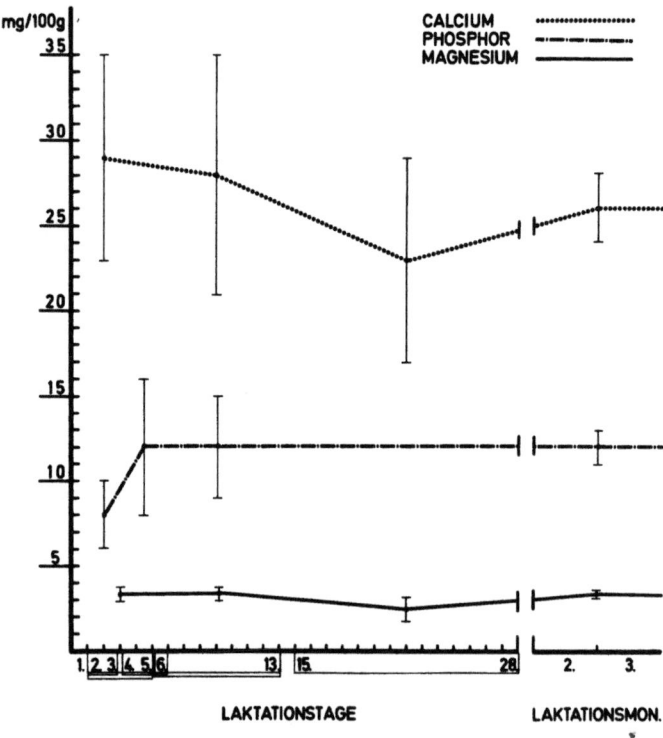

Abb. 11.3. Kalzium-, Phosphor- und Magnesiumgehalt in Frauenmilch im Verlauf der ersten 3 Laktationsmonate

Tabelle 11.3. Zink-, Eisen-, Kupfer- und Mangangehalt in Frauenmilch im Verlauf der ersten 3 Laktationsmonate

Laktationszeit (µg/100 g)	2.–5. Tag	6.–13. Tag	15.–28. Tag	2.–3. Monat
Zink	642 ± 18	386 ± 11	285 ± 37	166 ± 38
Eisen	48 ± 12	66 ± 21	59 ± 22	26 ± 7
Kupfer	46 ± 18	67 ± 19	58 ± 9	31 ± 6
Mangan	1,1 ± 0,5	1,3 ± 0,8	1,8 ± 0,6	1,2 ± 0,2

tionen gebunden [4]. Die Abnahme der Zinkkonzentration ist allerdings größer als die Abnahme von Protein in den verschiedenen Laktationsabschnitten.

Eisen sowie *Kupfer* in Frauenmilch zeigen in Konzentration und Verlauf eine weitgehende Parallelität. Die Konzentration von Eisen und von Kupfer steigt in der ersten Laktationswoche um 40% an. Bis zum 2.–3. Laktationsmonat kommt es zu einer Abnahme für *Eisen auf 26* µg und für *Kupfer auf 31 µg/100 g* Milch. Schäfer [15] hat bereits am Anfang der 50iger Jahre als erster nachgewiesen, daß ein hoher Prozentsatz des Eisens in der Frauenmilch an die Fettfraktion gebunden ist. Seine Untersuchungen sind in neuerer Zeit bestätigt worden [5]. Für *Kupfer* ist eine solche Bindung an das Fett der Frauenmilch unseres Wissens noch nicht untersucht worden. Ist es denkbar, daß der Anstieg der Eisenkonzentration in der ersten Laktationswoche mit dem Anstieg der Fettkonzentration in Zusammenhang steht? Es ist dann aber schwierig, die spätere Abnahme der Eisenkonzentration zu erklären.

Die *Mangankonzentration* liegt zwischen 1,06 µg und 1,80 µg/100 g Milch. Die in der Literatur für Mangan angegebenen Mittelwerte [10] weichen erheblich voneinander ab, vermutlich, weil die Methodik der Manganbestimmung im biologischen Material noch nicht befriedigend ist [12].

Überblicken wir unsere Ergebnisse, so ist der Streubereich der Nährstoffkonzentration in den ersten Wochen der Laktation bemerkenswert groß. In reifer Frauenmilch sind die Streubreiten dann deutlich niedriger.

Fassen wir zusammen, so finden wir für Stickstoff, Laktose, Asche Mineralien in den Konzentrationen keine Unterschiede zu den Ergebnissen um die Jahrhundertwende [2]. Dürfen wir daraus schließen, daß die Änderung der Lebensgewohnheiten und der Ernährung im Verlauf der letzten 80 Jahre keinen Einfluß auf den Gehalt dieser Nährstoffe gehabt haben?

Literatur

1. Aitchison JM, Dunkley WL, Canolty NL, Smith LM (1977) Influence of diet on trans fatty acids in human milk. Am J Clin Nutr 30: 2006–2015
2. Czerny A, Keller A (1923) Des Kindes Ernährung, Ernährungsstörungen und Ernährungstherapie, I. Bd, 1. Teil. Deuticke, Leipzig Wien
3. Droese W, Pape E, Stolley H (1976) Zur Frage der Versorgung des Säuglings mit Fett und Fettsäuren. I. Fettgehalt und Fettsäuremuster in Frauenmilch und Kuhmilch. Eur J Pediatr 122: 57–67
4. Eckhert CD, Sloan MV, Duncan JR, Hurley LS (1977) Zinc binding: A difference between human and bovine milk. Science 195: 789
5. Fransson G-B, Lönnerdal B (1980) Iron in human milk. J Pediatr 96: 380–384
6. Grimmonprez L (1977) Les glucides du lait de femme. Méd Nutr 13: 343–348
7. Hambraeus L, Lönnerdal B, Forsum E, Gebre-Medhin M (1978) Nitrogen and protein components of human milk. Acta Paediatr Scand 67: 561–565
8. Heckers H, Melcher FW, Dittmar K (1979) Zum täglichen Verzehr trans-isomerer Fettsäuren. Eine Kalkulation unter Zugrundelegung der Zusammensetzung handelsüblicher Fette und verschiedener menschlicher Depotfette. Fette, Seifen, Anstrichm 81: 217–226
9. Hirsch J (1965) Fatty acid patterns in human adipose tissue. In: Renold AE, Cahill GF (eds) Adipose tissue. American Physiological Society, Washington (Handbook of physiology, section 5, pp 181–189)
10. Iyengar GV (to be published) Elemental composition of human and animal milk, a review, WHO/IAEA Rep [Sept 1979]
11. Kaufmann HP, Volbert F, Mankel G (1961) Anwendung der IR-Spektrographie auf dem Fettgebiet V: Untersuchung von Milchfetten auf trans-ungesättigte Fettsäuren. Fette, Seifen, Anstrichm 63: 261–263
12. Parr RM (1978) Future aspects of trace element analysis. In: Kirchgessner M (ed) trace element metabolism in man and animals, Vol 3. Arbeitskreis für Tierernährungsforschung e.V. Weihenstephan, München, S 622
13. Picciano MF, Perkins EG (1977) Identification of the trans isomers of octadecenoic acid in human milk. Lipids 12: 407–408
14. Rietschel H (1906) Über den Reststickstoff der Frauenmilch. Jahrb Kinderheilkd 64: 125
15. Schäfer KH, Breyer AM, Karte H (1955) Das Spurenelement Eisen in Milch und Milchmischungen. Z Kinderheilkd 76: 501
16. Schloßmann A (1900) Zur Frage der natürlichen Ernährung. Arch Kinderheilkd XXX: 288
17. Snyderman SE, Holt LEJr, Dancis J, Roitman E, Boyer A, Balis ME (1962) "Unessential" nitrogen: A limiting factor for human growth. J Nutr 78: 57–72
18. Working Party of the Committe on Medical Aspects of Food Policy (1977) The Composition of Mature Human Milk. Her Majesty's Stationery Office, London

12 Oligosaccharide in Frauenmilch

H. von Nicolai

Hoher Anteil Oligosaccharide

Im Gegensatz zur Milch aller bisher untersuchten Säugetiere **enthält die Frauenmilch** einen relativ hohen Anteil (insgesamt ca. *3 g/l*) an sog. komplexen **Oligosacchariden** [2, 6], die sich durch eine bemerkenswerte strukturelle Vielfalt auszeichnen und über deren Bedeutung für die Ernährung des Säuglings noch wenig bekannt ist.
Diese Verbindungen leiten sich von der Laktose ab und enthalten neben D-Glukose (Glc) und D-Galaktose (Gal) das N-Azetyl-D-glukosamin (GlcNAc), L-Fukose (Fuc) und/oder N-Azetylneuraminsäure (NeuAc).

Als Grundkörper der komplexen Oligosaccharide findet man neben Laktose (Galβ1→4Glc) die Lacto-N-tetraose (Galβ1→3GlcNAcβ1→3Galβ1→4Glc) und die Lakto-N-neotetraose (Galβ1→4GlcNAcβ1→3Galβ1→4Glc), sowie höhere, verzweigte Oligosaccharide mit folgenden allgemeinen Strukturprinzipien:

Galβ1→3[4]GlcNAcβ1→/3Galβ1→3[4]GlcNAcβ1→/6
Galβ1→4Glc
Galβ1→3[4]GlcNAcβ1→/3Galβ1→3[4]GlcNAcβ1→/3
Lakto-N-[neo]deca/octa/hexa/tetra/ose

Diese werden als Lakto-N-(neo)hexaosen, -octaosen und -dekaosen bezeichnet, und es ist zu erwarten, daß die Frauenmilch auch noch weitere höhere Homologe enthält, deren Strukturen noch unbekannt sind.
Ausgehend von diesen Grundstrukturen findet man als Abkömmlinge der Laktose drei Fucosylderivate, die sog. 2'-Fucosyllaktose (Fucα1→2Galβ1→4Glc), die 3-Fucosyllaktose (Galβ1→4[Fucα1→3]Glc) und die Difucosyllaktose (Fucα1→2Galβ1→4[Fucα1→3]Glc). Gleichzeitig findet man zwei N-Acetylneuraminosyl-Derivate (Sialylderivate), die sog. 3'-Sialyllaktose (NeuAcα2→3Galβ1→4Glc) und die 6'-Sialyllaktose (NeuAcα2→6Galβ1→4Glc).
Von den beiden isomeren Tetraosen leiten sich wiederum drei Monofucosyl-, zwei Difucosyl-, drei Monosialylderivate und ein Disialylderivat ab.
Von den Hexaosen und Octaosen kennt man neben den verschiedenen Fucosyl- und Sialyl-Verbindungen solche, die sowohl N-Acetylneuraminsäure, als auch L-Fucose enthalten. Ähnliche, einfach und mehrfach substituierte Fucosyl- und Sialylderivate sind noch in größerer Vielfalt von den Dekaosen und den höheren Homologen zu erwarten.

Biosynthese Über die Biosynthese der Oligosaccharide in der laktierenden Mamma ist bisher wenig bekannt. Es ist jedoch anzunehmen, daß sie von den gleichen Glykosyltransferasesystemen aufgebaut werden wie die Kohlenhydratseitenketten der Glykoproteine und der schleimigen Sekrete (Mucine), die als integrale Bestandteile der äußeren Molekülbereiche das der Laktose eng verwandte Laktosamin (Galβ1→4GlcNAc) enthalten. Wahrscheinlich wird wegen der hohen Laktosekonzentration in den milchproduzierenden Zellen die Laktose anstelle des Laktosamins als Prekursormolekül für die Biosynthese von komplexen Kohlenhydraten bevorzugt.

Die Isolierung der komplexen Oligosaccharide aus der Frauenmilch erfolgt aus der mittleren wäßrigen Phase nach Abzentrifugieren der partikulären Bestandteile und nach Abheben der aufschwimmenden Lipidschicht. Durch Versetzen der wäßrigen Phase mit Azeton in der Kälte werden die Proteine schonend ausgefällt. Der klare gelbliche Überstand wird am Rotationsverdampfer eingeengt, bis die Hauptmenge der Laktose auskristallisiert. Der Überstand wird gegen destilliertes Wasser dialysiert, um die niedermolekularen Oligosaccharide (bis zu den Hexaosen) von den höhermolekularen Verbindungen zu trennen. Die weitere Reinigung der Oligosaccharide erfolgt durch Gelfiltration an Sephadex bzw. durch Chromatographie am Anionenaustauscher DEAE-Sephadex. Die endgültige Auftrennung in die einzelnen Positionsisomeren wird z. Z. noch mittels präparativer Papierchromatographie in einem Laufmittel aus Pyridin, Ethylazetat, Essigsäure und Wasser (50 ml + 50 ml + 10 ml + 50 ml) durchgeführt. Eine präparative Feintrennung mittels der Hochdruckflüssigkeitschromatographie wird zur Zeit erprobt (H. Egge, B. Schmitz, H. v. Nicolai und F. Zilliken, unveröffentliche Ergebnisse).

Fähigkeiten der Oligosaccharide Die biologische Funktion und damit die ernährungsphysiologische Bedeutung der Oligosaccharide für den Säugling sind nach wie vor Gegenstand von Spekulationen. Aus der Vielfalt der bestehenden Theorien sollen hier lediglich *zwei* Aspekte herausgegriffen werden:

Der erste Aspekt kann mit dem Begriff **Inhibitorfunktion** umschrieben werden und betrifft alle hier aufgeführten Oligosaccharide gleichermaßen: hochpathogene **Mikroorganismen** (z. B. Vibrio cholerae) **verfügen über** makromolekül- bzw. **membranspezifische Glykosidasen** (z. B. Neuraminidasen), mit deren Hilfe die Kohlenhydratstrukturen epithelschützender Schleime aufgelöst werden. Auf diese Weise können die Mikroorganismen bis zur Glykocalyx der Epithelzellen durchdringen, sich an diese anheften, sie zerstören und damit die Einschleusung von Toxinen, Proteasen und anderen zytotoxischen Faktoren in die Zellen bewirken. Bereits subzel-

Glycosidasen werden gehemmt

luläre Partikel wie Myxoviren (z.B. Influenzaviren) enthalten solche spezifischen Neuraminidasen, mit denen sie sich an die neuraminsäurehaltigen Kohlenhydratstrukturen der Zelloberflächen anheften, um ihr genetisches Material in die Wirtszelle einzubringen.

Solche **membranspezifischen Glykosidasen** können **durch** niedermolekulare Inhibitoren, wie die mit den Glykoproteinkohlenhydraten strukturell eng verwandten **Oligosaccharide der Frauenmilch** kompetitiv **gehemmt werden.**

Der **brusternährte Säugling verfügt** somit **über** einen enzymologischen **Abwehrmechanismus,** der in der Lage ist, potentiell pathogene Keime in der Mundhöhle und im weiteren Verdauungstrakt temporär zu inhibieren, von den Wänden der Verdauungsorgane fernzuhalten bzw. abzuschwemmen und schließlich den intestinalen Abbausystemen auszuliefern.

N-haltige Oligosaccharide fördern Bifidumwachstum

Der zweite Aspekt kann mit dem Schlagwort **Wuchsstoffaktivität für Bifidobakterien** umschrieben werden und betrifft vorzugsweise die *N-Azetylglukosamin* enthaltenden Oligosaccharide der Frauenmilch.

Fügt man diese *in vitro* einem semisynthetischen Basismedium hinzu, so beobachtet man bei den Bifidobakterien ein dosisabhängiges Ansteigen der Zellzahlen und ein Absinken der pH-Werte in den Bereich um pH 5,0 [1], wobei das N-Azetylglukosamin aus den Oligosacchariden für die Biosynthese des Mureingerüstes der Bakterienzellwände verwendet wird [4].

Bifidumflora hemmt Wachstum von anderen Enterobakterien

Es ist daher anzunehmen, daß die Anwesenheit von **stickstoffhaltigen Oligosacchariden in der Frauenmilch** die Ausbildung einer **Bifidobakterienflora im Darm des Säuglings begünstigt.** Diese wiederum hemmt durch ihre Produktion von Essigsäure und Milchsäure andere Enterobakterien, deren pH-Optimum im neutralen oder schwach basischen Milieu liegt. In der Tat findet man im Darm brusternährter Säuglinge eine weitgehend homogene Flora aus brustkindspezifischen Stämmen von *Bifidobacterium bifidum, Bifidobacterium infantis, Bifidobacterium lactentis* und anderen [5].

Bifidumflora fördert Oligosaccharidabbau

Wie wir kürzlich zeigen konnten, verfügen diese Keime über hochaktive β-Galaktosidasen, β-N-Azetylglukosaminidasen und teilweise auch über Neuraminidasen und L-Fucosidasen, die mehr oder weniger spezifisch die Oligosaccharide der Frauenmilch zu spalten vermögen [3].

Wir haben es also bei der ernährungsphysiologischen Wirkung der Oligosaccharide aus Frauenmilch im wesentlichen mit einem synergistischen Phänomen zu tun, bei dem unter anderem bei gleichzeitiger Inhibition pathogenetischer Prozesse die symbiotischen Vorgänge zwischen Wirtsorganismus und Darmflora im brusternährten Säugling gefördert werden. Die direkten kausalen Zusammenhänge zwischen den beobachteten Effekten bedürfen jedoch noch der Klärung.

Literatur

1. György P, Jeanloz RW, Nicolai H von, Zilliken F (1974) Undialyzable growth factors for Lactobacillus bifidus var. pennsylvanicus – Protective effect of sialic acid bound to glycoproteins and oligosaccharides against bacterial degradation. Eur J Biochem 43: 29–33
2. Kobota A (1977) Milk glycoproteins and oligosaccharides. In: Horowitz MI, Pigman W (eds) The glycoconjugates, vol I. Academic Press, New York pp 423–440
3. Nicolai H von, Zilliken F (1980) Beta-Galactosidase from Bifidobacterium bifidum susp. pennsylvanicum. Hoppe-Seylers Z Physiol Chem 361: 1319
4. O'Brien PJ, Glick MC, Zilliken F (1960) Acidic aminosugars from bacteria. Incorporation of $[1-{}^{14}C]$-α,β-methyl-N-acetyl-D-glucosaminide into muramic accid. Biochem Biophys Acta 37: 357–360
5. Poupard JA, Husain I, Norris RF (1973) Biology of the bifidobacteria. Bacteriol Rev 37: 136–165
6. Wiegandt H, Egge H (1970) Oligosaccharide der Frauenmilch. In: Zechmeister L (Hrsg) Fortschritte der Chemie organischer Naturstoffe, Bd XXVIII. Springer, Wien New York S 404–428

13 Zur Rückstandssituation in Frauenmilch – vorläufige Ergebnisse einer kooperativen Studie*

L. Acker, R. Grüttner und W. Heeschen

Chlorierte Kohlenwasserstoffe

Aufgrund gaschromatographischer Analysenmethoden ist es seit etwa 1965 zuverlässig möglich, das breite Spektrum der chlorierten Kohlenwasserstoffe in der Kuhmilch und in der Muttermilch exakt zu bestimmen. Man versteht unter chlorierten Kohlenwasserstoffen einmal die *chlorierten Pestizide,* wie die verschiedenen Isomere des Hexachlorzyklohexans (HCH), *DDT und seine Metabolite* wie DDD und DDE, Dieldrin, Heptachlorepoxyd (HE) sowie das *Fungizid Hexachlorbenzol* (HCB) und zweitens die *polychlorierten Biphenyle (PCB).*

Kuh- und Frauenmilch enthalten das gesamte Spektrum der schwer im Stoffwechsel chlorierten Kohlenwasserstoffe. An die industriell hergestellten Säuglings- und Kindernahrungen (z. B. aus Kuhvollmilch) stellt der Gesetzgeber hohe Anforderungen bezüglich der Rückstände von Pestiziden. In diesen zu den diätetischen Lebensmitteln gehörenden Erzeugnissen dürfen an Rückständen von Pflanzenschutzmitteln jeweils *nicht mehr als 0,01 ppm (mg/kg)* enthalten sein. Da in der Kuhmilch seit dem Verbot der Herstellung und der Anwendung dieser Verbindungen eine erheblich abfallende Tendenz festzustellen war, sollte die Frage beantwortet werden, inwieweit dieser Trend auch in der Muttermilch beobachtet werden konnte.

In Kuhmilch Präparaten

Nach wie vor ist es das besondere Anliegen der Kinderärzte, bei der Information der Mütter über die Ernährung der Neugeborenen und Säuglinge auf die großen Vorzüge der natürlichen Ernährung mit Muttermilch hinzuweisen. Die

---

* Das Forschungsvorhaben wurde finanziert vom Bundesministerium für Jugend, Familie und Gesundheit. Beteiligt sind an dieser Studie neben dem Institut für Lebensmittelchemie der Universität Münster das Institut für Hygiene der Bundesanstalt für Milchforschung in Kiel, die Universitäts-Frauenkliniken Berlin, Düsseldorf, Hamburg, München und die Universitäts-Kinderkliniken Berlin, Düsseldorf, Hamburg, München

Kinder sollten möglichst 3–5 Monate voll gestillt werden. Es ist selbstverständlich, daß dabei auch die eventuellen Nachteile der Ernährung mit Muttermilch (s. Tabelle 13.1) erwähnt werden müssen.

Unsere Kenntnisse über die toxikologischen Aspekte der hier zu besprechenden Chlorkohlenwasserstoffe stammen aus Tierversuchen (Tabelle 13.2). Die hier angeführten Wirkungen induzierender Substanzen können sich z. B. in der Leber des Muttertiers abspielen, so daß möglicherweise schädigend wirkende Zwischenprodukte mit der Milch auf das Jungtier (bzw. auf den Säugling) übertragen werden können. Auch eine direkte Wirkung der chlorierten Kohlenwasserstoffe nach Übertragung auf den Säugling mit Wirkung auf dessen fremdstoffmetabolisierendes Enzymsystem wäre denkbar. Eindeutige Belege über eine solche Wirkung beim Menschen sind bisher jedoch nicht zu erhalten [1].

In der Muttermilch

Unter stillenden Müttern herrscht große Verunsicherung über die etwa mit der Aufnahme von Rückständen aus der Muttermilch verbundenen Gefahren. Auch bei Kinderärzten ist die Unsicherheit in der Beurteilung recht groß. Es ist keine Frage, daß die im Vergleich zu anderen Lebensmitteln – insbesondere der Kuhmilch – relativ hohen Rückstände ein gewisses Risiko darstellen. Wenn auch manche Toxikologen der Meinung sind, daß es für die toxikologische Beurteilung

Tabelle 13.1. Nachteile der Ernährung mit Muttermilch

Übertragung von:
1. toxikologisch wirksamen Substanzen, die von der Mutter aufgenommen wurden (z. B. Insektizide, Medikamente)
2. körpereigenen Hormonen (Pregnandiol)
3. infektiösem Material (Hepatitis-B-Virus)

Tabelle 13.2. Toxikologische Aspekte lipophiler Chlorkohlenwasserstoffe

- Funktionssteigerung des mikrosomalen oxydierenden Systems
- Steigerung der Umsatzrate von Fremdstoffen in der Leber mit z. T. toxikologisch-wirkenden Zwischenprodukten
- Hemmung der humoralen und der zellständigen Infektabwehr
- Erhöhung der Zellteilungsrate des Lebergewebes und Veränderung der Kern-Plasmarelation

keinen großen Unterschied mache, ob sich in der Muttermilch 4 ppm DDT oder nur 2 ppm finden, so ist es aber für alle an der Verbesserung der Rückstandssituation Interessierten schon von Bedeutung, wie sich in den letzten Jahren das Bild verändert hat. Es wird dabei besonders die Frage interessieren, ob die restriktiven Maßnahmen, wie das Verbot der Herstellung und Anwendung von DDT (1972), sowie das Verbot der Anwendung weiterer chlororganischer Pestizide (HCB, Dieldrin, techn.HCH [1974]) Wirkung gezeigt haben. *Da sich diese persistenten Verbindungen in der Nahrungskette anreichern, erhält schließlich der Säugling auf kg Körpergewicht bezogen, höhere Konzentrationen als der Erwachsene.* Dabei sollten auch einige Zusammenhänge aufgeklärt und folgende Fragen beantwortet werden:

1. Besteht ein Zusammenhang zwischen der Konzentration der Rückstände im Fettgewebe der Mutter und der entsprechenden Konzentration in der Muttermilch, jeweils auf Fett bezogen?
2. Ist diese Rückstandssituation der Muttermilch durch eine entsprechende Ernährung zu beeinflussen?
3. Wenn ja, was kann man der stillenden Mutter empfehlen?
4. Verändert sich während des Stillens der Spiegel an diesen chlororganischen Verbindungen?

Dies müßte bereits aus den analytischen Daten ersichtlich sein, die in der erwähnten Studie bisher angefallen sind. Zunächst ein paar Worte zu der Frage, ob sich durch die Untersuchung von nur wenigen Proben Frauenmilch von 50 Probandinnen schon ein zuverlässiger Überblick über die Rückstandssituation in einem Gebiet gewinnen läßt. Die Rückstände im Fettgewebe des Menschen stellen als ein über Monate und Jahre zustandegekommenes Depot ein statistisches Mittel über die mit der Nahrung in dieser Zeit aufgenommenen Rückstände an persistenten lipophilen Verbindungen dar. Die z. Z. noch laufende Studie hat ergeben, *daß* – was zu erwarten war – die *Rückstandssituation in der Muttermilch diejenige im Fettgewebe der Mutter ziemlich genau widerspiegelt.*

Dieses Depot – erworben über Jahre – kann durch die aktuelle Ernährung kaum beeinflußt werden, darüber hinaus kann die Ernährung der Mutter zur Zeit des Stillens auf diese Situation keinen Einfluß mehr haben. Da man weiß, daß die Reduktion des Fettdepots infolge Abmagerung zu einer Konzentrierung der Rückstände führen kann, da offenbar der gesteigerte

Fettabbau nicht mit einem erhöhten Metabolismus der Rückstände einhergeht, sollte man schon die werdende Mutter darauf aufmerksam machen, daß eine **Reduktion des Gewichts** sich **auf die Rückstandssituation ungünstig** auswirken wird. Tabelle 13.3 gibt einen Überblick über die bis jetzt in Münster erhaltenen Ergebnisse. Es sind also vorläufige Ergebnisse, doch ist nicht zu erwarten, daß in der restlichen Zeit sich daran noch viel ändern wird. Was auffällt ist, daß bereits eine verhältnismäßig geringe Anzahl von Proben einen guten Überblick über die Rückstandssituation vermittelt und daß diese bei den Frauen aus München nicht viel anders aussieht als bei denen aus Düsseldorf. Interessanter ist aber ein Vergleich der jetzigen Daten mit denen, die wir in den Jahren 1974/75 erhalten haben (Tabelle 13.4). Sie lassen erkennen, daß im Durchschnitt die **Konzentrationen** an den Kontaminanten *etwa auf die Hälfte des früheren Werts zurückgegangen* sind. Besonders eindrucksvoll ist der Rückgang beim HCB, das 1970 noch mit 5,3 ppm vorlag und heute nur noch 1,5 ppm beträgt.

In der Kuhmilch Weiterhin dürfte eine Tabelle (Tabelle 13.5) Aufmerksamkeit verdienen, die den Vergleich mit Kuhmilch zeigt. **Bei Kuhmilch** liegen die Rückstandswerte heute weit unter den derzeit gültigen Höchstmengen. Auch hier kann man sagen, daß die **Rückstände deutlich zurückgegangen** sind, was besonders beim HCB zutage tritt, das zum Zeitpunkt des Erlasses der Höchstmengen-VO noch in manchen Gebieten die Konzentration von 0,3 ppm in 10–20% der Fälle überschritt. Da die

Tabelle 13.3. Chlororganische Verbindungen in Frauenmilch. Vergleich der 1974/75 und 1979/80 ermittelten Konzentrationen in mg/kg, bezogen auf Fett

	α-HCH	β-HCH	γ-HCH	HCB	HE
1974/75[a]	0,032	0,56	0,087	2,65	0,11
1979/80[b]	0,02	0,3	0,02	1,5	0,06
	Dieldrin	DDT	DDE	Gesamt DDT	PCB
1974/75[a]	0,099	0,64	2,88	3,51	6,5
1979/80[b]	0,05	0,3	1,7	2,0	4,0

[a] Aus Mitteilung V der DFG-Kommission zur Prüfung von Rückständen in Lebensmitteln: Rückstände in Frauenmilch; hier: Daten aus Münster
[b] Vorläufiges Teilergebnis einer vom BMJFG geförderten Studie. Daten aus dem Institut für Lebensmittelchemie Münster, Spenderinnen aus dem Raum Düsseldorf

Tabelle 13.4. Chlororganische Verbindungen in Frauenmilch. Vergleich der 1979/80 für Düsseldorf und München ermittelten Konzentrationen in mg/kg Fett

	Zahl der Spenderinnen	α-HCH	β-HCH	γ-HCH	HCB
Düsseldorf	48	0,01	0,28	0,02	1,4
München	36	0,01	0,25	0,02	1,7

	HE	Dieldrin	DDT	DDE	Gesamt-DDT	PCB
Düsseldorf	0,06	0,04	0,29	1,78	2,10	4,0
München	0,04	0,04	0,31	1,86	2,18	3,5

Tabelle 13.5. Chlororganische Verbindungen in Frauenmilch und Kuhmilch. Konzentrationsangaben in mg/kg Fett

	α-HCH	β-HCH	γ-HCH	HCB	HE
Frauenmilch	0,01	0,27	0,02	1,5	0,05
Kuhmilch	0,039	0,006	0,020	0,033	0,014

	Dieldrin	DDT	DDE	DDT+DDE	PCB
Frauenmilch	0,04	0,30	1,81	2,11	3,8
Kuhmilch	0,007	0,005	0,017	0,022	0,18

Situation in anderen tierischen Lebensmitteln sich ähnlich verbessert hat, war zu erwarten, daß sich dies auch auf die Rückstandssituation des Menschen auswirken würde. Daß dies mit erheblicher Phasenverschiebung erfolgen würde, ist nach dem früher Gesagten nicht verwunderlich.

Die Untersuchung extremer Fälle hat gezeigt (Tabelle 13.6), daß man aus der Rückstandssituation in gewisser Weise auf die geographische Herkunft schließen kann, daß selbst ein Aufenthalt von ein oder zwei Jahren in der Bundesrepublik dieses Bild nicht nennenswert verändern kann. Weiterhin ist deutlich geworden, daß die Milch von Vegetarierinnen von der strengen Observanz, die also auch Milch, Milchprodukte und Eier verschmähen, sich durch sehr niedrige Konzentrationen auszeichnen, während solche, die sich laktovegetabil ernähren, kaum andere Konzentrationen haben als konventionell sich ernährende Mütter. Damit wird die Annahme

Tabelle 13.6. Chlororganische Verbindungen in Frauenmilch. Konzentrationsangaben in mg/kg, bezogen auf Fett

Herkunft	Ernährungsweise der Spenderinnen	Zahl	Zahl der Proben	α-HCH	β-HCH	γ-HCH	HCB	HE	Dieldrin	DDT	DDE	Gesamt-DDT	PCB
Düsseldorf und München	Konventionell	84	892	0,01	0,27	0,02	1,5	0,05	0,04	0,30	1,81	2,13	3,8
Herdecke[a]	Laktovegetabil	12	12	0,02	0,31	0,01	1,3	0,05	0,04	0,3	1,8	2,1	3,6
USA	Streng vegetarisch	1	2	0,02	0,12	0,04	0,24	0,05	0,02	0,08	0,31	0,39	0,7
Rumänien	Konventionell	1	9	0,01	8,8	0,01	0,10	0,04	0,05	2,89	19,0	21,9	1,4

[a] Aus dem Gemeinnützigen Gemeinschaftskrankenhaus in Herdecke (Dr. med. Tautz)

bestärkt, daß an dem Aufbau des Rückstandsdepots im Fettgewebe hauptsächlich die tierischen Lebensmittel beteiligt sind.

Rückstände nehmen während des Stillens ab

Nach den bis jetzt vorliegenden Ergebnissen scheint es so zu sein, daß die Konzentration der persistenten Verbindungen in der Muttermilch im Laufe der Stillperiode langsam abnehmen. Allerdings haben wir bisher nicht viele Fälle mit längerer Stillzeit beobachten können. Übrigens ist es in jedem Falle sinnvoll, die Konzentrationen auf den Fettgehalt und nicht auf die Milch zu beziehen, denn der Fettgehalt verändert sich während des Stillens erheblich und kann zwischen 1% und 8% betragen, die Rückstandskonzentrationen bleiben aber dabei gleich, wenn sie auf das Milchfett bezogen sind.

1978 hat sich die von der Deutschen Forschungsgemeinschaft eingesetzte Kommission zur Prüfung von Rückständen in Lebensmitteln auf der Grundlage der damals vorliegenden Daten auch mit der Frage der toxikologischen Bewertung der Substanzen in der Muttermilch befaßt. Nach eingehender Würdigung der seinerzeit vorliegenden Untersuchungsergebnisse kam es zu dem Schluß, daß der **Nutzen des Stillens derzeit höher** einzuschätzen sei als ein möglicherweise vorhandenes Gesundheitsrisiko durch die festgestellten Rückstände in der Frauenmilch. Dieser Tenor der Bewertung kann auch nach der vorläufigen Auswertung der jetzt vorhandenen umfassenderen Daten des im Abschluß befindlichen Forschungsvorhabens voll aufrechterhalten werden. Mit aller gebotenen Vorsicht ist aber hinzuzufügen, daß alle bisher vorhandenen vorläufigen Auswertungen dafür sprechen, daß – mit der bereits erwähnten Phasenverschiebung – angenommen werden kann, daß die Rückstandssituation speziell der chlorierten Kohlenwasserstoffe **in der Muttermilch** eine ähnliche Tendenz aufweist wie in der Kuhmilch, nämlich eine allmählich **abfallende Konzentration** dieser Substanzen.

Literatur

Senatskommission zur Prüfung von Rückständen in Lebensmitteln der Deutschen Forschungsgemeinschaft (1978) Rückstände in Frauenmilch, Mitteilung V. Boldt, Boppard

14 Grundlagen der künstlichen Ernährung des Neugeborenen und Säuglings

G. Schöch

Völlige Übereinstimmung herrscht heute in der Bevorzugung der Muttermilchernährung, soweit Mutter und Kind hierzu in der Lage sind. Hierfür können viele und gute Gründe angeführt werden [2, 3, 21, 22, 34, 35, 36, 41], von denen nur die unmittelbar stoffwechselphysiologisch relevanten aufgezählt seien. Muttermilch ist äußerst keimarm [22]. Sie vermittelt zelluläre und humorale Immunfaktoren, die sich insbesondere gegen Keime aus der Umwelt der Mutter richten [2, 5, 8, 9, 26, 29]. Zugleich wird das Kind aktiv und passiv gegen eine Sensibilisierung durch artfremdes Nahrungseiweiß geschützt [7, 14, 22, 24]. Ferner garantiert die Zusammensetzung der Muttermilch eine minimale Belastung des kindlichen Stoffwechsels und stabilisiert damit wiederum die Funktionen des Verdauungsapparats sowie des Wasser-, Elektrolyt- und Säure-Basenhaushalts [22]. Alle genannten Mechanismen tragen dazu bei, das Muttermilchkind gegen enterale Infekte zu schützen. Nur der letztgenannte Mechanismus läßt sich mit „adaptierter" Milch weitgehend nachahmen. Um so mehr Sorgfalt sollte hierauf verwandt werden.

Die vergleichende Zoologie hat eine ausgeprägte Speziesspezifität aller Säugermilchen festgestellt und konnte eindrucksvolle physiologische Bezüge zwischen Wachstumsgeschwindigkeit und Milchzusammensetzung nachweisen, deren Entdeckung z. T. bis in das 19. Jahrhundert zurückgeht. Je rascher eine Spezies wächst, je früher sich das Geburtsgewicht verdoppelt, desto eiweiß- und mineralreicher muß die Milch sein [32]. Diese Erkenntnis ist in Grenzen umkehrbar: Die Zufuhr eines verminderten Eiweißangebots führt zu einer Wachstumsretardierung. Unklar ist, ob eine sichere Wachstumsbeschleunigung durch erhöhte Proteinzufuhr erreicht werden kann. Bekanntlich bewegte sich die Diskussion um die optimale Ernährung Frühgeborener u. a. um diese Frage. Dies soll aber erst später diskutiert werden. Vielmehr sei hieran die immer deutlicher werdende Erkenntnis der modernen Wissenschaft angeschlossen, daß die spezielle Zusammensetzung der Milch jeder Spezies für diese optimal ist und wohl nicht ohne Not verlassen werden sollte. Das hieße auch, daß ein durch bestimmte Abänderungen der Ernährung erreichtes beschleunigtes Wachstum nicht unbedingt als Gewinn zu werten wäre [1, 18, 19, 27, 31, 33, 37].

Welche Überlegungen sind nun anzustellen, wenn künstlich ernährt werden soll, bzw. künstlich ernährt werden muß? Wiederholt wurde von Droese und Stolley gezeigt, daß eine in energetischer Hinsicht ausreichende, gut gemischte Kost in der Regel auch alle anderen ernährungsphysiologischen Ansprüche von Klein- und Schulkindern erfüllt [13]. Völlig anders ist die Situation des Säuglings. Er muß alle erforderlichen Nährstoffe einem einzigen Nahrungsmittel, der Milch, entnehmen. Zwar hängt auch die Zusammensetzung der Muttermilch in gewissem Umfang von der Ernährungslage der Mutter ab [4, 17], aber generell ist davon auszugehen, daß bei ausreichender Ernährung der Mutter Muttermilch unter den verschiedensten Umständen die optimale Ernährung des Säuglings bis zum Ende des 3.–6. Lebensmonat ist. Nach diesem Zeitraum reicht Muttermilch allein energetisch nicht mehr aus [43], andererseits wird in den ersten Lebensmonaten weder Kuhmilch noch eine andere tierische Milch von Säuglingen in unveränderter Form langfristig vertragen [10, 22].

Kuhmilch und Frauenmilch Die Tabelle 14.1 zeigt die Bruttoformeln von Muttermilch und Kuhmilch nach Droese u. Stolley [11].

Zunächst überrascht der praktisch identische Energiegehalt der beiden Milcharten immer wieder. Auch der Hauptenergieträger, Fett, findet sich jeweils in gleichen Mengen, nämlich etwa 3,5%. Qualitativ bestehen allerdings, wie bekannt, erhebliche Differenzen in der Zusammensetzung der Fette,

Tabelle 14.1. Chemische Zusammensetzung von 100 ml Kuhmilch und reifer Frauenmilch. (Nach Droese u. Stolley [11])

	Kuhmilch	Frauenmilch
Gesamteiweiß	3,3 g	1,1 g
Kohlenhydrate	4,8 g	7,0 g
Fette	3,5 g	3,5 g
Gesamtasche	0,7 g	0,2 g
Kalorien	64	66
Joule	268	276

Eiweiße und der neben Laktose noch vorkommenden Kohlenhydrate von Muttermilch und Kuhmilch. Diese wurden in jüngster Zeit vielfach, wenn auch gewiß noch lange nicht abschließend, diskutiert und sollen daher hier unberücksichtigt bleiben. Gleiches gilt für Spurenelemente und Vitamine [6, 11, 12, 20, 22]. Ferner wird auf die in Nayman et al. [25] referierte Literatur verwiesen sowie auf die nach dieser Publikation erstellte Übersichtstabelle der Inhaltsstoffe von Muttermilch im Anhang.

Die klinisch unmittelbarsten Unterschiede zwischen Muttermilch und Kuhmilch bestehen zweifellos in dem weit höheren Eiweiß- und Mineralgehalt der Kuhmilch bei gleichzeitig geringerem Laktosegehalt. Für eine Beurteilung der stoffwechselphysiologischen Konsequenzen dieser Differenzen muß zwischen Osmolarität und renaler Molenlast der Nahrung streng unterschieden werden [28, 42] (Tabelle 14.2).

Osmolarität *Die Osmolarität wird insbesondere durch Mineralgehalt und Laktose, die renale Molenlast durch Eiweißgehalt und Mineralien bestimmt.* Hyperosmolare Nahrungen können den Verdauungstrakt reizen [14]. Die Osmolarität der Kuhmilch liegt mit 260 mOsm/l infolge ihres niedrigen Laktosegehalts sogar noch unter der von Muttermilch. Dagegen beträgt *die renale Molenlast von Muttermilch mit 79 mOsm/l* kaum mehr als ein Drittel derjenigen *von Kuhmilch (228 mOsm/l)* (berechnet nach Tabelle 14.3).

Molenlast Nun zur überschlagsmäßigen *Berechnung der Molenlast.* 100 ml Kuhmilch enthalten etwa 700 mg Asche. Dies entspricht, auf die wichtigsten Elektrolyte Ca, Phosphat, Na, K und Cl bezogen, insgesamt etwa 15 mmol bzw. rund 3 mmol pro Substanz. 100 ml Frauenmilch enthalten in rund 200 mg Asche knapp 5 mmol Elektrolyte, wobei auf jede Substanz überschlagsmäßig 1 mmol entfällt.

Für 100 ml Kuhmilch folgt daraus eine elektrolytbedingte Molenlast von 9 mOsm. Bei einer Nahrungsaufnahme von 100 kcal/kg, bzw. 150 ml Milch/kg ergibt dies eine partielle

Tabelle 14.2. Osmolarität und renale Molenlast. (Nach Tomarelli [42])

	Energiedichte (kcal/dl)	Osmolarität (mOsm/l)	Renale Molenlast (mOsm/l)
Muttermilch	67	273	79
Kuhmilch	67	260	228

Tabelle 14.3. Berechnung der renalen Molenlast. (Nach Ziegler u. Fomon [44])

1. Annahme:	Die Aufnahme von $Na^+ + K^+ + CL^-$ entspricht der renalen Ausscheidung aller Elektrolyte
2. Annahme:	Eiweiß wird zu 70% verbrannt
Folgerung:	1 g Eiweiß liefert $0,7 \times 160 = 112$ mg Stickstoff 1 mOsm Harnstoff enthält 28 mg Stickstoff 1 g Eiweiß liefert 4 mOsm Harnstoff
3. Annahme:	Alle anderen Harnsoluta können vernachlässigt werden

renale Molenlast von etwa 13 mOsm/kg Körpergewicht. Wenn ferner angenommen wird, daß das im Überschuß zugeführte Kuhmilcheiweiß zu 70% verbrannt wird, so fallen, gleichfalls nach Ziegler u. Fomon [44], nochmals rund 5 mOsm Harnstoff pro g Eiweiß bzw. $(4 \times 3,3 \times 1,5) = 20$ mOsm Harnstoff pro kg Körpergewicht an. Die gesamte *renale Molenlast beträgt somit bei Ernährung mit 150 ml Kuhmilch pro kg Körpergewicht* rund *33 mOsm/kg Körpergewicht.*

Bei Muttermilchernährung (150 ml/kg) ergeben sich bei identischer Berechnung nach Ziegler und Fomon (die die Eiweißausnutzung sicher unterschätzt und den Eiweißgehalt der Muttermilch mit 1,2 g/l überschätzt) eine Elektrolytausscheidung von 4,7 mOsm sowie eine Harnstoffausscheidung von 7,2 mOsm, somit eine *gesamte renale Molenlast von 12 mOsm/kg Körpergewicht.*

Wasserbedarf Bei Kuhmilchernährung müßte also eine Mehrausscheidung von 21 mOsm/kg Körpergewicht bewältigt werden. Sehr junge Säuglinge können den Urin u. U. nur auf die doppelte Osmolarität des Serums konzentrieren [30]. Bei einer derartigen Konzentrationsfähigkeit von nur etwa 600 mOsm/l hätte *Kuhmilchernährung einen renalen Wassermehrbedarf von etwa 35 ml/kg Körpergewicht* zur Folge. Was dies für ein Risiko beinhaltet, geht aus den folgenden Überlegungen zur Abschätzung des Wasserhaushalts eines Säuglings hervor.

Unter Grundumsatzbedingungen werden rund 25% der Gesamtkörperwärme als Perspiratio insensibilis abgegeben. Dies entspricht bei einem Umsatz von 100 kcal/kg × Tag einer Wasserabgabe von ca. 50 ml/kg × Tag (bei 37° erfordert die Abgabe von 1 kcal die Verdunstung von 1,72 ml Wasser [10]). Bezogen auf eine durchschnittliche Trinkmenge von 150 ml/kg im ersten Lebenshalbjahr entspricht die Perspiratio insensibilis ($^1/_3$ über die Lunge, $^2/_3$ über die Haut [10]) bereits einem Drittel der Gesamtflüssigkeitsaufnahme. Bei Unruhe und Beschleunigung der Atemfrequenz kann die Perspiratio insensibilis um 20–100% und mehr ansteigen [10]. Bei Fieber steigt die Perspiratio ungefähr um 10% pro Grad Temperatursteigerung an [44].

Für die Stuhlbildung werden bis zu 40 ml/Tag, für den Anwuchs bis zu 30 ml/Tag angesetzt [10]. Für die Urinproduktion verbleiben somit unter Normalbedingungen für ein 4 Monate altes 7 kg schweres Kind noch 150–60 $(50+40/7+30/7)=90$ ml Wasser/kg Körpergewicht. *Bei Muttermilchernährung ergibt sich hieraus eine Urinkonzentration von 133 mOsm/l, bei Kuhmilchernährung errechnen sich 367 mOsm/l Urin.*

Mit Muttermilch wird, wie gezeigt, eine renale Molenlast von rund 80 mOsm/l, *mit Kuhmilch* von rund 220 mOsm/l, also *das Dreifache an harnpflichtigen Substanzen* zugeführt. Da die anderen Größen des Wasserhaushalts hiervon unberührt bleiben, bedeutet dies, daß der für Belastungssituationen entscheidende *Spielraum an freiem Wasser für die renale Ausscheidung* gegenüber dem Brustkind *um so gefährlicher eingeschränkt* wird, *je niedriger das Konzentrationsvermögen der Niere liegt.* Dies kann rasch kritisch werden, insbesondere wenn Verluste durch Durchfall, Erbrechen, Fieber und hohe Umgebungstemperatur gleichzeitig mit einem in solchen Fällen ja sehr häufigen Rückgang der Flüssigkeitszufuhr durch Inappetenz zusammentreffen.

Unter diesem Aspekt betrachtet, besteht *eine der wichtigsten Aufgaben der sog. Adaptierung der künstlichen Ernährung an die Muttermilch* in einer möglichst weitgehenden *Verminderung der renalen Molenlast* durch Annäherung des Eiweiß- und Salzgehalts an die Werte der Muttermilch.

In unverändertem Zustand sind Muttermilch und Kuhmilch praktisch isokalorisch. Dies ist als ausgesprochener Sicherheitsfaktor im Hinblick auf den Wasserhaushalt zu werten, da nach Fomon et al. [16] Säuglinge bei „ad-libitum"-Fütterung ihr Nahrungsvolumen im wesentlichen nach dem Kaloriengehalt, d. h. nach der Energiedichte der Nahrung orientieren. Je konzentrierter eine Nahrung ist, desto eher droht also ein Flüssigkeitsdefizit. Tatsächlich wurden durch zu konzentriert angerichtete Pulverfertignahrungen wiederholt schwere Exsikkosen mit hypertoner Dehydratation ausgelöst [40]. Ein Flüssigkeitsdefizit droht aber auch dann, wenn verminderte Mengen einer normal konzentrierten Nahrung aufgenommen werden. Dann nimmt zwar die renale Molenlast proportional zur verminderten Flüssigkeitszufuhr ab; die extrarenalen Flüssigkeitsverluste bleiben aber völlig unverändert, so daß die zur renalen Ausscheidung zur Verfügung stehende Flüssigkeitsmenge unverhältnismäßig stark vermindert wird [44].

Saure Valenzen Einer **weiteren Belastung ist die Säuglingsniere bei Kuhmilchernährung durch die erhöhte Zufuhr von sauren Valenzen ausgesetzt.** Dies wurde besonders durch die Beobachtung der sog. **„späten metabolischen Azidose"** vor allem bei Frühgeborenen mit eiweißreicher Ernährung in der 2.–3. Lebenswoche deutlich [23]. Svenningsen u. Linquist [38, 39] zeigten darüber hinaus, daß auch bei einem, allerdings kleinen, Teil der reifen Neugeborenen mit zunehmendem Eiweißgehalt der Nahrung [16–38 g/l] zwischen dem 5. und 21. Lebenstag ein signifikanter Abfall des Blut-pH und eine Zunahme des Basendefizits nachweisbar sind. Im Gegensatz zu den Frühgeborenen benötigen die reifen Kinder keine Therapie zur Überwindung dieser Situation, die nach Ansicht vieler, aber nicht aller, Autoren mit deutlichen Gedeihstörungen einhergeht.

Die Reifung aller Stoffwechselfunktionen verläuft bei den einzelnen Kindern unterschiedlich rasch. Ernährungsphysiologische Frühgeborenenprobleme sind daher zu Recht auch als bedingte Risiken für reifgeborene Kinder anzusehen. Derartige Risiken soweit wie möglich zu mindern, ist die Aufgabe der Ernährungslehre [15]. Sie muß in ihren Grundzügen jedem Pädiater vertraut sein.

Von seiten der Industrie ist als sehr rasch zu verwirklichender Beitrag eine bessere Deklaration der Rezepturen zu fordern, die auch Osmolarität und Molenlast mit einschließen sollten, was bisher erst in Ausnahmefällen geschieht.

Anhang: Die Zusammensetzung von Muttermilch

Die Funktion von spezifischen Immunglobulinen, zellulären Komponenten und Enzymen der Muttermilch ist nicht nachahmbar. Dennoch ist eine möglichst genaue Kenntnis der einzelnen Komponenten der Muttermilch Voraussetzung für jeden Versuch, „adaptierte" Milch herzustellen. Tabelle 14.4, nach Nayman et al. [25], aus etwa 65 Quellen zusammengestellt und durch Umrechnungen auf molare Konzentrationen ergänzt, repräsentiert den augenblicklichen Kenntnisstand.

Tabelle 14.4. Zusammensetzung der reifen Muttermilch. (Modifiziert nach der Literaturzusammenstellung bis 1977 nach Nayman et al. [25])

	g/dl	mg/dl		mmol/l	
Gesamt-Nährstoffgehalt	12,0 ± 1,1				
Gesamt-Stickstoff		180 ± 27			
Gesamt-Eiweiß		880 ± 130			
Casein		382 ± 56			
Laktalbumin		250 ± 39			
Laktoferrin		167 ± 40			
Serum-Albumin		56 ± 6			
Lysozym		ca. 46			
IgA		ca. 50			
IgG		3,3 ± 1,1			
Aminosäuren gesamt (frei)					
L-Alanin		36 ± 2,8	(1,6 ± 0,7)	4,04 ± 0,30	(0,18 ± 0,08)
L-Arginin		31 ± 2,8	(0,2 ± 0,04)	1,78 ± 0,16	(0,01 ± 0,002)
L-Asparaginsäure		89 ± 13	(0,7 ± 0,1)	6,69 ± 0,98	(0,05 ± 0,008)
L-Cystin		24 ± 1	(0,8 ± 0,1)	1,0 ± 0,04	(0,03 ± 0,004)
L-Glutaminsäure		196 ± 11	(ca. 9,7)	13,3 ± 0,75	(ca. 0,66)
L-Glycin		22 ± 2	(0,8 ± 0,6)	2,99 ± 0,27	(0,11 ± 0,08)
L-Histidin		22 ± 1,1	(0,2 ± 0,04)	1,42 ± 0,07	(0,013 ± 0,003)
L-Isoleucin		53 ± 3	(0,1 ± 0,02)	4,04 ± 0,23	(0,008 ± 0,002)
L-Leucin		101 ± 3	(0,3 ± 0,04)	7,7 ± 0,23	(0,02 ± 0,0003)
L-Lysin		64 ± 2	(0,3 ± 0,24)	4,38 ± 0,14	(0,02 ± 0,016)
L-Methionin		15 ± 1,9	(0,09 ± 0,001)	1,01 ± 0,13	(0,006 ± 0,0001)
L-Phenylalanin		38 ± 1,7	(0,20 ± 0,02)	2,3 ± 0,10	(0,01 ± 0,001)
L-Prolin		89 ± 5	(0,30 ± 0,07)	7,73 ± 0,43	(0,03 ± 0,006)
L-Serin		45 ± 3	(1,2 ± 0,10)	4,28 ± 0,28	(0,11 ± 0,01)
L-Threonin		45 ± 2	(0,90 ± 0,20)	3,78 ± 0,17	(0,08 ± 0,017)
L-Tryptophan		ca. 20	(?)	ca. 0,98	(?)
L-Tyrosin		41 ± 2	(0,30 ± 0,03)	2,26 ± 0,11	(0,017 ± 0,0017)
L-Valin		56 ± 2	(0,50 ± 0,06)	4,78 ± 0,17	(0,04 ± 0,005)
L-Asparagin		?	(ca. 14)	?	(ca. 1,06)
L-Glutamin		?	(ca. 7,5)	?	(ca. 0,51)
L-Taurin		–	(8,2 ± 1,2)	–	(0,66 ± 0,1)
Nichteiweiß-Stickstoff		mg/dl		mmol/l	
Harnstoff		31		5,2	
Harnsäure		ca. 4,6		ca. 0,27	
Kreatin		ca. 3,3		ca. 0,25	
Kreatinin		ca. 2,2		ca. 0,19	
Glukosamin		ca. 50		ca. 2,8	
Nukleotide		?		?	
Laktose	g/dl			mmol/l	
	7,04 ± 0,41			205,7 ± 12	

Tabelle 14.4 (Fortsetzung)

Gesamtfette	g/dl 4,12± 1,26	
Fettsäuren in % der Gesamtfettsäuren		
6 : 0 Capronsäure		ca. 0,1
8 : 0 Caprylsäure		ca. 0,1
10 : 0 Caprinsäure		1,2± 0,4
12 : 0 Laurinsäure		6,3± 2,6
14 : 0 Myristinsäure		8,6± 2,5
16 : 0 Palmitinsäure		21,0± 2,7
16 : 1 Palmitoleinsäure		2,7± 0,5
18 : 0 Stearinsäure		7,0± 1,2
18 : 1 Ölsäure		37,3± 4,3
18 : 2 Linolsäure		10,0± 2,2
18 : 3 Linolensäure		1,0± 0,5
C_{20} und C_{22} mehrfach ungesättigte Fettsäuren		2,9± 0,15
Phospolipide	mg/dl	
Lezithin	ca. 78	
Phosphatidylaethanolamin	?	
Sphingomyelin	?	
Cholesterin	11–23	
Cholin	ca. 9	
Inosit	11–39	
Vitamine	µg/dl	
Fettlösliche Vitamine		
Vitamin A (Retinoläquivalente)	47,4± 18,3	
β-Karotine	23,4± 10,3	
Gesamt-Vitamin D (fett- u. wasserlöslich)	1,1	
Vitamin E (Gesamt-Tokopherole))	280 ± 90	
Vitamin K	ca. 1,5	
Wasserlösliche Vitamine		
B_1 (Thiamin)	16	
B_2 (Riboflavin	39	
Niacin	159	
Pantothensäure	190	
Folsäure)	ca. 0,18 – 5,2	
B_6 (Pyridoxin)	18 ± 5	
B_{12} (Cobalamin)	ca. 0,03	
Biotin	ca. 0,4	
C (Ascorbinsäure)	4300	

Mineralien	mg/dl	mval/l
Kalzium	29,7± 6,4	14,86
Phosphat	15	14,52
Kalium	55	14,10
Natrium	15	6,52
Chlorid	38,5	10,85
Schwefel	ca.14	8,76
Magnesium	ca. 2,3–5	1,9–4,12

Tabelle 14.4 (Fortsetzung)

Spurenelemente	µg/dl
Chrom	ca. 4,8
Eisen	46
Fluor	ca. 0,5 – 49
Jod	ca. 3 – 7
Kobalt	0,1 – 2,7
Kupfer	34 ± 15
Mangan	0,7 – 40
Selen	2,0
Zink	166 ± 52
Kalorien (kcal/100 ml)	69
Osmolalität (mOsm/kg H_2O)	282 ± 9
pH	7,2

Literatur

1. American Academy of Pediatrics Committe on Nutrition (1977) Nutritional needs of low birth-weight infants. Pediatrics 60: 519–530
2. American Academy of Pediatrics Nutrition Committee of the Canadian Paediatric Society and the Committee on Nutrition of the American Academy of Pediatrics (1978) Breastfeeding. Pediatrics 62: 591–601
3. Balli F (1979) Nutritional problems in chilhood. Proceedings of the International Symposium Modena. Piccin, Padova
4. Belavady B (1979) Quantity and composition of breast milk in malnourished mothers. In: Hambraeus L, Sjölin S (eds) The mother/child dyad – nutritional aspects. Almquist & Wiksell, Stockholm, pp 62–68
5. Brock JH (1980) Lactoferrin in human milk: its role in iron absorption and protection against enteric infection in the newborn infant. Arch Dis Child 55: 417–421
6. Bulgarelli R (1979) A review of the differences between the composition of cow's milk and maternal milk and the requirements of the infant. In: Balli F (ed) Nutritional problems in childhood. Piccin, Padova, pp 11–52
7. Chandra RK (1979) Prospective studies of the effect of breast feeding on incidence of infection and allergy. Acta Paediatr Scand 68: 691–694
8. Cunningham AS (1977) Morbidity in breast-fed and artificially fed infants. J Pediatr 90: 726–729
9. Cunningham AS (1979) Morbidity in breast-fed and artificially fed infants, II. J Pediatr 95: 685–689
10. Droese W, Stolley H (1965) Spezielle Ernährungsprobleme der Altersstufen. Säuglingsernährung. Besondere Charakteristika des Säuglings und seiner Ernährung. In: Handbuch der Kinderheilkunde, Bd IV. Springer, Berlin Heidelberg New York, S 495–520
11. Droese W, Stolley H (1965) Künstliche Ernährung des Säuglings. In: Handbuch der Kinderheilkunde, Bd IV. Springer, Berlin Heidelberg New York, pp 550–578
12. Droese W, Pape E, Stolley H (1976) Zur Frage der Versorgung des Säuglings mit Fett und Fettsäuren I. Fettgehalt und Fettsäuremuster in Frauenmilch und Kuhmilch. Eur J Pediatr 122: 57–67

13. Droese W, Stolley H, Kersting M (1976) Ernährungsprobleme bei Klein- und Schulkindern. Therapiewoche 26: 2–8
14. Eastham EJ, Walker WA (1979) Adverse effects of milk formula ingestion on the gastrointestinal tract. An Update. Gastroenterology 76: 365–374
15. ESPGAN Committee on Nutrition (1977) Guidelines on infant nutrition I. Recommendations for the composition of an adapted formula. Acta Paediatr Scand [Suppl] 262
16. Fomon SJ, Filer LJ, Thomas LN, Anderson TA, Nelson SE (1975) Influence of formula concentration on caloric intake and growth of normal infants. Acta Paediatr Scand 64: 172
17. Forsum E, Lönnerdal B (1980) Effect of protein intake on protein and nitrogen composition of breast milk. Am J Clin Nutr 33: 1809–1813
18. Gaull G, Sturman JA, Räihä NCR (1972) Development of mammalian sulfur metabolism: Absence of cystathionase in human fetal tissues. Pediatr Res 6: 538
19. Gaull GE, Rassin DK, Räihä NCR, Heinonen K (1977) Milk protein quantity and quality in low-birth-weight infants III. Effects on sulfur amino acids in plasma and urine. J Pediatr 90: 348–355
20. Hambraeus L (1977) Proprietary milk versus human breast milk in infant feeding: a critical appraisal from the nutritional point of view. Symposium on nutrition in pediatrics. Pediatr Clin North Am 24: 17–36
21. Hövels O, Eckert I (1978) Säuglingsernährung in den ersten Lebensmonaten in Klinik und Praxis. Symposium in Bad Nauheim. Thieme, Stuttgart
22. Jelliffe DB, Jelliffe EFP (1978) Human milk in the modern world. Oxford University Press, Oxford New York Toronto
23. Kildeberg P (1964) Disturbances of hydrogen ion balance occurring in premature infants II. Late metabolic acidosis. Acta Paediatr Scand 53: 517
24. Lebenthal E (1975) Cow's milk protein allergy. Pediatr Clin North Am 22: 827–833
25. Nayman R, Thomson ME, Scriver CR, Clow CL (1979) Observations on the composition of milk-substitute products for treatment of inborn errors of amino acid metabolism. A proposàl to rationalize nutrient content of treatment products. Am J Clin Nutr 32: 1279–1289
26. Ogra PL, Dayton DH (1979) Immunology of breast milk. Raven, New York
27. Pascal TA, Gillam BM, Gaull GE (1972) Cystathionase: Immunochemical evidence for absence from human fetal liver. Pediatr Res 6: 773
28. Paxson CL, Adcock EW, Morriss FH (1977) Osmolalities of infant formulas. Am J Dis Child 131: 139–141
29. Pitt J (1979) The milk mononuclear phagocyte. Pediatrics [Suppl] 64: 745–749
30. Plenert W, Heine W (1978) Normalwerte, 5. Aufl. VEB Volk und Gesundheit, Berlin
31. Räihä NCR, Heinonen K, Rassin DK, Gaull GE (1976) Milk protein quantity and quality in low-birth-weight infants: I. Metabolic responses and effects on growth. Pediatrics 57: 659
32. Rapoport SM (1966) Medizinische Biochemie, 4. Aufl. VEB Volk und Gesundheit, Berlin
33. Rassin DK, Gaull GE, Heinonen K, Räihä NCR (1977) Milk protein

quantity and quality in low-birth-weight infants: II. Effects on aliphatic amino acids in plasma and urine. Pediatrics 59: 407
34. Royer P, Vahlquist B (1978) Breast feeding and composition of human milk – recent progress in our knowledge. Symposium at the XVth International Pediatric Congress. Acta Paediatr Scand 67: 553–582
35. Schmidt E (1979) Neuere Aspekte der Ernährung mit Muttermilch. Dtsch Ärztebl 76: 639–643
36. Schmidt E (1980) Stillen und Stillhindernisse. Bericht über ein internationales Symposium in Düsseldorf. Deutsches Grünes Kreuz, Marburg
37. Sturman JA, Gaull GE, Räihä NCR (1970) Absence of cystathionase in human fetal liver: Is cystine essential? Science 169: 74
38. Svenningsen NW, Lindquist B (1973) Incidence of metabolic acidosis in term, preterm and small-for-gestational age infants in relation to dietary protein intake. Acta Paediatr Scand 62: 1–10
39. Svenningsen NW, Lindquist B (1974) Postnatal development of renal hydrogen ion excretion capacity in relation to age and protein intake. Acta Paediatr Scand 63: 721–731
40. Taitz LS, Byers HD (1972) High calorie/osmolar feeding and hypertonic dehydration. Arch Dis Child 47: 257–260
41. Tönz O, Schwaninger U, Holzherr E, Schafroth M (1980) Die Säuglingsernährung in der Schweiz 1978. Eine prospektive Studie über die Ernährungsgewohnheiten in den ersten 6 Lebensmonaten, I. Teil. Natürliche Ernährung: das Stillen. Schweiz Med Wochenschr 110: 937–947
42. Tomarelli RM (1976) Osmolality, osmolarity, and renal solute load of infant formulas. J Pediatr 88: 454–456
43. Waterlow JC, Thomson AM (1979) Observations on the adequacy of breast-feeding. Lancet II: 238:242
44. Ziegler EE, Fomon SJ (1971) Fluid intake, renal solute load, and water balance in infancy. J Pediatr 78: 561–568

15 Ernährung des Neugeborenen

W. Schröter

15.1 Geschichtlicher Rückblick

Czerny u. Keller beginnen ihr im Jahre 1901 erschienenes Buch: „Des Kindes Ernährung, Ernährungsstörungen und Ernährungstherapie" [3] mit dem Satz: „Die Art der Ernährung eines Kindes muß so beschaffen sein, daß sich das Kind bei derselben körperlich und – soweit dies vom Ernährungszustande abhängig ist – auch geistig normal entwickelt und sowohl von Stoffwechselstörungen als auch von solchen Erkrankungen verschont bleibt, deren Entstehung durch eine Ernährungsstörung begünstigt wird."
Die von Czerny u. Keller zu Beginn dieses Jahrhunderts vertretenen Lehrmeinungen haben alle weiteren Arbeiten auf dem Gebiet der Ernährungslehre entscheidend geprägt. Die Frage, wann das Neugeborene seine erste Nahrung erhalten soll, war Anfang dieses Jahrhunderts ebenso umstritten wie heute [8]. Czerny vertrat den Standpunkt, daß es unzweckmäßig sei, einem Kinde am 1. Lebenstag Nahrung zu verabfolgen. Er fährt fort: „...Nun ist es allerdings nicht ohne weiteres klar, warum ein Kind den 1. Lebenstag hindurch oder noch darüber hinaus ohne Nahrung bleiben soll, da doch sofort nach der Geburt, schon durch die erhöhte Wärmeabgabe, Kraft verbraucht wird, welche Ersatz erfordert" [3]. Mit der um die Jahrhundertwende uneingeschränkte Autorität des erfahrenen Klinikers beendet er schließlich kurzerhand die Diskussion: „Berufen wir für uns, um für den Menschen eine Regel aufstellen zu können, auf die Erfahrung und fragen wir, ob wir eine größere Sicherheit besitzen, das Kind gesund zu erhalten, wenn die Ernährung am 1. Tage oder wenn sie erst später begonnen wird, so müssen wir es als richtig bezeichnen, in den ersten 24 h keine Nahrung zu verabfolgen" [3].
Kontroverse Meinungen sollen jedoch nicht verschwiegen werden: Nahrungskarenz bis zu 3 Tagen, frühes Füttern

einiger Teelöffel gekochten Wassers, verdünnte Kuhmilch, Milchzuckerlösung, Zuckerwasser, Salzlösungen und gesüßter Tee, je sogar eine 17%ige Rohrzuckerlösung waren schon zu Beginn dieses Jahrhunderts die Alternativen zu der empfohlenen 24stündigen Nahrungskarenz [3].

Nach der *stürmischen Entwicklung der Stoffwechselforschung* in den letzten Jahrzehnten soll nun erörtert werden, ob die aufgeworfenen Fragen heute befriedigend erklärt werden können. Allein die Tatsache, daß man auch heute noch geteilter Meinung ist, wann ein neugeborenes Kind seine erste Nahrung erhalten und wie diese Nahrung zusammengesetzt sein soll, ob zusätzlich oder anstelle von Milch noch Flüssigkeit in Form von Wasser oder als Zuckerlösung gefüttert werden soll, und schließlich, welche Kalorien- und Wassermengen als optimal anzusehen sind, lassen bezweifeln daß der Ernährungsforschung bisher der große Wurf gelungen ist.

Allgemein anerkannt und unbestritten ist, daß die Nahrung des Neugeborenen so beschaffen sein muß, daß sich das Kind körperlich und auch geistig normal entwickelt und von Adaptationsstörungen sowie von Erkrankungen verschont bleibt, deren Entstehung durch eine falsche Ernährung begünstigt werden könnte. Unbestritten ist auch, daß **beim Neugeborenen längere Nahrungspausen nicht zu verantworten** sind, denn während der Anpassung an die extrauterine Umwelt, in der Phase des schnellsten Wachstums und der Differenzierung, ist der Energiebedarf besonders hoch. Der bei der Geburt vorhandene Energievorrat in Form von **Glykogen** ist in **weniger als 12 h aufgebraucht** [10]. Dringender Ersatz tut also not. Nicht in jedem Falle wird es möglich sein, die erforderlichen Nahrungs- und Flüssigkeitsmengen auf oralem Wege zuzuführen, da von seiten des Kindes, z. B. durch Unreife, Untergewicht und durch Störungen der Atmung, einer optimalen Ernährung Grenzen gesetzt sind. Aus diesem Grunde ist oft die parenterale Ernährung nicht zu umgehen.

Keine Hungerpausen

Es soll nun versucht werden, die eingangs gestellten Fragen, die die Pädiatrie seit mehr als 80 Jahren beschäftigen, im Lichte der im letzten Jahrzehnt auf dem Gebiet der Biochemie des Neugeborenen gewonnenen Erkenntnis zu beantworten. Hierzu ist es notwendig, zunächst kurz die Stoffwechselsituation vor und nach der Geburt zu analysieren. Anschließend werden schwerpunktmäßig die aus der postnatalen Adaptation resultierenden Stoffwechselveränderung besprochen, sofern sie durch die Ernährung beeinflußbar erscheinen.

Schließlich wird die an der Frauenklinik und der Kinderklinik der Universität Göttingen praktizierten Ernährung reifer, unreifer und hypotropher Neugeborener mitgeteilt und das zugrundeliegende Konzept begründet.

15.2 Die Stoffwechselsituation des Neugeborenen

Solange sich die Frucht im Mutterleib befindet, wird sie über die Plazenta optimal mit allen notwendigen Nahrungsstoffen versorgt. **Gegen Ende der Gravidität** wird vorsorglich ein kleiner *Energievorrat* angelegt: der Gehalt der Leber *an Glykogen* steigt an. Alle für die Bildung und die Utilisation dieses Energiedepots notwendigen Enzyme sind vorhanden (vgl. Abb. 15.1). Lediglich die Neubildung von Glukose hinkt etwas nach. Die Glukoneogenese ist erst am Ende des 2. Lebenstages voll entwickelt. Ohne auf weitere Einzelheiten eingehen zu wollen, sei festgehalten, daß die Kohlenhydrathomöostase im Alter von 4 Wochen eine dem Erwachsenen vergleichbare Stabilität erlangt hat [7, 8].

Postpartual anaerober KH-Abbau

Mit der Geburt wird der kontinuierliche Strom von Nahrungsstoffen und Sauerstoff von der Mutter zum Feten abrupt unterbrochen (Abb. 15.2). Das Neugeborene gerät bis zum Einsetzen der eigenen Atmung in einen mehr oder weniger ausgeprägten Sauerstoffmangel. Infolge der *Gewebshypoxie* überwiegt der **anaerobe Glukoseabbau.** Diese Situation benachteiligt das Neugeborene zweifach: erstens beträgt die Energieausbeute des anaeroben Glukoseabbaus *nur $5^0/_0$ der Energieausbeute* bei ausreichendem Sauerstoffangebot und zweitens entsteht wesentlich **mehr Milchsäure** als bei aerobem Glukoseabbau. Die geringere Energieausbeute bewirkt kompensatorisch eine Zunahme des Glukoseverbrauchs bei gleichzeitiger Anhäufung von Milchsäure, die infolge der nur ungenügend entwickelten Glukoneogenese nur langsam zu Glukose resynthetisiert werden kann. Durch Anhäufung von Laktat entsteht eine **metabolische Azidose.** Die unterbrochene Glukosezufuhr, der infolge des anaeroben Stoffwechsels erhöhte Glukoseverbrauch und die unweigerlich beginnende Nahrungskarenz sind für den unmittelbar

Postnatale Hypoglykämie

postnatal beginnenden **Abfall der Blutglukosekonzentration** verantwortlich. Die bei konventionellem Ernährungsregime (Nahrungskarenz am 1. Lebenstag) nur geringe Zufuhr von

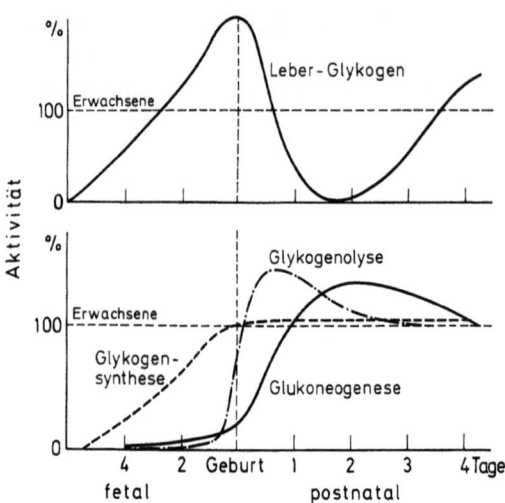

Abb. 15.1. Glykogengehalt der Leber und Aktivitäten der Glykogensynthese, der Glykogenolyse sowie der Glukoneogenese während der Entwicklung der Ratte. (Aus Schröter [7])

Kohlenhydraten in den ersten Lebenstagen ist die Ursache einer *gesteigerten Lipolyse,* die im Absinken des respiratorischen Quotienten und Anstieg der freien Fettsäuren und der Ketonkörper ihren Ausdruck findet.

Normalerweise sind diese postnatal auftretenden Stoffwechselveränderungen geringfügig und für das Neugeborene *harmlos.* Die metabolische Azidose gleicht sich innerhalb der beiden ersten Lebensstunden spontan aus. Die Blutzuckerkonzentration erreicht ihren **niedrigsten Wert von rund 50 mg$^0/_0$ mit 1–3 h** und pendelt sich danach auf ein Niveau von 50–60 mg% ein [2]. Die *Ketonkörperkonzentration* erreicht ihr *Maximum am 3. Lebenstag.* Gleichzeitig steigen die Konzentration und die Ausscheidung der Ketonkörper im Urin an [9]. Die frühzeitige Infusion von Glukose (7 g/kg Körpergewicht/24 h) in den beiden ersten Lebenstagen verhindert den Anstieg der Ketonkörperkonzentration im Serum vollständig, und zwar durch eine Hemmung der Ketonkörperbildung und nicht durch eine vermehrte Ausscheidung infolge der gesteigerten Diurese [9].

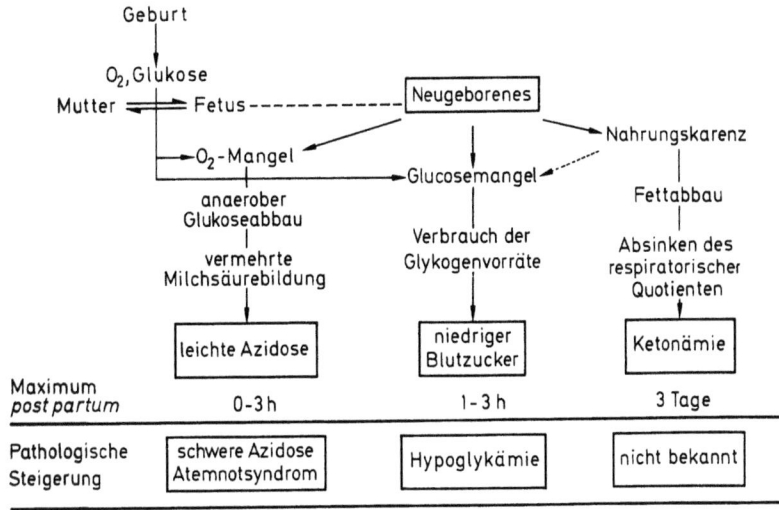

Abb. 15.2. Umstellung des Kohlenhydratstoffwechsels bei der Geburt und daraus resultierende Veränderungen. (Nach Schröter u. Kraus [8])

15.3 Schaden Hypoglykämie und Ketonämie dem Neugeborenen?

Hypoglykämie-toleranz

Jedem Kliniker ist bekannt, daß reife Neugeborene selbst Blutglukosekonzentrationen von weniger als 20 mg% häufig symptomlos vertragen. Diese sog. *„Hypoglykämietoleranz"* des Neugeborenen ist lange bekannt, und die Frage muß gestellt werden, ob die symptomlos verlaufende Hypoglykämie schadet und ob sie verhütet bzw. behandelt werden muß. Da in diesem Rahmen die Problematik der Neugeborenenhypoglykämie nicht weiter verfolgt werden kann [6], soll lediglich ein Forschungsergebnis mitgeteilt werden, daß die Hypoglykämietoleranz des Neugeborenen in einem neuen Licht erscheinen läßt. Sowohl im Tierexperiment als auch beim neugeborenen Kind konnte gezeigt werden, daß *das*

Hohe Keton-Körperutilisation

Neugeborenengehirn die *Fähigkeit* besitzt, *5mal soviel Ketonkörper direkt für die Energiegewinnung zu verwerten* wie das Erwachsenengehirn [4, 5]. Vermutlich erklärt diese Tatsache, warum Neugeborene im Gegensatz zu Erwachsenen niedrige Blutglukosekonzentrationen symptomlos tolerieren. Ihr Gehirn ist nicht allein auf die Glukose als Energiequelle angewiesen.

Die durch Steigerung der Lipolyse anfallenden Ketonkörper sind ein vollwertiges Energiesubstrat, das unmittelbar vom Gehirn utilisiert werden kann. Zusammenfassend ist festzuhalten, daß die Hypoglykämie bei Neugeborenen vermutlich so lange keine Symptome macht, wie dem Gehirn genügend Ketonkörper zur Verfügung stehen und daß die postnatale Ketonämie als ein sinnvoller Kompensationsmechanismus aufzufassen ist. Aus dieser Erkenntnis soll nich voreilig der Schluß gezogen werden, die Hypoglykämie sich selbst zu überlassen. Solange nicht erwiesen ist, daß die Hypoglykämie ein harmloses biochemisches Symptom ist, muß ihre Entwicklung durch ausreichende Nahrungszufuhr verhütet werden. Eine manifeste Hypoglykämie bedarf der Behandlung.

15.4 Energiebedarf des Neugeborenen

Nahrungspause unbegründet

Im Hinblick auf die besprochenen Veränderungen im Kohlenhydrat- und Fettstoffwechsel erscheint es notwendig, einem **neugeborenen Kind so früh wie möglich Nahrung** zu verabfolgen. Die seit nahezu 100 Jahren eingebürgerte Nahrungskarenz von 24 h ist wissenschaftlich nicht zu begründen. Selbst Czerny kam zu dem Schluß, daß sofort nach der Geburt durch die erhöhte Wärmeabgabe Kraft verbraucht wird, welche Ersatz erfordert [3]. Der **minimale Energieverbrauch** eines reifen Neugeborenen beträgt rund **40 cal/kg Körpergewicht 24 h.** **Unreife und hypotrophe** Neugeborene haben einen um das **$1^1/_2$-fache höheren Bedarf** (Tabelle 15.1). Muskelarbeit, Tem-

Tabelle 15.1. Energiebedarf des Neugeborenen. (Nach Sinclair [11])

	Reif	Unreif	Hypotroph
Minimale Stoffwechselrate (cal/kg/24 h)	32–43	34–60	50–60
Notwendige Energiezufuhr (cal/kg/24 h	120	130	140
Wasser (ml/kg/24 h)	80–150	100–150	100–150
Protein (g/kg/24 h)	2,5–3,0	2,5–3,0	2,5–3,0
Kohlenhydrate (g/kg/24 h)	10–15	20	25–30
Fett (g/kg/24 h)	3,0	3,0	3,0

peraturregulation und Wachstum erfordern jedoch spätestens vom 3. Lebenstag an eine 2- bis $2^{1}/_{2}$ mal höhere Energiezufuhr, also etwa 120–140 cal/kg Körpergewicht/24 h [11]. Für diese Kalorienmenge stehen 100–150 ml Wasser/kg Körpergewicht/24 h zur Verfügung. Eine geringere Wasserzufuhr ist mit dem Anstieg harnpflichtiger Substanzen im Serum verbunden [1]. Die Nahrung sollte in einem ausgewogenen Verhältnis Eiweiß, Kohlenhydrate und Fett enthalten. Idealer Energiespender, der diesem Anspruch gerecht wird, ist die *Muttermilch*.

120–140 cal/kg/Tag

15.5 Praktische Durchführung der Neugeborenenernährung

Tabelle 15.2 zeigt, wie an den Göttinger Kliniken vorgegangen wird. Die Kinder werden so früh wie möglich, meist noch *im Kreißsaal, an die Brust angelegt.* Sie trinken in den beiden ersten Tagen aus der noch wenig ergiebigen Brust der Mutter bei jeder einzelnen Mahlzeit nur kleine Mengen, etwa 10–20 ml, und auch bei häufigem Anlegen beträgt die gesamte *Tagestrinkmenge* am *1. Tag höchstens 50,* am *2. Lebenstag* rund *100 ml Milch.* Diese Menge reicht nicht aus, um den Energiebedarf auch nur annähernd zu decken. Wir füttern daher nach jeder Brustmahlzeit anfangs *$10^0/_0$ige Glukoselösung* in Tee und spätestens *vom 2. Lebenstag an* eine an die Frauenmilch *adaptierte Nahrung* nach. Die Erfahrung hat

Frühes Anlegen und Zufüttern

Tabelle 15.2. Ernährung reifer Neugeborener (Frauenklinik der Universität Göttingen)

Erste 24 h:	So früh wie möglich an die Brust anlegen, anschließend 10%ige Glukoselösung oder Milch füttern. Angestrebt: 50 ml Milch plus 100 ml Glukoselösung = 75 cal ~ 25 cal/kg
Zweite 24 h:	100 ml Milch + 50 ml Glukoselösung = 90 cal ~ 30 cal/kg
3.–10. Tag:	Steigerung auf 600 ml Milch = 420 cal ~ 130 cal/kg
Mahlzeiten:	5–6/Tag
Nahrung:	Frauenmilch oder adaptierte Milch
Wenn orale Ernährung nicht möglich:	
i. v. Infusion von	10 mg Glukose/kg/min ~ 14,4 g Glukose/kg/24 h ~ 60 cal/kg/24 h

gezeigt, daß Trinkmengen von insgesamt *100 ml am 1.* und *150 ml am 2. Lebenstag* kaum überschritten werden, so daß wir trotz unserer Bemühungen in den beiden ersten Tagen nur 25 bzw. 30 cal/kg Körpergewicht/24 h zuführen können. Nur durch Zufüttern stärker konzentrierter Kohlenhydratlösungen in Form einer *25%igen Lösung von Oligosacchariden,* die nicht osmotisch wirksam ist und gut resorbiert wird, läßt sich eine höhere Kalorienzufuhr erreichen [8]. Mit Milch allein wird erst am 10. Lebenstag die erwünschte Kalorienmenge von 130 cal/kg Körpergewicht/Tag erreicht.

Nachfüttern ohne Folgen für Stillen Von mancher Seite wird angewandt, daß das Nachfüttern von Glukoselösung oder von Milch die *Saugkraft der Kinder* lähme, die dann mit zu geringer Begierde an die Brust gingen. Daß dies nicht der Fall ist, belegen die an der Göttinger Universitäts-Frauenklinik[1] sehr sorgfältig geführten Stillprotokolle.

Seit 1975 ist ein stetiger Anstieg der bei der Entlassung aus der Klinik voll stillenden Mütter von 25 auf 54% zu verzeichnen. Im Jahre 1980 betrug der Anteil der voll stillenden Mütter, die gemeinsam mit ihrem Kind im gleichen Zimmer untergebracht sind, 76% und nur 5% der Mütter stillen überhaupt nicht. Der engere Kontakt zwischen Mutter und Kind und die intensivere Anleitung der Mütter durch die Schwestern tragen also ihre ersten Früchte. Trotz aller Bemühungen ist es nicht möglich, Neugeborene in den ersten Lebenstagen vollkalorisch zu ernähren. Es wurde offenkundig, daß Tee mit 5%iger Glukose, wie er vielerorts gefüttert wird, zur Energiesubstitution völlig ungenügend ist. Man kann darüber streiten, ob es notwendig ist, reifen Neugeborenen in den ersten Lebenstagen ihren Kalorienbedarf voll zu decken. Fest steht, daß in den meisten Geburtskliniken wesentlich weniger gegeben wird als nach unseren Erfahrungen möglich ist. Man muß sich darüber im klaren sein, daß auch der hier vorgeschlagene Weg nur ein Kompromiß zwischen der theoretisch wünschenswerten Nahrungsaufnahme und dem, was praktisch möglich ist, darstellt. Anzeichen dafür, daß der vorgeschlagene Weg für das Neugeborene nachteilig sein könnte, haben wir nicht festgestellt.

Darüber, daß *frühgeborene und hypotrophe Neugeborene so*

---

[1] Schwester Hanni Hotopp, Universitäts-Frauenklinik Göttingen, möchte ich an dieser Stelle sehr herzlich für ihre sorgfältige Dokumentation und die Auswertung der Stillprotokolle danken

Frühgeborene und Untergewichtige Neugeborene durch Hunger gefährdet

früh wie möglich ernährt werden müssen, besteht Einigkeit. Diese Kinder haben einen höheren Energiebedarf als reife Neugeborene (Tabelle 15.1). Ihre Glykogen- und Fettvorräte sind nur gering. Sie sind *durch Hypoglykämie besonders gefährdet.* Ihr noch unentwickeltes Gehirn darf weder einem Mangel an Energie oder Eiweiß noch stärkeren Aminosäureimbalanzen ausgesetzt werden. Am stärksten ausgeprägt ist die skizzierte Tendenz beim hypotrophen Neugeborenen, dessen Gehirn fast doppelt so schwer ist wie das eines gleich schweren Frühgeborenen (Tabelle 15.3). Der größere Energiebedarf eines solchen Kindes ist in erster Linie auf den hohen Energieverbrauch des relativ großen Gehirns zurückzuführen.

Tabelle 15.4 zeigt, daß wir bei unreifen und hypotrophen

Tabelle 15.3. Energiestoffwechsel und Hirngewicht beim Neugeborenen. (Nach Sinclair [11])

	Unreif	Hypotroph
Gestationsalter (Wochen)	26	35
Alter (Tage postnatal)	9	5
Geburtsgewicht (g)	750	860
Kopfumfang (cm)	23,2	27,5
Hirngewicht (g)	120	230
Körper- minus Hirngewicht (g)	630	630
Stoffwechselrate (cal/24 h)	28	47
(cal/kg/24 h)	37	54

Tabelle 15.4. Ernährung untergewichtiger Neugeborener – frühgeborene und hypotrophe Kinder (Frauenklinik und Kinderklinik der Universität Göttingen)

Erste 24 h	60 ml/kg	~ 40 cal/kg
Zweite 24 h	90 ml/kg	~ 60 cal/kg
Dritte 24 h	120 ml/kg	~ 80 cal/kg
Vierte 24 h	150 ml/kg	~100 cal/kg
Nahrung:	.	Frauenmilch oder adaptierte Milch
Beginn:		4. Lebensstunde
Mahlzeiten:		8–24/Tag je nach Gewicht und Zustand des Kindes, z. T. mit Sonde. Magenrest absaugen

Wenn orale Ernährung nicht möglich:
Frühgeborene: i. v. Infusion von 6 mg Glukose/kg/min
~8,6 g/kg/24 h = 34 cal/kg/24 h
Hypotrophe Kinder: i. v. Infusion von 12 mg Glukose/kg/min
~17,2 g/kg/24 h = 68 cal/kg/24 h

Kindern die Nahrungszufuhr schneller steigern als bei reifen eutrophen Neugeborenen. Dieses Vorgehen stößt bei den hypotrophen Kindern im allgemeinen nicht auf Schwierigkeiten. Bei Frühgeborenen wird das gesteckte Ziel oft nicht erreicht, weil die Magenkapazität und der Kardiaschluß ungenügend sind. Auch bei *Kindern diabetischer Mütter,* die wir grundsätzlich wie Frühgeborene ernähren, ist wegen der Aspirationsgefahr Vorsicht geboten. Häufig ist bei kleineren Frühgeborenen die parenterale Ernährung unerläßlich. Es muß betont werden, daß diese zügige Steigerung der Nahrung nur in der Kinderklinik unter der Aufsicht speziell ausgebildeter Schwestern durchgeführt werden sollte, die genügend Zeit haben, die Kinder sorgfältig zu beobachten.

15.6 Zusammenfassung und Schlußfolgerungen

1. Die Ernährung des Neugeborenen findet seit Beginn dieses Jahrhunderts reges Interesse. Auch heute bestehen noch kontroverse Meinungen über Beginn, Menge und Art der Ernährung.
2. Einigkeit besteht darüber, daß die Ernährung so beschaffen sein soll, daß die körperliche und geistige Entwicklung des Kindes normal abläuft und daß es von Anpassungsstörungen verschont bleiben soll.
3. Auf Grund der von der Biochemie in der Perinatalperiode erarbeiteten Ergebnisse erscheint es notwendig, ein neugeborenes Kind so früh wie möglich zu ernähren. Die Nahrung sollte Eiweiß, Milchzucker und Fett in einem ausgewogenen Verhältnis enthalten, das quantitativ und qualitativ dem der Muttermilch nahekommt. In den ersten Lebenstagen und bei unergiebiger Brust sollten zusätzlich zur Muttermilch adaptierte Milch oder 10%ige Glukoselösung, bei erhöhtem Energiebedarf auch stärker konzentrierte Lösungen von Oligosacchariden verabfolgt werden.
4. Es ist heute praktisch unmöglich, den Wert der Neugeborenenernährung auf Grund wissenschaftlicher Kriterien zu beurteilen. Nur Langzeitstudien, die sich über zwei Jahrzehnte erstrecken müßten, könnten Auskunft darüber geben, ob sich zwei verschieden ernährte Gruppen von Kindern unterschiedlich entwickeln. Da eine solche Studie, die schon wegen der langen Beobachtungsdauer nicht

durchführbar ist, von vielen anderen Faktoren beeinflußt wird, die nichts mit der Ernährung in den ersten Lebenstagen zu tun haben, erscheint in absehbarer Zeit keine wissenschaftlich fundierte Beantwortung unserer Fragen möglich zu sein. Man muß besonders davor warnen, aus in Stoffwechselstudien gewonnenen Detailbefunden, z. B einem Aminosäuregipfel, voreilig Schlüsse auf die Qualität einer bestimmten Nahrung zu ziehen. Wir müssen uns damit abfinden, daß die Ernährung des Neugeborenen ein Kompromiß zwischen dem theoretisch Wünschenswerten und dem praktisch Möglichen sein muß.

Literatur

1. Blunck W, Schäfer KH, Zippel J, (1966) Flüssigkeitszufuhr in den ersten Lebenstagen. Monatsschr Kinderheilkd 114: 8
2. Cornblath M, Reisner SH (1965) Blood glucose in the neonate, clinical significance. N Engl J Med 273: 378
3. Czerny A, Keller A (1901) Des Kindes Ernährung, Ernährungsstörungen und Ernährungstherapie. Deuticke, Leipzig Wien
4. Kraus H (1974) Ketonkörperstoffwechsel des Gehirns während der Neonatalperiode. Dtsch Med Wochenschr 40: 1986
5. Kraus H, Schlenker S, Schwedesky D (1974) Developmental changes of cerebral ketone body utilization in human infants. Z Physiol Chem 355: 164
6. Schröter W (1971) Die Neugeborenenhypoglykämie. In: Opitz H, Schmid F (Hrsg) Handbuch der Kinderheilkunde, Bd 1/2. Springer, Berlin Heidelberg New York, S 260
7. Schröter W (1971) Bedeutung und Problematik der Enzymunduktion durch Substrate beim Neugeborenen. Monatsschr Kinderheilk 119:250
8. Schröter W, Kraus H (1975) Zucker in der Ernährung des Neugeborenen und jungen Säuglings. Nutr. Metab [Suppl 1] 18: 143
9. Schröter W, Vogler G, Jensen M (1967) Die Wirkung von Glucose auf die Acetat-Konzentration im Serum Neugeborener. Monatsschr. Kinderheilkd 115: 600
10. Shelley HJ (1964) Carbohydrate reserves in the newborn infant. Br Med J I: 273
11. Sinclair JC (1970) Heat production and thermoregulation in the small-for-date infant. Pediat Clin North Am 17: 147

16 Probleme bei der Ernährung mit Anfangsnahrungen – adaptierte und teiladaptierte Säuglingsmilchnahrungen

W. Kübler

Die pädiatrische Forschung hat im ersten Drittel dieses Jahrhunderts mit der systematischen Erarbeitung von „sicheren" Säuglingsnahrungen auf Kuhmilchbasis Fortschritte gebracht, die kaum weniger zur Senkung der Säuglingssterblichkeit und zur Erhaltung der Gesundheit der Kinder beigetragen haben als die aufsehenerregenden Entdeckungen der klinischen Medizin. Deutsche Kinderärtzte, vor allen Otto Heubner (1843–1926), Adalbert Czerny (1836–1941), Arthur Keller (1968–1934), Heinrich Finkelstein (1865–1942) und Georg Bessau (1884–1944) hatten dafür entscheidende Grundlagen gelegt. Den letzten 30 Jahren verdanken wir – in Deutschland besonders durch die Arbeiten von Werner Droese und Johannes Jochims (1899–1965) – weitere wichtige Entdeckungen. Moderne technologische Verfahren ermöglichten eine rasche Umsetzung des wissenschaftlichen Fortschritts in marktfähige Produkte, die im Hinblick auf Reinheit und Reproduzierbarkeit allen vernünftigen Anforderungen gerecht zu werden schienen. Der Preis für diese Entwicklung war nicht vorauszusehen: sie war gefolgt von einem rapiden Rückgang der Stillfrequenz [3]. Die scheinbare Sicherheit der „künstlichen" Säuglingsernährung war dafür gewiß nicht die einzige Ursache – aber die unerläßliche Voraussetzung.

Dennoch kann man die Entstehungsgeschichte der Säuglingsmilchnahrungen geradezu als Modellfall betrachten für die Entwicklung „bedarfsangepaßter Lebensmittel", die von vielen Ernährungswissenschaftlern als ein vielversprechender Weg zur Lösung wichtiger Ernährungsprobleme der Industriegesellschaft angesehen werden [4].

Freilich haben es Forschung und industrielle Entwicklung auf dem Gebiet der Säuglingsmilchnahrungen auch leichter, den vielfältigen Anforderungen gerecht zu werden als in der Erwachsenenernährung:

- es war nur eine Nahrungsform zu berücksichtigen,
- die Kriterien zur Beurteilung waren – zunächst – klar, denn es galt vor allem, ein ungestörtes und stabiles Gedeihen zu gewährleisten,
- ein Vorbild, die Milch einer gesunden Mutter, war als Modell vorgegeben.

Wir werden im folgenden zu prüfen haben, wie weit die technischen Möglichkeiten ausgeschöpft sind, diesem Vorbild gerecht zu werden. Dazu stehen die folgenden, mit naturwissenschaftlichen Methoden erfaßbaren Kriterien zur Verfügung:

akute Unbedenklichkeit
1. Verträglichkeit, d. h. ungestörtes Gedeihen,
2. Keimarmut;

chronische Unbedenklichkeit
3. Vermeiden von Überfütterung; mit anderen Worten ausreichender Sättigungseffekt,
4. Bedarfsdeckung mit essentiellen Nährstoffen.

Eine erträgliche finanzielle Belastung ist ein weiterer Gesichtspunkt, der nicht zu vernachlässigen ist.

16.1 Verträglichkeit der Präparate

Eine Veränderung des Gehalts der Kuhmilch an Mineralstoffen und energieliefernden Nährstoffen, entsprechend den noch unreifen Organfunktionen des jungen Säuglings, war der erste Schritt zur Verträglichkeit von Säuglingsmilchpräparaten. Durch Verdünnung zur Verminderung der Salz- und Eiweißkonzentrationen und Zusatz von Kohlenhydraten und Fetten konnten hier erste überzeugende Fortschritte erzielt werden. Droese, Jochims und Stolley haben sich mit Erfolg um eine Verbesserung der bis zur Mitte der 60er Jahre in Mitteleuropa üblichen $1/2$- und $2/3$-Milchpräparate bemüht [5]. Sie wiesen auf die Risiken des Säurezusatzes hin und entwickelten eine mehrfach verbesserte, im Haushalt herstellbare Halbmilch, die durch Zusatz von Öl, Saccharose und Maisstärke der grobchemischen Zusammensetzung der Frauenmilch besser angeglichen war als die damals weitverbreiteten Säuglingsmilchpräparate. Ihr Nährstoffgehalt entspricht ungefähr den fertig käuflichen teiladaptierten

Säuglingsmilchnahrungen. Ich möchte sie daher als Modell für einen Vergleich mit dem Nährstoffspektrum der reifen Frauenmilch benutzen.

Abb. 16.1 zeigt als Maßstabseinheit Mittelwerte und Streubreite des Nährstoffgehalts einer reifen Frauenmilch (Werte nach [13]).
Die Säulen markieren den Nährstoffgehalt der von Droese u. Stolley [6] angegebenen Halbmilch mit Zusatz von 1,5% Maiskeimöl, 2,5% Maisstärke und 4% Saccharose; die schraffierten Säulenteile entsprechen Mittelwerten und Standardabweichungen der aus pasteurisierter Trinkmilch stammenden Nährstoffe, die glatten Säulenteile kennzeichnen die durch die Zusätze eingebrachten Nährstoffe.

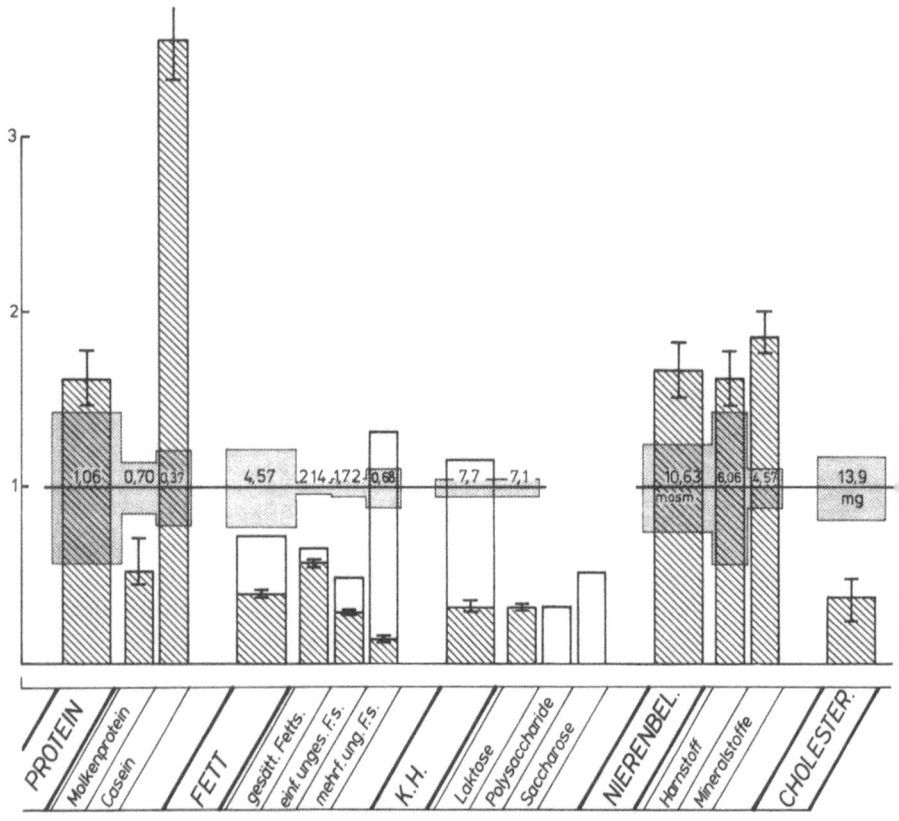

Abb. 16.1. Nährstoffgehalt einer teiladaptierten Milch im Vergleich zu reifer Frauenmilch (Ordinatenmaßstab). Die schraffierten Säulenteile entsprechen dem Nährstoffgehalt einer $^1/_2$-Kuhmilch, die nichtschraffierten dem Nährstoffgehalt der Zusätze von Öl, Stärke und Saccharose. Markiert sind die mittleren Abweichungen des Nährstoffgehalts der Milchen

Dieser Vergleich läßt erkennen, daß der Proteingehalt des Milchpräparats rund 63% höher, der Fettgehalt um etwa 27% niedriger, der Gehalt an Kohlenhydraten um 47% höher ist als der Gehalt der Frauenmilch. Die Energiedichte der Kuhmilchzubereitung entspricht mit rund 297 kJ/100 g etwa derjenigen der Frauenmilch (293 kJ/100 g).

Das Gedeihen der Säuglinge ist nach den von Jochims [9] aufgestellten Kriterien befriedigend, obwohl die feinere chemische Analyse recht erhebliche Abweichungen von der Frauenmilch aufdeckt. So ist die Nierenbelastung um knapp 70% höher; reichlich 45% tragen dazu Mineralstoffe bei, deren Konzentration in der Kuhmilchzubereitung die der Frauenmilch um nahezu 85% übertrifft. Der erhebliche qualitative Unterschied im Verhältnis Molkenprotein/Casein – Frauenmilch ca. 1,9, Kuhmilch ca. 0,3 – bleibt erhalten. Dies wirkt sich vor allem auf die Zystinzufuhr aus, die mit 17,5 mg/100 g nur dank der höheren Proteinzufuhr diejenige der Frauenmilch (ca. 22 mg/100 g) knapp erreicht; ein Befund der im Hinblick auf die mögliche Essentialität von Zystin für unreife neugeborene Säuglinge [11] im Auge behalten werden muß. Die bei der haushaltsmäßigen Herstellung unvermeidbaren Verschiebungen der Fettsäure- und Kohlenhydratspektren sind in Abb. 16.1 deutlich zu erkennen.

Schließlich muß auf den **niedrigen Cholesteringehalt des Kuhmilchpräparats** hingewiesen werden; er erreicht (wie bei allen Säuglingsmilchnahrungen) nur knapp 40% der Frauenmilch. Dementsprechend finden wir *bei nichtgestillten Säuglingen um 15–18$^0/_0$ niedrigere Serumcholesterinwerte* als bei vollgestillten. Bei 6–14 Jahre alten Kindern läßt sich jedoch nach unseren bisherigen Befunden kein Unterschied im Serum-Cholesteringehalt zwischen gestillten und nichtgestillten Kindern nachweisen (Janke et al. 1980/81, unveröffentlicht).

Die Industrie ist dem Modell der fettangereicherten Halbmilch mit ihren größeren technischen Möglichkeiten gefolgt. Daneben wurden weitgehender der Frauenmilch angeglichene Säuglingsmilchnahrungen entwickelt. Dies veranlaßte die Ernährungskommision der Deutschen Gesellschaft für Kinderheilkunde [1] zu einer Definition der Begriffe „adaptierte" und „teiladaptierte" Säuglingsmilchnahrungen (Tabelle 16.1).

Adaptierte Säuglingsmilch

Abb. 16.2 zeigt in ähnlicher Darstellung wie vorher, die Mittelwerte der z. Z in der Bundesrepublik käuflichen *An-*

Tabelle 16. 1. Adaptierte und teiladaptierte Säuglingsmilchnahrungen (Ernährungskommission der Deutschen Gesellschaft für Kinderheilkunde, 1974 [2]) im Vergleich zu reifer Frauenmilch und einer im Haushalt hergestellten, durch Kohlenhydrate ergänzten $^2/_3$-Milch (Gehalt pro 100 g trinkfertiger Nahrung)

	Reife Frauenmilch (i. D.)	Adaptierte Milchpräparate	Teiladaptierte Milchpräparate	$^2/_3$-Milch (i. D.)
Eiweiß	1,2 g	1,4–1,8 g	bis 2,0 g	2,2 g
Fett	4,1 g	3,3–4,2 g[a]	3,0–3,8 g[a]	2,4 g
Kohlenhydrate	6,9 g	6,3–7,9 g Milchzucker als einziges verwertbares Kohlenhydrat	6,3–7,9 g	10,8 g
Brennwert	70,5 kcal	67–75 kcal	67–75 kcal	74 kcal
Mineralstoffe	0,20 g	bis 0,39 g	bis 0,45 g	0,49 g

[a] Voll- oder Teilaustausch des Butterfettes gegen ein Fettgemisch. Das Verhältnis gesättigter zu ungesättigten Fettsäuren sollte etwa 1 : 1 betragen mit einem Linolsäuregehalt, der mindestens 3% des Gesamtkaloriengahaltes der Nahrung, keinesfalls aber über 5% des Gesamtkaloriengehaltes betragen sollte

fangsnahrungen[1] *im Vergleich zu den Mittelwerten einer reifen Frauenmilch.* Die Abbildung läßt erkennen, daß inzwischen beinahe alle adaptierten Säuglingsmilchpräparate einen Schritt weitergegangen sind als die Kommission 1974 – damals aus technologischen Überlegungen – gefordert hat: 5 der 7 Präparate wurden im Molkenprotein/Caseinverhältnis auf ca. 1,5 eingestellt, zwei Präparate zeigen unverändert das Verhältnis des Kuhmilchproteins von knapp 0,3.

Ein weiterer wesentlicher Unterschied zwischen den beiden Formen der Anfangsmilchnahrung besteht in ihren Kohlenhydratkomponenten: die Teiladaptierten Nahrungen enhalten durchschnittlich 2,3 g (0,4–4,1 g) Saccharose (oder Monosaccharide) und 2,1 g (1,6–3,0 g) Stärke pro 100 g trinkfertiger Nahrung – auf den Zusatz glutenhaltiger zweiter Kohlenhydrate wurde, entsprechend der Forderung der Eu-

---

[1] Adaptierte Säuglingsmilchnahrungen: Aponti sm adaptiert, Hippon A, Humana 1 Milchnahrung, Multival 1 Säuglings-Anfangsnahrung, Multival 2 Säuglings-Dauernahrung, Pre-Aptamil, Pre-Beba.
Teiladaptierte Säuglingsmilchnahrungen (nur Anfangsnahrungen): Aletemil 1, Aponti Schwarzwaldmilchnahrung 1, Aptamil, Beba 1, Hippon 1, Humana baby-fit, Humana baby-fit (Neonata), Lactana B-Bifidum-Milchnahrung „Töpfer" teiladaptiert, Lactana flüssig „Töpfer" teiladaptiert, Milumil, Multival-Nova, Nektamil 1. Analysenwerte nach Angaben der Hersteller [2]

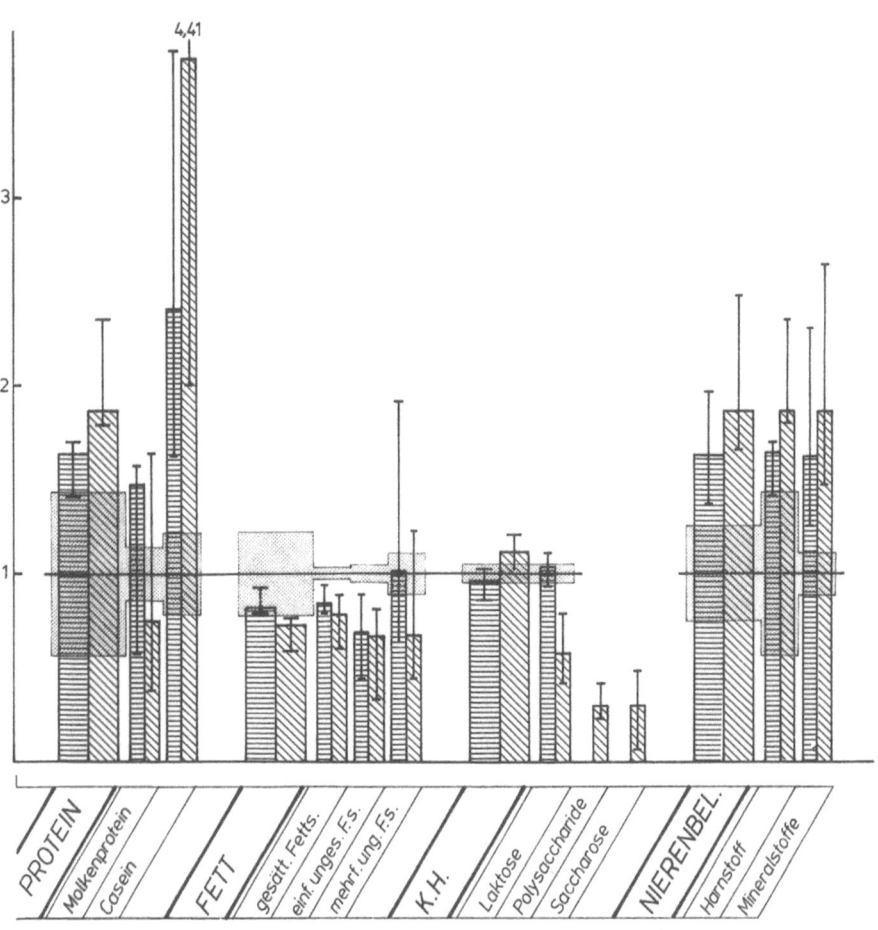

Abb. 16.2. Nährstoffgehalt von adaptierten (horizontal schraffierten) und teiladaptierten (schräg schraffierten) Nahrungen im Vergleich zu reifer Frauenmilch

Saccharose

ropean Society for Pediatric Gastroenterology and Nutrition [12] verzichtet.
Daß sich Saccharose in Säuglingsnahrung funktionell auswirken kann, konnten wir durch die Beobachtung der Blutglukose- und Plasma-Insulinbewegungen nach der Verfütterung verschiedener Nahrungen beobachten (Becker et al. 1980, unveröffentlicht).

Um statistisch gesicherte Unterschiede zu erhalten, mußten wir dabei auf extreme Nahrungsformen zurückgreifen wie sie in den U.S.A. in den 50er

Jahren üblich waren. Abb. 16. 3 zeigt die Ergebnisse bei Paarversuchen, die wir an 14 unter 12 Wochen alten Säuglingen beobachten konnten. Wie verfütterten dabei, nach mindestens 1wöchiger Gewöhnungsphase, jeweils gleiche Mengen isoenergetischer (300 kJ/100 g) Nahrungen vom gleichen Proteingehalt (adaptierte Nahrung: 1,8 g Eiweiß, 3,6 g Fett, 7,9 g Laktose/100 g; $^2/_3$-KM: 1,8 g Eiweiß, 2,1 g Fett, 2,7 g Laktose, 8 g Saccharose). Die schraffierten Flächen (Vertrauensbereich der Mittelwerte) zeigen die außerordentlich starken interindividuellen Streuungen der Glukose- und Insulinblutspiegel. Bei 12 Säuglingen über 12 Wochen waren wesentlich geringere Zunahmen der Blutzucker- und Insulinkonzentrationen zu beobachten; ein Unterschied zwischen den Nahrungen war statistisch nicht mehr zu sichern.

Laktose Ich möchte daraus den Schluß ziehen, daß *Saccharose in den ersten Lebenswochen* zumindest sehr *sparsam* eingesetzt werden sollte; der in den meisten teiladaptierten Nahrungen auf knapp $^1/_3$ unseres Versuchs gesenkte Saccharosegehalt trägt dem wahrscheinlich ausreichend Rechnung.

Saccharose durch die *langsamer resorbierbare Laktose* zu ersetzen, ist, wie Droese, Jochims und Stolley (vgl. [5]) in den frühen 60er Jahren zeigen konnten, nicht ohne weiteres möglich. Erst der Zusatz von Fetten zu den Milchnahrungen vermeidet starke Blähungen und vermehrte Gärungsstühle.

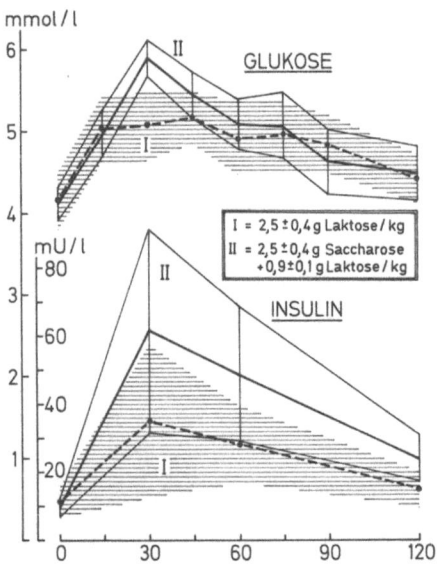

Abb. 16.3. Blutzucker- und Plasmainsulinveränderungen nach Fütterung einer adaptierten und einer saccharosereichen Säuglingsmilchnahrung (Mittelwerte und Vertrauensbereich; Säuglinge ≤ 12 Wochen)

Ähnliche Beobachtungen können bei einem Teil der Säuglinge auch unter adaptierten Nahrungen gemacht werden [7]. Heute kennen wir die Ursache dieser Erscheinungen: sie hängen mit der Geschwindigkeit der Magenentleerung zusammen. Ist diese langsam und gleichmäßig, treten in den Dünndarm nur niedrige Laktosekonzentrationen über, die durch den Laktosebesatz der Dünndarmepithelien praktisch vollständig hydrolysiert und dadurch resorbiert werden können. Bei schneller Magenentleerung wird die begrenzte Kapazität der Dünndarmschleimhaut zur Laktosespaltung überfordert. Im Dickdarm kommt es dadurch zu einem Überangebot von Milchzucker und zum vermehrten bakteriellen Laktoseabbau mit den beschriebenen Folgen. Fett wirkt über das System der gastrointestinalen Hormone verzögernd auf die Magenentleerung.

16.2 Keimarmut

Geschützt durch die strengen Auflagen der Verordnung über diätetische Lebensmittel, sind *industriell vorgefertigte Säuglingsmilchnahrungen mikrobiologisch unbedenklich,* wenn sie vorschriftsmäßig zubereitet werden. Dennoch haben sich hier, insbesondere im Klinikbereich, Nahrungsformen eingebürgert, die viele Pädiater mit größtem Unbehagen beobachten. Obwohl es mit sehr geringem Zeitaufwand möglich wäre, die erforderlichen Nahrungen durch Auflösen von Pulvermilchpräparaten unmittelbar vor dem Füttern nahezu keimfrei – und frei von pathogenen Keimen – herzustellen, hat (vor allem auf Entbindungsstationen) die Einwegflasche einen unaufhaltsamen Siegeszug angetreten. Schon die dadurch entstehenden erheblichen Kosten finde ich nicht gerechtfertigt.

Keine Schlußsterilisation
Ein Teil dieser Nahrungen wird jedoch noch immer durch Schlußsterilisation der Einweggebinde produziert. Die von Droese, Grüttner und mir [8] 1972 gegen diese Form der Anfangsernährung erhobenen schweren Bedenken muß ich zum größten Teil aufrechterhalten. Die dabei ablaufenden *Reaktionen der terminalen Aminogruppen mit Zuckern,* die zu zahlreichen Sekundärproduktion führen, deren toxikologische Bedeutung im frühen Säuglingsalter ungeklärt ist, lassen ein derartiges Massenexperiment als höchst riskant erscheinen.

16.3 Sättigungseffekt

Geringerer Sättigungs- effekt
Im Vergleich zu isoenergetischen Mengen Frauenmilch oder teiladaptierten Nahrungen ist der **Sättigungseffekt** von adaptierten Säuglingsmilchnahrungen *verkürzt* – im Durchschnitt etwa auf 75% der Zeitdauer eines gestillten Säuglings. Grüttner hat darauf wiederholt hingewiesen [7] und auch gezeigt, daß durch geeignete Fütterungstechniken, insbesondere durch „free demand feeding", bessere Ergebnisse bei fast allen Kindern zu erzielen sind. Die Gefahr einer Überfütterung besteht dabei nicht, sofern beim „free demand feeding" ausschließlich adaptierte Milchnahrungen eingesetzt werden.

16.4 Bedarfsdeckung mit essentiellen Nährstoffen

Vorgefertigte adaptierte und teiladaptierte Milchnahrungen sind gleichartig mit Vitaminen und Eisen angereichert. Gehaltsangaben der Hersteller lassen darauf schließen, daß für die verschiedenen Präparate derselben Firma meist dieselben Beimischpräparate benutzt werden. Die Abb. 16.4–16.6 zeigen eine Übersicht.

Der Zusatz von *Eisen* erfolgt – mit Ausnahme einer Firma – zu allen Präparaten. Die Größe des Eisenzustandes variiert zwischen *0,2* und *1,8 mg pro 100 g trinkfertiger Nahrung;* im Durchschnitt wird so mehr als der 15fache Wert des Frauenmilchgehalts erreicht (Abb. 16. 4). Dennoch sind die Serum-Eisenwerte vollgestillter Säuglinge bis zum 6. Lebensmonat nicht niedriger als diejenigen der nichtgestillten Kinder (Janke et al. 1980/81, unveröffentlicht).

Vitamine
Weitgehend gleichförmig und im Streubereich der Frauenmilch (Abb. 16.5) ist der Zusatz von *Vitamin D* (31,5–40 I. E./100 g), *Vitamin A (45–80 µg/100 g)* und *Vitamin C* (5,0–7,5 mg/100 g). Die von uns beobachteten Serum-Retinol- und Vitamin-C-Werte im Blutplasma gestillter und nichtgestillter Säuglinge entsprechen diesen Werten. Bei Müttern mit niedriger Vitamin-C-Plasmakonzentration finden wir allerdings auch niedrige Vitamin-C-Werte bei vollgestillten Säuglingen. Der hohe und stark variierende *Vitamin-E-Zusatz* ist technologisch, zum Schutze der mehrfach ungesättigten Fettsäuren der Säuglingsmilchpräparate bedingt.

Außerordentlich hoch ist die Streubreite beim *Zusatz von B-*

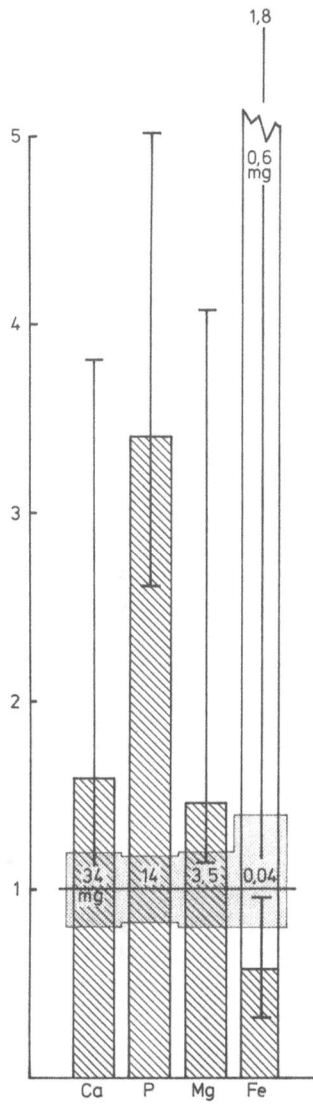

Abb. 16.4. Mineralstoffgehalt von käuflichen Säuglingsmilchnahrungen (nichtschraffierte Säulenteile: Zusätze) im Vergleich zur Frauenmilch

Vitaminen (Abb. 16.6). Allen Präparaten sind größere Mengen Thiamin (35–100 µg/100 g) zugesetzt. Dennoch sind die biochemisch erfaßbaren Bedarfsdeckungskriterien bei gestillten Säuglingen denen der mit Säuglingsmilchpräparaten

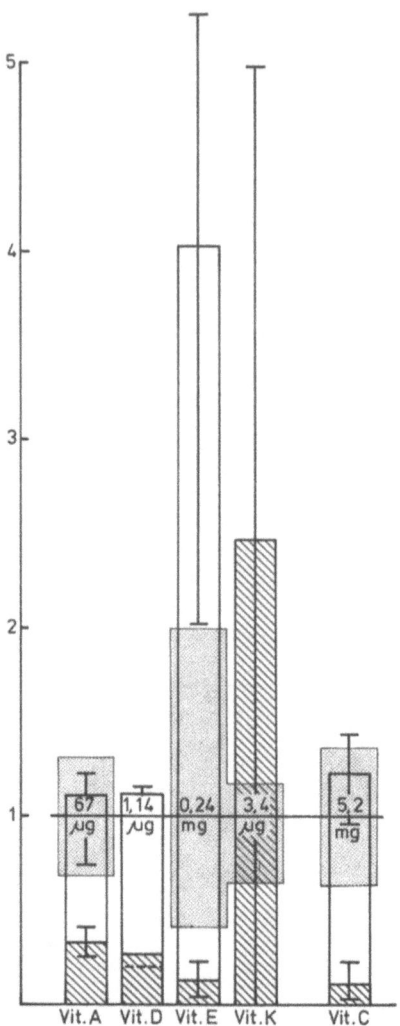

Abb. 16.5. Fettlösliche Vitamine und Vitamin C in käuflichen Säuglingsmilchnahrungen (nichtschraffierte Säulenteile: Zusätze) und reifer Frauenmilch

ernährten Kinder nicht unterlegen. Dies überrascht nach den vorher von Droese genannten Befunden über den Gehalt der Frauenmilch an gebundenem Thiamin, die hier noch nicht berücksichtigt sind, nicht so sehr. Einige Hersteller fügen den Milchpräparaten, trotz ihres hohen Ausgangsgehalts, sogar Riboflavin zu. In denselben Präparaten tauchen Vitamin-B_6-

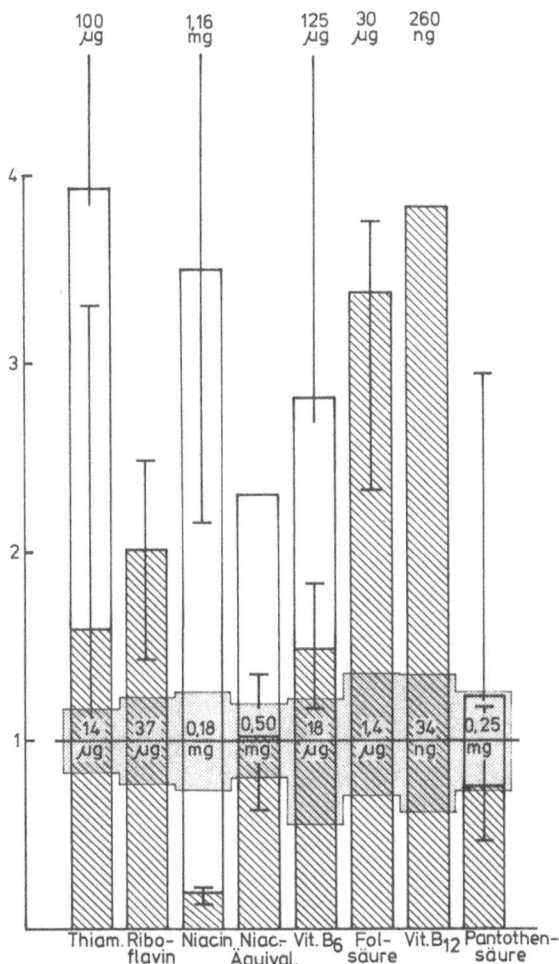

Abb. 16.6. Vitamine der B-Gruppe in käuflichen Säuglingsmilchnahrungen (nichtschraffierte Säulenteile: Zusätze) und reifer Frauenmilch

Zusätze bis 125 μg/100 g auf. Eine Verbesserung der biochemischen Meßwerte für die Riboflavin- und Vitamin-B_6-Bedarfsbedeckung der Säuglinge gegenüber den vollgestillten Kindern wird dadurch nicht erreicht. Sinnvoll erscheint – nach den bisher vorliegenden Analysen – der Zusatz von Pantothensäure zu Kuhmilchpräparaten. Er fehlt nur in zwei Säuglingsmilchnahrungen. Sämtliche Präparate werden mit Niacin, die Mehrzal auch mit Folsäure angereichert.

16.5 Schlußbetrachtung

Es ist bedauerlich, daß das Spektrum der Säuglingsmilchpräparate bei uns recht eintönig geworden ist – das der Säuglinge ist glücklicherweise so vielfältig wie eh und je geblieben. Bei besonders darmlabilen Kindern oder bei Phlegmatikern, die zur Obstipation neigen, konnten wir früher durch die wohlüberlegte Auswahl der geeigneten ersten und zweiten Kohlenhydrate besorgten Müttern rasch aus ihren Nöten helfen. Heute beobachten wir mit leichtem Schmunzeln, daß unsere Kollegen in der Inneren Medizin durch das, was sie wohltönend Pflanzenfaser-Ballaststoffe nennen, ähnliche Effekte zu erreichen suchen – und über erstaunliche Erolge in Vorbeugung und Therapie zu berichten wissen.

Wir haben – und ich meine mit einigem Erfolg – für eine größere Übersichtlichkeit und Sicherheit der Säuglingsnahrung gekämpft. Nun müssen wir hinnehmen, daß die Annäherung an dieses Ziel auch unerwünschte Folgen hatte. Das Sicherheitsgefühl in der Säuglingsernährung bei Ärzten und Müttern war ja nicht zuletzt eine Voraussetzung für den sehr bedauerlichen Rückgang der Stillfrequenz!

Literatur

1. Bremer H-J, Droese W, Grüttner R, Kübler W, Schmidt E, Stolley H (Deutsche Gesellschaft für Kinderheilkunde, Ernährungskommission) (1974) Einteilung der Säuglingsnahrungen auf Kuhmilcheiweißbasis. Monatsschr Kinderheilkd 122: 761
2. Bundesverband der diätetischen Lebensmittelindustrie (1980) Grüne Liste 1980. Editio Cantor, Aulendorf
3. Deutsche Gesellschaft für Ernährung (1976) Ernährungsbericht 1976. Henrich, Frankfurt/Main, S 149–152
4. Deutsche Gesellschaft für Ernährung (1980) Ernährungsbericht 1980. Henrich, Frankfurt/Main, S 162–164
5. Droese W, Stolley H (1965) Künstliche Ernährung des Säuglings. In: Opitz H, Schmidt F (Hrsg) Stoffwechsel, Ernährung, Verdauung. Springer, Berlin Heidelberg New York (Handbuch Kinderheilkunde, Bd IV, S 550–573)
6. Droese W, Stolley H (1977) Fahrplan für die Ernährung des Säuglings. Deutsche Gesellschaft für Ernährung, Frankfurt
7. Grüttner R (1978) Praxis der Ernährung im Säuglings- und Kindesalter. In: Bachmann KD, Ewerbeck H, Joppich G, Kleihauer E, Rossi E, Stalder GR (Hrsg) Pädiatrie in Praxis und Klinik, BdJ. Fischer, Stuttgart New York. Thieme, Stuttgart, S. 4.33–4.55
8. Hansen H-G (1974) Aktuelle Probleme der Säuglingsernährung (Symposiumsbericht). Monatsschr Kinderhkd 122: 354–361

9. Jochims J (1965) Methodik von Ernährungsversuchen zur Beurteilung von Dauernahrungen. In: Opitz H, Schmid F (Hrsg) Handbuch Kinderheilkunde, Bd IV. Springer, Berlind Heidelberg New York, S 579–584
10. Kübler W (1978) Vitamine. In: Bachmann K-D, Ewerbeck H, Joppich G, Kleihauer E, Rossi E, Stalder GR (Hrsg) Pädiatrie in Praxis und Klinik, Bd I. Fischer, Stuttgart New York. Thieme, Stuttgart, S 4.16–4.29
11. Sturman JA, Gaull G, Raiha NCR (1970) Abesence of cystathionase in human fetal liver: Is cystine essential? Science 169: 74
12. Visacorpi JK (1977) Draft guide lines for the composition of a starting formula (adapted formula). European Society for Paediatric Gastroenterology and Nutrition, Committee and Nutrition, 9th Meeting, Weimar 1976. Acta Paediatr. Scand [Suppl] 262
13. Wissenschaftliche Tabellen Geigy (1977) Teilband Körperflüssigkeiten, 8. Aufl. Geigy, Basel S 209–211

17 Zeitpunkt und Zusammensetzung der „Beikost" für Säuglinge im 1. Lebensjahr*

H. Stolley, M. Kersting und W. Droese

Der Begriff „Beikost" wird erstmalig von Czerny [1] erwähnt. Durch Beikost sollte der Milchanteil im 2. Lebenshalbjahr auf 500 ml/Tag begrenzt werden. Czerny hatte beobachtet, daß durch zu große Milchmengen im 2. Lebenshalbjahr eine Anämie gefördert wird. In den Ernährungsplan des Säuglings im 1. Lebensjahr wurde Beikost erst ab den 30er Jahren eingeführt. Mit Fortschreiten ernährungsphysiologischer Erkenntnisse wurde Beikost gegeben, um den Bedarf des mit Kuhmilchmischungen ernährten Säuglings an wichtigen Nähr- und Ergänzungsstoffen, wie Retinol, Vitamine des B-Komplexes, Ascorbinsäure, Tocopherole, essentielle Fettsäuren sowie den Bedarf an basischen Mineralien und an Spurenelementen, z. B. Eisen, Kupfer, Mangan, zu decken und dem Säugling Rohfasern zur Regulierung der Darmmotilität zu geben. Mitte der 50er Jahre hat die Entwicklung der Zufütterung von Beikost einen gewissen Abschluß erreicht. Die Vorschläge zur Beikostfütterung finden sich mit gewissen Abweichungen in allen Lehrbüchern der Kinderheilkunde. Wir untersuchen seit einigen Jahren, zu welchem Zeitpunkt und inwelcher Form Säuglinge in Familien Beikost erhalten [4, 6]. In Tabelle 17.1 sind unsere Ergebnisse zusammengefaßt.

Heute sehr frühes Zufüttern von Gemüse und Obst

Karotten- bzw. *Obstsäfte* erhielten *92%* der Säuglinge *zwischen der 6. und 9. Lebenswoche.* Ab der 10. bzw. 11. Lebenswoche bekamen alle Säuglinge Obstsaft. *Gemüse- und Obstzubereitungen* wurden *bei einem Drittel der Säuglinge vor Beendigung des 2. Lebensmonats* zugefüttert. Am Ende des 3. Lebensmonats hatten 85% der Säuglinge Gemüsezubereitungen und 70% der Säuglinge Obstzubereitungen in ihrem Speiseplan. Der Anteil der Säuglinge, die Gemüse- und Obstzubereitungen erhielten, blieb im 4. Lebensmonat unverändert. Ab

---

* Die Untersuchungen wurden mit Mitteln des Ministeriums für Wissenschaft und Forschung des Landes Nordrhein-Westfalen und des Bundesministeriums für Jugend, Familie und Gesundheit durchgeführt

Tabelle 17.1. Zeitpunkt der Beikostfütterung bei Säuglingen

Alter	Saft	Gemüsezubereitung	Fleisch	Eigelb	Obstzubereitung	Milchbrei
% der beobachteten Säuglinge						
6./9. Woche	92	32			36	12
10./11. Woche	100	42			52	10
12./13. Woche	100	85			70	50
4. Monat	100	89	2		70	81
5. Monat	100	93	20	13	87	91
6. Monat	100	100	72	21	83	90
7. Monat	100	100	79	71	94	94
8. Monat	100	100	92	62	94	96
9. Monat	100	100	92	54	94	96
10. Monat	100	100	95	73	94	96

dem 6. Lebensmonat bekamen alle von uns beobachteten Säuglinge eine Gemüsemahlzeit und 83%, später 94% der Säuglinge Obstzubereitungen. Fleisch in der Gemüsemahlzeit wurde im 5. Lebensmonat an 20% der Säuglinge gegeben, im 6. Lebensmonat an 70% der Säuglinge. Ab 8. Lebensmonat erhielten über 90% der Säuglinge Fleisch zur Gemüsemahlzeit. Milch-Getreide-Breie bekamen 10–12% der Säuglinge im Alter zwischen 6.–9. Lebenswoche. Am Ende des 3. Lebensmonats sind es 50% der Säuglinge, im 4. Lebensmonat 80% und ab dem 6. Lebensmonat 90–96% der Säuglinge, die einen Milch-Getreide-Brei bekamen.

Hoher Zuckerzusatz bei Beikost

Tabelle 17.2 zeigt die Energieverteilung zwischen Milchnahrung und Beikost vom 1.–12. Lebensmonat. In den ersten beiden Lebensmonaten wird die Energie fast ausschließlich durch Milchnahrungen geliefert. Im 3. Lebensmonat stammen 88% der Energie aus den Milchnahrungen und 12% aus Beikost. *Etwa die Hälfte des Energiegehalts der Beikost ist zugesetzter Zucker.* Bis zum 5. und 6. Lebensmonat nimmt der Anteil der Milchnahrungen an der Energieversorgung bis auf 65% ab. Beikost macht in dieser Altersstufe $1/3$ der Energieversorgung aus. Bis zum 11.–12. Lebensmonat hat sich das Verhältnis von Milchnahrungen: Beikost an der Energieversorgung umgekehrt. Im 11. und 12. Lebensmonat werden $1/3$ der Energie von Milch und Milchnahrungen und $2/3$ der Energie von Beikost geliefert.

Wir haben für die einzelnen Lebensmonate die verschiedenen

Tabelle 17.2. Anteile der Lebensmittel an der Energieversorgung von Säuglingen

Alter (Monat)	1	2	3	4	5/6	7/8	9/10	11/12
% der Energieversorgung								
Milchnahrung	99	96	88	72	65	48	40	34
Obst, Gemüse	–	1	6	12	13	14	17	15
Getreide	–	<1	1	5	8	12	15	17
Zucker	–	1	5	9	9	15	14	12
Süßigkeiten, Gebäck	–	–	–	<1	1	4	5	9
Butter, Margarine	–	–	<1	2	3	4	5	7
Fleisch, Eier	–	–	–	–	1	3	4	6

Hohe KH-Zufuhr im 2. Halbjahr

Verteilung der Energiequellen

Lebensmittelgruppen der Beikost an der gesamten Energieversorgung berechnet. Obstzubereitungen, Gemüsezubereitung und Getreideprodukte zusammem machen im 7. und 8. Lebensmonat 26%, ab 9. Lebensmonat $^1/_3$ der Gesamt-Energieaufnahme aus. ***Zuckerzusätze, Gebäck*** und ***Süßigkeiten*** liefern im 2. Lebenshalbjahr rund ***20% der Energieaufnahme.*** „Sichtbare" Fette, meist Butter und Margarine, tragen nur zwischen 4 und 7% zur Energieversorgung bei.

In Tabelle 17.3 sind für die einzelnen Lebensmonate die Energieaufnahme pro kg Körpergewicht und Tag sowie die Energieverteilung auf Protein, Fett und Kohlenhydrate zusammengestellt. In den ersten beiden Lebensmonaten decken adaptierte und teiladaptierte Milchnahrungen zu fast 100% die Energieversorgung. Die Energieanteile von Protein:Fett:Kohlenhydraten betragen in den ersten beiden

Tabelle 17.3. Energieaufnahme und Energieverteilung auf Protein, Fett und Kohlenhydrate bei künstlich ernährten Säuglingen

Alter (Monate)	Energieaufnahme (kcal/kg/Tag)	Energieanteile Protein : Fett : Kohlenhydrate
1	115 ± 30	11 : 39 : 50
2	135 ± 22	11 : 40 : 49
3	110 ± 17	11 : 33 : 56
4	95 ± 14	11 : 32 : 57
5/6	85 ± 13	12 : 32 : 56
7/8	85 ± 14	15 : 29 : 56
9/10	80 ± 15	15 : 28 : 57
11/12	80 ± 18	15 : 29 : 56

Lebensmonaten 11 : 39 : 50. Vom 3. Lebensmonat bis zum 6. Lebensmonat bleibt der Proteinanteil mit 11% unverändert. *Der Fettanteil nimmt ab, der Kohlenhydrateanteil steigt entsprechend an.* Im 2. Lebenshalbjahr macht der Proteinanteil 15% der Energieversorgung aus. Der Fettanteil nimmt auf unter 30% ab, während der Kohlenhydratanteil mit 56% unverändert ist.

Wie sind die Verschiebungen im Energieanteil von Protein : Fett : Kohlenhydraten zu erklären? In den ersten beiden Lebensmonaten stammt Fett ausschließlich aus den Milchnahrungen. Mit Einführung der Beikost ab dem 3. Lebensmonat nimmt der Fettanteil an der Energieversorgung ab. Das führen wir darauf zurück, daß die Gemüsezubereitungen ohne Zusätze von Fett gegeben werden. Im 2. Lebenshalbjahr erhöht sich der Proteinanteil an der Energieversorgung auf 15%, während der Fettanteil bis auf 28% abnimmt. Das können wir damit erklären, daß im 2. Lebenshalbjahr häufig Mahlzeiten als Magerquark oder Magerjoghurt mit Obst oder eine Getreideflocken-Obst-Mahlzeit ohne Fettzusatz gegeben werden. Hinzu kommt, daß im 2. Lebenshalbjahr statt Vollmilch gelegentlich auch teilentrahmte Milch oder gar entrahmte Milch für die Säuglingsernährung verwendet wird.

Zu wenig essentielle Fettsäuren

Ein Fettanteil unter 30% ist bei einem großen Teil der von uns beobachteten Säuglinge mit einem *niedrigen Linolsäuregehalt* verbunden. Diese Säuglinge erhalten in vielen Fällen weniger als 1% ihrer Energieversorgung aus Linolsäure. Das gilt allgemein als *ungenügende Versorgung mit essentiellen Fettsäuren.*

Heute zu früh Beikost

Aus unseren Beobachtungen können wir ableiten, daß Säuglinge zu Hause Beikost im allgemeinen zu früh erhalten. Das Brustkind benötigt bei guter Milchversorgung *in den ersten 3–4 Lebensmonaten keine Beikost.* Wir meinen, daß auch für den künstlich ernährten Säugling, der adaptierte bzw. teiladaptierte Milchnahrungen erhält, der *4. Lebensmonat ein richtiger Zeitpunkt* für den Beginn der Beikostfütterung ist. Viele Mütter pflegen die Zahl der Mahlzeiten bereits im 2. oder 3. Lebensmonat von 5 auf 4 zu reduzieren. Wird durch Beikost zu diesem Zeitpunkt die Milchnahrung auf weniger als 500 ml/Tag verringert, so besteht die Gefahr, daß die Säuglinge zu wenig Milch und damit zu wenig Protein und zu wenig Kalzium erhalten.

Auch ohne Beikost ist mit einer ungenügenden Vitaminversorgung in den ersten 3 Lebensmonaten nicht zu rechnen.

Nach unsere Beobachtungen werden in diesem Alter praktisch alle Säuglinge mit industriell hergestellten Milchnahrungen aufgezogen, denen reichlich Vitamine zugesetzt sind.

Fertigbreie ohne Kartoffeln und Fett aber Stärke und Füllstoffe

Eine Gemüsezubereitung ohne Zusatz von Kartoffeln und von Fett ist kein vollwertiger Ersatz für eine Milchmahlzeit. Wir verkennen nicht, welche Schwierigkeiten für die diätetische Lebensmittelindustrie der Zusatz von Kartoffeln und von Fett zu Gemüsezubereitungen macht. Dennoch wäre es **wünschenswert,** daß solche Zubereitungen zur Verfügung stehen. Es sollte dann auch möglich sein, **auf Zusätze von Stärkeprodukten und Füllstoffen aller Art zu verzichten.**

Kein NaCl-Zusatz!

Zusätze von Kochsalz zu den Gemüsezubereitungen sind unerwünscht. Wenn solche Zusätze gemacht werden, sollten sie so niedrig wie möglich sein [2, 3].

Nitratgehalt

Es ist erwiesen, daß ein hoher Nitratgehalt in Gemüse für den Säugling ein Risikofaktor ist. Unsere Untersuchungen haben gezeigt, daß mindestens die **Karottenzubereitung,** die von **der diätetischen Lebensmittelindustrie** für Säuglinge hergestellt werden, einen **niedrigeren Nitratgehlt** aufweisen als Karotten in handelsüblicher Ware [5, 7]. Es ist zu erwarten, daß durch neue Kulturverfahren, z. B. durch Hydrokultur, der Nitratgehalt in Gemüse für den Säugling noch weiter gesenkt werden kann.

Fleisch ab 6. Monat unentbehrlich

Fleisch ist als Träger von hochwertigem **Protein,** von gut resorbierbarem **Eisen,** von **Zink,** von **Thiamin** und anderen Nährstoffen, für den Säugling spätestens zu Beginn des 2. Lebenshalbjahrs ein unentbehrliches Lebensmittel.

In Obstsäften zuviel Zucker

Die Obstsäfte und besonders die Obstzubereitungen für den Säugling enthalten immer noch zu große Zuckerzusätze [4, 6]. Der Säugling sollte nicht an zu süße Speisen gewöhnt werden. Zucker ist außerdem ein Energieträger, der, im Überschuß gegeben, ein **Überernährung** im Säuglingsalter fördert.

50% der von uns beobachteten Säuglinge erhielten bereits im 3. Lebensmonat Milch-Getreide-Breie. Die Kinderäzte sind sich einig, **Mehlzusätze** zu Milchnahrungen **keinesfalls vor dem 4. Lebensmonat** zu geben, um eine Sensibilisierung gegen Gluten zu vermeiden. Die diätestische Lebensmittelindustrie bietet heute glutenfreie Milchnahrungen für den jungen Säugling an. Es erscheint dann widersinnig, wenn bereits im 2. oder 3. Lebensmonat Milch-Getreide-Breie gefüttert oder Getreideprodukte den Milchnahrungen zugesetzt werden. Durch eine frühzeitige Getreidebreifütterung wird außerdem eine Kohlenhydratüberfütterung gefördert.

KH-Überfütterung

Tabelle 17.4. Anteile von Selbstzubereitung und industrieller Herstellung am Milch- und Beikostverzehr von Säuglingen

Alter (Monat)	Milchnahrung			Gemüsezubereitung			Obstzubereitung		
	Verzehr (g/Tag)	Anteile (%)		Verzehr (g/Tag)	Anteile (%)		Verzehr (g/Tag)	Anteile (%)	
		Selbst zubereitet	Industriell hergestellt		Selbst zubereitet	Industriell hergestellt		Selbst zubereitet	Industriell hergestellt
1	700	0 : 100		0			0		
2	750	0 : 100		13	0 : 100		5		
3	750	2 : 98		30	9 : 91		25	26 : 74	
4	620	9 : 91		95	9 : 91		30	44 : 56	
5/6	590	15 : 85		145	8 : 92		35	31 : 69	
7/8	500	59 : 41		165	13 : 87		65	47 : 63	
9/10	390	68 : 32		175	21 : 79		90	52 : 48	
11/12	390	72 : 28		175	26 : 74		80	63 : 37	
								76 : 24	

Tabelle 17.4 zeigt, welchen Anteil die Selbstzubereitung und die industrielle Herstellung derzeit am Nahrungsverzehr von Säuglingen haben. In den ersten 3 Lebensmonaten erhalten Säuglinge praktisch nur industriell hergestellte Milchnahrungen. Im 5./6. Lebensmonat werden 15% der verzehrten Milchnahrungen aus Frischmilch hergestellt, 85% der Verzehrmenge sind industriell hergestellte Fertigmilchnahrungen. Im 2. Lebenshalbjahr nimmt die Selbstzubereitung der Milchnahrungen aus Frischmilch von 59 auf 72% des Verzehrs zu.

Hoher Anteil Fertigbreie

Für den Gemüseverzehr werden im 1. Lebenshalbjahr mehr als 90% industriell hergestellte Gemüsezubereitungen verwendet. Der Anteil industriell hergestellter Menüs am Geamtverzehr bleibt im 2. Lebenshalbjahr mit 87–74% hoch.

Obstmus wird im 1. Lebenshalbjahr zu 26–44% aus Frischobst hergestellt. Der Anteil von Frischobst am gesamten Obstverzehr nimmt im 2. Lebenshalbjahr von 52 auf 76% zu.

Solange Beikost noch im Haushalt zubereitet wurde, war sie in der Zusammensetzung der Lebensmittel und im Nährstoffgehalt für den Kinderarzt überschaubar. Der Kinderarzt ist heute außerstande, den Anteil der Lebensmittel und den Nährstoffgehalt industriell hergestellter Beikost zu beurteilen. Es wäre deshalb zu begrüßen, wenn für jede Beikostnahrung der Gehalt an Lebensmitteln und Zusätzen einschließlich der „Füllstoffe' angegeben und in der Menge deklariert würde. Nur so kann es gelingen, einen besseren Einblick in die Ernährungssituation des Säuglings zu erhalten.

Deklarierungspflicht für Beikost nötig

Literatur

1. Czerny AD, Keller A (1923) Des Kindes Ernährung, Ernährungsstörungen und Ernährungstherapie 2. Aufl, 1. Bd. Deuticke, Leipzig Wien
2. Droese W, Stolley H, Schlage C, Wortberg B (1972) Entspricht der Kochsalzgehalt in den industriell hergestellten Fertignahrungen den Bedürfnissen von Säuglingen im 1. Lebenshalbjahr? Monatsschr Kinderheilkd 120: 70–75
3. Droese W, Stolley H, Schlage C (1972) Kochsalz in der Nahrung von Säuglingen und Kindern. Dtsch Med Wochenschr 97: 1029–1031
4. Droese W, Stolley H, Kersting M (1978) „Beikost" für Säuglinge im 1. Lebenshalbjahr bei Ernährung mit industriell hergestellten Milchnahrungen. Monatsschr Kinderheilkd 126: 6–8
5. Stolley H, Droese W (1980) „Zur Frage Nitragehalt in Karotten für den Säugling in den ersten Lebensmonaten". Schlußwort zur Diskussionsbemerkung von Goebel W, Rehm C. Monatsschr Kinderheilkd 128: 441

6. Stolley H, Droese W, Kersting M (1978) Beikost. In: Hövels O, Eckert I (Hrsg) Säuglingsernährung in den ersten Lebensmonaten in Klinik und Praxis. Thieme, Stuttgart
7. Stolley H, Schlage C, Droese W (1978) Zur Frage Nitratgehalt in Karotten für den Säugling in den ersten Lebensmonaten. Monatsschr Kinderheilkd 126: 100–101

18 Prophylaktische Gesichtspunkte bei der Ernährung des Säuglings

B. Lindquist

18.1 Ernährungsphysiologische Richtlinien

Eine adäquate Ernährung von Säuglingen und Kleinkindern hat einen normalen Stoffwechsel sowie normale Wachstums- und Entwicklungsdaten zum Ziel. Ein entsprechendes Ernährungsregime für Säuglinge und Kinder muß deshalb den Minimalbedarf an Energie und essentiellen Nährstoffen garantieren.

Bedarfs-deckung Abb. 18.1 zeigt schematisch verschiedene Stufen der Bedarfsdeckung [8]. Eine Nährstoffaufnahme unter dem Minimalbedarf wird sich in biochemischen oder klinischen Zeichen der Unterernährung mit dem betreffenden Nährstoff zeigen. Es

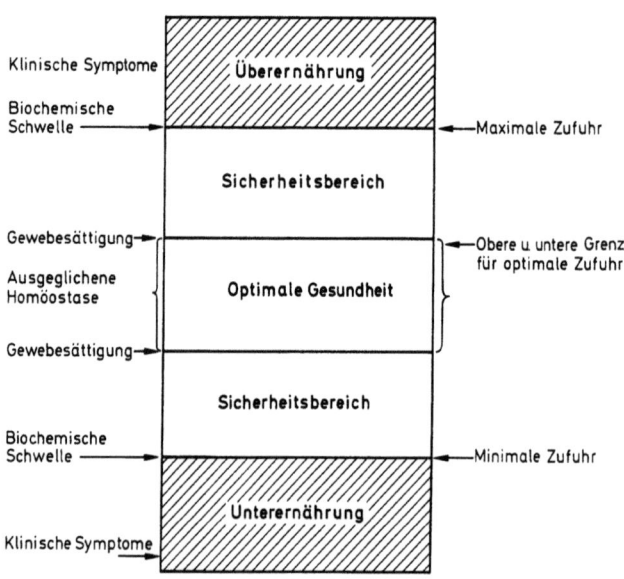

Abb. 18.1. Stufen des Ernährungszustandes

wird jedoch im allgemeinen darauf abgezielt, daß ein Nahrungsschema den Bedarf mit einer gewissen Sicherheitsmarge deckt. Gründe hierfür sind die Berücksichtigung individueller Variationen (einschließlich der Extremvarianten), der jahreszeitlichen Schwankungen, des im Rahmen unspezifischer Erkrankung kurzfristig gesteigerten Bedarfs etc. Eine derart ausgerichtete Nährstoffzufuhr wird häufig als optimale Bedarfsdeckung oder täglich empfohlene Zufuhr bezeichnet.

Im Gegensatz zur Minimalaufnahme steht die Maximalzufuhr. In diesem oberen Bereich der Nahrungszufuhr reichen die homöostatischen Mechanismen nicht aus, eine weitgehende Zufuhr zu verkraften, so daß eine derartig übersteigerte Nahrungsaufnahme in Überernährung oder sogar toxische Wirkungen ausmünden kann. Die Erfassung der Überernährung mit spezifischen Nährstoffen ist jedoch noch schwer erfaßbar, mit Ausnahme der ersten 2–3 Lebensmonate. In dieser Periode sind einige Organfunktionen, insbesondere die der Leber und der Niere, noch nicht voll ausgereift (Abb. 18.2). Exzessive Nährstoffzufuhr kann deshalb zu homöostatischen Störungen führen [15]. Die übermäßige Proteinzufuhr in dieser Lebensphase mag als Beispiel für die Erzeugung homöostatischer Imbalanzen dienen. Sie führt zu gesteigerter renaler Molenlast, die ihrerseits Risiken für einen gestörten Wasserhaushalt nach sich zieht, sowie zu einer metabolischen

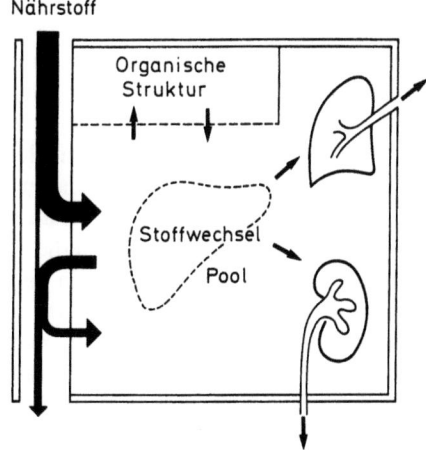

Abb. 18.2. Modell homöostatischer Funktionen. Exzess-Zufuhr eines Nährstoffes über den Wachstumsbedarf hinaus führt zur Belastung verschiedener homöostatischer Systeme, insbesondere der Leber und der Niere

Azidose, einer Azotämie und einer Hyperaminoazidämie [11, 12, 14, 16].

Eine adäquate Ernährung soll also das Individuum vor Folgen von Über- oder Unterernährung mit einzelnen Nährstoffen bewahren. In der Praxis bedeuten die präventiven Aspekte der Ernährung in der pädiatrischen Altersgruppe vor allem, das Individuum mit minimalen oder optimalen Mengen von Nährstoffen zu versorgen, um verschiedene Störungen oder Erkrankungen durch Mangelernährung zu verhüten.

18.2 Prinzipien der Prävention

Im Prinzip sollten die ernährungsphysiologischen Bedürfnisse eines Individuums durch den Einsatz natürlich vorkommender Nahrungsmittel gewährleistet werden. So fordern es zumindest Ernährungswissenschaftler. Voraussetzung hierfür ist jedoch, daß eine große Variation von für das betreffende Individuum gut verträglichen Nahrungsmitteln verfügbar sein muß.

In der Säuglingszeit ist es jedoch keineswegs immer einfach, den Bedarf an bestimmten essentiellen Nährstoffen durch den Gebrauch von natürlicher Nahrung allein zu decken. In dieser Lebenszeit sind nur wenige natürliche Nahrungsmittel – mit Ausnahme von Muttermilch – für den Säugling geeignet, und die meisten von ihnen sind ernährungsphysiologisch nicht vollständig. Das gilt auch für Kuhmilch als der wesentlichen Grundlage für hausgemachte oder industrieproduzierte Milchnahrungen. Bestimmte essentielle Nährstoffe müssen, auch bei Verwendung von Kuhmilch, durch Ergänzung oder Anreicherung in ausreichender Menge beigefügt werden.

Zusätze zur Muttermilchernährung

Muttermilch ist die ideale Nahrung für die ersten Lebensmonate, wenn sie in hinreichender Quantität verfügbar und die Mutter gesund ist. Um optimale Ernährungsergebnisse zu erzielen und Anämien zu verhüten, ist jedoch *die Zugabe von Vitaminen A, C und D sowie von Eisen* im Verlauf einer längerdauernden Laktation notwendig oder *zu empfehlen.*

18.3 Prävention durch Ergänzung

Zusätze zur künstlichen Ernährung

Wird die klassische hausgemachte **Säuglingsmilchnahrung auf Kuhmilchbasis** verwendet, so wird eine **Ergänzung notwendig.** Ihr Ziel ist, wie bereits erwähnt, die hinreichende Bedarfsdeckung für bestimmte essentielle Nährstoffe beim Säugling zu erreichen. Diese Ergänzung könnte z. T. über Beikost erreicht werden; einige Nährstoffe jedoch müssen durch medizinische Präparate zugeführt werden.

Kritische Nährstoffe, die zugeführt werden müssen, sind **Linolsäure** sowie **Vitamin A, C, D und Eisen;** darüber hinaus **Vitamin E, Niazin und Folsäure.** Riboflavin und Vitamin B_{12} sind im allgemeinen in Kuhmilchpräparaten hinreichend enthalten. Für andere wasserlösliche Vitamine ist aber Kuhmilch keine ausreichende Quelle.

Wird ein Säugling mit einer solchen zu Hause gekochten Säuglingsmilchnahrung versorgt, muß **Beikost aus ernährungsphysiologischen Gründen** relativ *früh* in das Ernährungsschema eingeführt werden. **Säfte** als Vitamin-C-Quelle sollten von der *4.–6. Woche*, **Zerealien** ebenfalls *von der 4.–6. Woche* wegen ihres Gehalts an essentiellen Fettsäuren eingeführt werden. **Fleisch und Gemüse** müßten vom *3.–5. Monat* zugeführt werden, um den Bedarf an Eisen, wasserlöslichen Vitaminen und Spurenelementen zu decken.

Zusätzlich zu essentiellen Fettsäuren haben Zerealien auch einen relativ hohen Gehalt an Thiamin, Nikotinsäure, Riboflavin, Pantothensäure und Pyridoxin, deren Konzentration insgesamt von Produkt zu Produkt recht konstant ist [1]. Im Vergleich zu Milch und anderen Formen der Beikost liefern Zerealien jedoch nur einen kleinen Beitrag zur Vitaminaufnahme mit Ausnahme für Thiamin.

Um den **Vitamin-A- und -D-Bedarf** zu decken, ist Ergänzung durch Vitaminpräparate nötig. Es empfiehlt sich außerdem Vitamin-D-Präparate auch gestillten Kindern zu geben, da kürzlich durchgeführte Studien gezeigt haben, daß der antirachitische Effekt der wasserlöslichen Fraktion des Vitamin-D in Muttermilch ganz gering ist [6]. Die **Zugabe von Vitamin D** sollte, insbesondere in den Ländern nordischer Breiten, **bis ins Vorschulalter** fortgeführt werden.

18.4 Prävention durch Anreicherung

Anreicherung ist vor allem eine Maßnahme, die im frühen Säuglingsalter für künstlich ernährte Kinder genutzt werden sollte, aber in geringerem Ausmaß auch im späteren Säuglingsalter.

Im frühen Säuglingsalter, falls Muttermilch nicht verfügbar ist, sollte eine *„starting formula"*, welche als einzige Nahrungsquelle in den ersten 4–6 Monaten den gesamten Nährstoffbedarf des Säuglings deckt, eingesetzt werden. Industriell hergestellte Säuglingsmilchnahrungen als „starting formulae" erfüllen diese Voraussetzung, sofern sie mit den Vorschriften des Codex Alimentarius Standard für „infant formula" oder der ESPGAN-Empfehlung für die Zusammensetzung einer adaptierten „formula" [3, 4] gerecht werden. Beiden Standards und Empfehlungen liegen die Zusammensetzung von Muttermilch als Modell zugrunde, wenn auch mit einigen geringfügigen Abweichungen, so z. B. bei Vitamin-D und Eisen. **Die Verfügbarkeit von Eisen aus Muttermilch** ist **sehr viel höher** im Vergleich zur Verfügbarkeit aus künstlichen Säuglingsmilchnahrungen. Aus diesem Grunde ist eine Eisenanreicherung mit Werten um etwa 1 mg/100 kcal ratsam (vergleichbar einem Eisengehalt in reifer Muttermilch, welcher 0,1 mg/100 kcal nicht überschreitet).

Eisenanreicherung

Selbst wenn *„follow-up formulae"*, entsprechend den Richtlinien der ESPGAN-Empfehlungen [5] welche in vielen Ländern nach dem 4.–6. Monat zur Anwendung kommen, nicht als alleinige Ernährung für den Säugling gedacht sind, so dienen sie doch als wichtige Quelle für essentielle Nährstoffe in jeder Altersgruppe. Da eine Folgemilch aber lediglich als Teil eines gemischten Ernährungsplans gedacht ist, ist der Standard für eine solche Folgemilch nicht so weitreichend wie der einer „starting formula". Viele essentielle Nährstoffe können in diesem Alter durch Zugabe von Beikost gedeckt werden.

Vorausgesetzt z. B., daß Zerealien ein üblicher Nahrungsbestandteil in diesem Alter darstellen, besteht kein Grund, Folgemilch mit linolsäurereichen Triglyzeriden anzureichern [5]. Darüber hinaus ist es nicht nötig die Mengen wasserlöslichen Vitamine in Folgemilch festzusetzen. In einer zunehmend gemischten Kost wird der Bedarf für wasserlösliche Vitamine durch Beikost gedeckt. Das gilt besonders für Vitamin C (selbst wenn Orangensaft nicht beigegeben wird),

Eisenbedarf für Vitamin B$_6$, Folsäure und Nikotinamid. Selbst die Zufuhr von Thiamin aus Beikost reicht, sobald Zerealien eingeführt werden.

Eine Folgemilch sollte jedoch den Minimalbedarf für fettlösliche Vitamine A, D und E erfüllen.

Der *Eisenbedarf zwischen dem 6. Monat und dem Ende des 1. Lebens*jahres ist *größer als zu irgendeiner anderen Zeit* [2]. Aus diesem Grund wird empfohlen alle Folgemilchen mit Eisen anzureichern, selbst wenn in dieser Altersgruppe eisenreichere Beikost bereits in steigender Menge gefüttert wird. Eisenangereicherte Zerealien sind jedoch aus technologischen Gründen keine zuverlässige Eisenquelle [13]. Es trifft zu, daß die Absorption von Eisen aus einer Milchnahrung auf Kuhmilchbasis gering ist (z. B. für Eisensulfat nur etwa 5–10%). Trotzdem scheint der vernünftigste Weg eine hinreichende Eisenzufuhr aufrecht zu erhalten, auch jenseits des 4.–6. Monats, die Anreicherung der Milchnahrung mit Eisen zu sein.

Nach dem 6. Lebensmonat wird der Zinkbedarf durch Beikost tierischen Ursprungs – Fleisch, Fisch, Geflügel, Eier und Milchprodukte [9] – gedeckt, und es gibt keinen Grund für eine Zinkanreicherung von Milchnahrungen auf Kuhmilchbasis. Dasselbe gilt für Kupfer [10]; eine mit Beikost gemischte Säuglingsernährung deckt den Kupferbedarf in diesem Alter.

18.5 Anreicherung oder Ergänzung

Wenn man dieses Problem aus globaler Sicht betrachtet, so haben Erfahrungen gezeigt, daß schwierig ist, den Mangel an Nährstoffen in zu Hause präparierten Säuglingsmilchnahrungen durch Ergänzung mit anderen Nahrungsmittel auszugleichen. Eine systematische Ergänzung setzt Kenntnis und Disziplin, sowohl auf seiten der Schwestern und Ärtze, als auch auf seiten der Mütter, voraus. Ohne Zweifel ist die *Anreicherung der Ergänzung vorzuziehen,* da sie sicherer und bequemer ist und außerdem automatisch einen Sicherheitsfaktor für alle Säuglinge dargestellt, die mit einer solchen „formula" ernährt werden. Die säuglingsmilchnahrungherstellende Industrie hat mit der Kenntnis der Technologien die Möglichkeit, „formulae" mit einzelnen fehlenden Nährstoffen anzureichern.

Beispiele für erfolgreiche Prävention von Ernährungsmängeln sind die Auswirkung der Anreicherung von Säuglingsmilchnahrungen mit Vitamin D und Eisen in Schweden. Vor 1968 war die sog. soziale Rachitis nicht selten, seit jedoch ab jenem Jahr die Säuglingsmilchnahrungen mit Vitamin-D angereichert worden ist, verschwand die Rachitis vollständig [7]. Gleichermaßen wurde die ernährungsbedingte Eisenmangelanämie in den letzten 10–15 Jahren nur bei Kindern, die mit hausgekochten Säuglingsmilchnahrungen ernährt worden sind, beobachtet.

18.6 Einige abschließende Kommentare

Fortschritte in der Ernährung in den letzten Dekaden und ihre praktische Anwendung haben die Mangelernährung in den industrialisierten Ländern auf ein Minimum reduziert. Jenseits des Säuglingsalters wird eine normale, gemischte Kost, die den Empfehlungen für Energie, Protein- und Fettbedarf gerecht wird, mit einigen wenigen Ausnahmen das Kind mit hinreichenden Mengen von Vitaminen und Mineralien versorgen. In der Tat liegt ja die Aufnahme der meisten Nährstoffe über dem notwendigen Minimum.

Im Säuglingsalter ist diese Situation doch etwas anders. Wegen des schnellen Wachstums des Säuglings und dem relativ hohen Bedarf an essentiellen Nährstoffen im Vergleich zum späteren Leben auf der einen Seite, und der begrenzten Verfügbarkeit geeigneter, natürlicher Nahrungsmittel (mit Ausnahme von Muttermilch) auf der anderen Seite, bedarf die Ernährung des Säuglings einer qualifizierten Überwachung. Die ***Prävention von ernährungsbedingten Mangelsituationen*** ist deshalb auch in industrialisierten Ländern ein wichtiger ***Teil der generellen Gesundheitsvorsorge*** für Säuglinge. Im Hinblick auf die Vorbeugung von ernährungsbedingten Mangelerscheinungen im frühen Säuglingsalter hat die Anreicherung, wie bereits erwähnt, wichtige Vorteile im Gegensatz zur Ergänzung. Es handelt sich um eine sichere Maßnahme, obwohl noch einige technische Probleme, insbesondere bei der Anreicherung von Säuglingsmilchnahrungen mit Mineralien gelöst werden müssen. Mehr Anstrengung sollte der Erforschung dieser Probleme gewidmet werden, so z. B. wirksamere Wege zu finden um die Verfügbarkeit von

Eisen in Säuglingsmilchnahrungen und anderen Nahrungsmitteln – z. B. Beikost – zu verbessern.

Literatur

1. Adrian J, Petit L (1970) Les vitamines des céréales et leur évaluation au cour des traitements technologiques. Ann Nutr Aliment 24 : B 131–168
2. American Academy of Pediatrics – Committee on Nutrition (1976) Iron supplementation for infants. Pediatrics 58: 765–768
3. Codex alimentarius Commission (1976) Recommended international standards for food for infants and children. Rome. CAC/RS 72/74
4. ESPGAN Committee on Nutrition (1978) Guidelines on infant nutrition. I. Recommendations for the composition of an adapted formula. Acta Paediatr Scand [Suppl] 262
5. ESPGAN Committee on Nutrition (1981) Guidelines on infant nutrition. II. Recommendations for the composition of follow-up formula and Beikost. Acta Paediatr Scand [Suppl] 287: 4–13
6. Leerbeck E, Søndergaard H (1980) The total content of vitamin D in human milk and cow's milk. Br J Nutr 44: 7
7. Lindberg T, Lindquist B (1972) Vitamin-D prophylaxis for children. Lakartidningen Suppl III 69: 76–77
8. Lindquist B (1969) Nutritional needs in preschool and school age. General survey. *In* Blix G (ed) Nutrition in preschool and school age. Symp. Swed. Nutr. Found. Vol VII, Almqvist & Wiksell, Uppsala, pp 50–58
9. Murphy EW, Willis BW, Watt BK (1975) Provisional tables on the zinc content of foods. J Am Diet Assoc 66: 345–355
10. Pennington JT, Calloway DH (1973) Copper content of foods J Am Diet Assoc 63: 143–153
11. Räihä NCR, Heinonen K, Rassin DK et al. (1976) Milk protein quantity and quality in low-birth-weight infants. I. Metabolic responses and effects on growth. Pediatrics 57: 659–674
12. Rassin DK, Gaull GE, Räihä NCR, Heinonen K (1977a) Milk protein quantity and quality in low-birth-weight infants. IV. Effects on tyrosine and phenylalanine in plasma and urine. J Pediatr 90: 356
13. Rios E, Hunter RE, Cook JD, Smith NJ, Finch CA (1975) The absorption of iron as supplement in infant cereals and infant formulas. Pediatrics 55: 686–693
14. Svenningsen NW, Lindquist B (1973) Incidence of metabolic acdosis in term, preterm and small-for-gestational age infants in relation to dietary protein intake. Acta Paediatr Scand 62: 1
15. Svenningsen NW, Lindquist B, Meeuwisse G (1971) Nutrition and homeostasis with special reference to kidney function. Proc XIII Int Congr Pediatr II: 509
16. Ziegler E, Fomon SJ (1971) Fluid intake, renal solute load and water balance in infancy. J Pediatr 78: 561

19 Kuhmilchintoleranz

P. Kuitunen, E. Savilahti und M. Verkasalo

Schon in frühen Jahren dieses Jahrhunderts wurden unerklärliche Schwierigkeiten bei manchen Säuglingen beobachtet, die mit Kuhmilch ernährt wurden. Einige hatten chronische Diarrhöen und eine ungenügende Gewichtszunahme [4]. Etwas später wurde von vielen Autoren auch über anaphylaktischen Schock berichtet [36, 39]. Man nahm an, daß die fremden Proteine unvollständig verdaut werden, und man empfahl in solchen Fällen Frauenmilch. Schon 1906 wurden Präzipitine gegen Kuhmilch im Blut eines marastischen Säuglings gefunden; 1 Jahr später gelang es Schlossman diese Säuglinge durch Injektion von kleinen Mengen von Kuhserum zu desensibilisieren [30, 40]. Auf diese Weise war es möglich, die Hypersensivität gegen oral gegebene Kuhmilch und deren Symptome zu heilen [40]. Die beiden Beobachtungen kamen aus Deutschland.

Erst in den letzten Jahren haben die Kenntnisse über immunologische Mechanismen und Infektionsabwehr in Zusammenhang mit Fortschritten der pädiatrischen Gastroenterologie das Syndrom der Kuhmilchintoleranz geklärt.

19.1 Definition

Die meisten Säuglinge können mit Kuhmilch symptomlos ernährt werden. Jedoch kann man auch bei diesen Säuglingen durch sensitive immunochemische Methoden zeigen, daß sie auf Kuhmilchproteine reagieren. Wenn eine immunologische Reaktion auf Kuhmilch in Zusammenhang mit klinischen Symptomen besteht, sagt man, daß das Kind empfindlich gegen Kuhmilch ist [9]. Der einfachste und beste Weg, die Kuhmilchunverträglichkeit zu bestätigen, ist *die Demonstration abnormal starker und quantitativer Veränderungen der immunologischen Reaktion auf Kuhmilchproteine.* Aber heut-

Nachweis

zutage ist das nur bei einigen Patienten möglich. Darum muß die klinische Diagnose der Kuhmilchunverträglichkeit in der Merhzahl der Fälle auf *klinischen Reaktionen* basieren. Unserer Meinung nach genügt es in den meisten Fällen einen günstigen Effekt der Kuhmilchelimination und Wiederauftreten der Symptome während eines Provokationstestes sowie Verschwinden der Symptome bei einer erneuten Elimination zu beobachten. Wenn die Symptome schwer sind, ist es nach unserer Meinung unethisch, mehr als einen Provokationstest durchzuführen.

19.2 Häufigkeit

1948 gab Vendel (Tabelle 19.1) eine Häufigkeit [47] von *1 : 7500* in Stockholm und Stintzing [45] eine Häufigkeit von *1 : 200* in der gleichen Stadt an. Die deutlichen Unterschiede zwischen diesen Zahlen, beruhen darauf, daß die Diagnose Kuhmilchintoleranz allein klinisch gestellt wurde. Heutzutage ist man sich nicht einig über Art und Weise, wie man diagnostizieren sollte; manche Kollegen diagnostizieren zu Hause, andere im Krankenhaus. Im übrigen ist die Dosis der Kuhmilch bei der Provokation meist unterschiedlich, und auch die Länge der Stillperiode beeinflußt die Diagnose.

19.3 Die Symptome und deren Auftreten

Die relativen Häufigkeiten der einzelnen Symptome der Kuhmilchunverträglichkeit variieren in den verschiedenen Untersuchungen sehr (Tabelle 19.2). In allen diesen Untersuchungen – mit Ausnahme von einer Untersuchung – hatten

Tabelle 19.1. Vorkommen der Kuhmilchintoleranz

Bachman u. Dees (1959)	1,3%
Halpern et al. (1973)	1,8%
Jakobsson u. Lindberg (1979)	1,9%
Malabsorptionssyndrome (MS) bei Kuhmilchallergie Verkasalo et al. (1980)	0,6/1000

Tabelle 19.2. Symptome bei Kuhmilchintoleranz

Untersuchung	Anzahl der Patienten	Gastrointetinale			Hautsymptome			Respiratorische Symptome	
		D	ER	KO	AD	UR	AO	RH	BA
Bachman u. Dees (1957)	30	10			21		8	13	11
Goldman et al. (1963)	89	33	29	25	31	10		31	24
Gerrard et al. (1973)	59	24	13	12	27			18	7
Stintzing u. Zetterström (1979)	25		21			10			4
Jakobsson u. Lindberg (1978)	20	5	10	6	11	4			2
Hill et al. (1979)	17	10	8		3	4	3		2

D = Diarrhöe, ER = Erbrechen, KO = Koliken oder Bauchschmerzen, AD = Atopische Dermatitis Inklusive Patienten mit „Rash", UR = Urtikaria, AO = Angioödem, RH = Rhinitis, BA = Bronchialasthmatische Symptome

Klinische Zeichen die meisten Patienten *gastrointestinale Symptome* [1]. In einer anderen Untersuchung [1] dominierten jedoch die *Hauptsymptome*. Man hat in einigen Fällen spekuliert, daß eine intrauterine Sensibilisierung und die spätere Exposition gegen Kuhmilchproteine in der Frauenmilch Symptome der Kuhmilchunverträglichkeit verrusachen könnten (Tabelle 19.3). Diese *versteckte Sensibilisierung* verursacht nach der ersten Mahlzeit mit Kuhmilch in 7–15% der Fälle Beschwerden, aber bei den meisten Säuglingen zeigen sich Symptome innerhalb 1 Monats oder von 2 Monaten [4, 9, 31]. Das Alter der Säuglinge bei denen Symptome auftreten, variiert stark. Bei einer kurzen Stillperiode, treten beinahe alle Unverträglichkeiten innerhalb des 1. Lebensmonats auf [9,10]. Kürzlich haben Jakobsson u. Lindberg [17] sowie Stintzing u. Zetterström [45] berichtet, daß bei 30% der Säuglinge innerhalb des 1. Lebensmonats und bei 60% der Fälle vor dem 3. Lebensmonat Symptome auftraten. Wir beobachteten bei 54 Säuglingen,

Tabelle 19.3. Der Zeitpunkt des Auftretens der Symptome der Kuhmilchintoleranz

Während Stillperiode	0–20%
Nach der ersten Mahlzeit mit Kuhmilch	7–15%
Innerhalb des 1. Monats nach dem Beginn der Kuhmilchernährung	50–100%

daß die gastrointestinalen Symptome durchschnittlich im Alter von 2 Monaten begannen [26].

19.4 Klinische Manifestationen

Wie beschrieben manifestieren sich die Symptome der Kuhmilchunverträglichkeit bald nach dem Abstillen (Tabelle 19.4). Sie können sehr komplex sein, es können verschiedene Organe befallen sein, und die Kombinationsmöglichkeiten sind vielfältig. Hier *wird hauptsächlich die gastrointestinale Form der Kuhmilchunverträglichkeit behandelt.*
Die ersten Symptome sind oft akute *Diarrhöe* und *Erbrechen*, wie bei einer akuten Gastroenteritis. Es kann vorkommen, daß einige Säuglinge mit *Schock* reagieren. In einer englischen und einer französischen Untersuchung [12, 31] zeigten 75% der Säuglinge akute Unverträglichkeiten. In unserer Studie, in Helsinki, sahen wir meist (67%) *chronische Diarrhöe* in Kombination mit Erbrechen [26]. Das gleiche war der Fall in einer schweizerischen Untersuchung [4]. Ungefähr 10% der Säuglinge haben *blutige Stühle* [26]. In einer Untersuchung von Gryboski hatten alle Säuglinge Blut im Stuhl [11]. *Allergische Symptome* treten in 10–47% der Fälle auf.

Durchfall
Schock

19.5 Befunde

Chronische Diarrhöe und Erbrechen führen zu einer schweren *Dehydratation* (Tabelle 19.5). Wir sahen sie in 26% unserer Fälle, am häufigsten bei sehr jungen Säuglingen [26]. Bei diesen Patienten war eine deutliche Gewichtsabnahme. Unsere Patienten hatten ein durchschnittliches Gewicht von −3.3

Tabelle 19.4. Symptome bei Beginn der Malabsorption bei Kuhmilchintoleranz

Akut	(Harrison et al. 1976)	80%
	(Navarro et al. 1975)	Majorität
Chronisch	(Délèze u. Nusslé 1975)	Majorität
	(Kuitunen et al. 1975)	Majorität

Tabelle 19.5. Symptome bei Malabsorption durch Kuhmilchintoleranz

Gedeihstörung	57–100%
Schwere Dehydratation	26%
Muskuläre Hypotrophie	47%
Vorgewölbtes Abdomen	37%
Paralytischer Ileus	7–10%

S.D. der mittleren Normalkurve. Das Längenwachstum ist nicht so beeinflußt, und ein vorgewölbtes Abdomen sieht man seltener als bei der Zöliakie [4, 48]. Beinahe die Hälfte der Fälle zeigt muskuläre Hypotrophie und Hypotonie [4]. Zeichen des paralytischen Ileus sieht man in 10% der Fälle [4, 26]. Bisweilen findet man Ödeme [4].

19.6 Laborbefunde

Hypoprotein-ämie

Eine *Anämie* kommt in 20–69% vor, ein *Eisenmangel* ist noch häufiger [4, 5, 11, 26, 48]. Bei ungefähr 30% der Patienten liegt die Proteinkonzentration im Serum unter 55 g/l. Waldman et al. haben 6 Fälle mit gastrointestinalen Symptomen, Ödemen, schlechtem Gedeihen und Eosinophilie beschrieben [49]. Man konnte in 3 Fällen einen *ekzessiven Proteinverlust* in Zusammenhang mit der Kuhmilcheinnahme nachweisen. *Mangel an Vitamin-K*-abhängigen Faktoren führt zu einer Verlängerung der Koagulationszeit von ca. 35–50% [2, 26]. Röntgenologisch kann man in 38% eine *Osteoporose* sehen [5]. In unserem Material war die alkalische Phosphatase in 10% der Säuglinge erhöht und eine generalisierte *Aminoazidurie* in 42% der Fälle nachweisbar [26]. Jedoch hatten diese Patienten keine klinische Rachitis oder Hypokalzämie. Eine erhöhte Ausscheidung von Stuhlfett wird öfter in chronischen als in akuten Fällen gefunden und ist gewöhnlich mäßig, etwa 3–5 g täglich

Steatorrhoe Lactose- und Stuhlabsorption

(Tabelle 19.6). Der D-Xylosetest ist ungefähr gleich oft abweichend. Vor der Elimination von Kuhmilch aus der Diät findet man unverdaute Laktose im Stuhl. In unserem Material fanden wir Laktose im Urin in 55% und im Stuhl in 52% der Fälle [26]. Powell [34] dagegen fand bei allen Säuglingen reduzierte Substanzen im Stuhl bei Kuhmilch- oder sojainduzierter Enterokolitis. Die Laktoseabsorption normalisiert sich bald nach dem Beginn der Eliminationsdiät. In 4 Fällen

Tabelle 19.6. Absorptionfunktion bei Malabsorption durch Kuhmilchintoleranz

Erhöhte Ausscheidung von Stuhlfett 3 g/Tag	48–82%
Erniedrigte D-Xylose-Ausscheidung in Urin	48 72%
Erhöhte Mengen von Laktose im Stuhl (>0,5%)	52–92%

von 8 zeigte die quantitative Bestimmung von intestinalen Bakterien eine duodenale Kolonisation vom fäkalen Typ, ähnlich wie bei Säuglingen mit chronischer Diarrhöe [20].

19.7 Die gastrointestinale Morphologie

Funktionelle Abnormalitäten sieht man in Zusammenhang mit Dünndarmschäden. Der *Dünndarmschaden* bei intestinaler Kuhmilchintoleranz wurde 1963 von Lamy et al. bestätigt [27]. Die Befunde bei der jejunalen Biopsie *gleichen* denjenigen bei *der Zöliakie* nur nicht so ausgeprägt: Es gibt verschiedene Grade der Zottenatrophie mit Hyperplasie der Lieberkühn-Krypten und vermehrten Lymphozyten innerhalb des Epithels sowie auch Zeichen der Entzündung in der Lamina propria [2, 7, 14, 15, 23, 24, 42, 43, 51].

Zottenatrophie

Früher zeigten ungefähr die Hälfte unserer Patienten die schwerste Form der Zottenatrophie, die sog. subtotale oder totale Villusatrophie (Tabelle 19.7). Später ist die Häufigkeit des schwersten Grads auf 20% gesunken. Gleichzeitig ist der Verlauf der Krankheit leichter geworden. Man sieht also nunmehr meistens eine partielle Zottenatrophie im Dünndarm, einige Patienten zeigen aber eine normale Zottenhöhe

Tabelle 19.7. Jejunale Morphologie vor der Behandlung

	N	SVA	PVA	Normal ohne S. C.
Baudon et al. (1975)	32	1	26	5
Délèze u. Nusslé (1975)	16	2	4	10
Kuitunen et al. (1975) (Jahre 1962–71)	48	27	17	4
Verkasalo et al. (1980) (Jahre 1974–77)	19	3	11	5

N = Anzahl der Patienten in der Untersuchung, SVA = subtotale Zottenatrophie, PVA = partielle Zottenatrophie, S. C. = leichte Veränderungen mit eventuellen leichten Epithelschäden. Gleichzeitig sind die Lieberkühn-Krypten verlängert, und die Anzahl der Kryptenzellen ist 1,8mal größer als die der Kontrollgruppe. Dieses führt zu einem kleineren Zotten-Krypten-Verhältnis. Unsere Gruppe hat auch nachgewiesen, daß die Mitosenaktivität – die Zahl der Mitosen – bei der Kuhmilchunverträglichkeit so groß ist wie bei der Zöliakie, d. h. 1,4mal größer als bei der Kontrollgruppe [22]. Die Diätbehandlung, d. h. die Elimination von Kuhmilch bringt die Mitosenzahlen wieder in den Normalbereich zurück.

Erhöhte Mitoseaktivität

Das Zottenepithel (die Enterozyten) zeigt eine reduzierte Höhe, und in den meisten Fällen ist eine Zunahme der intraepithelialen Lymphozyten [23, 25] zu verzeichnen. Auch in der Lamina propria sieht man erhöhte Mengen von Lymphozyten und Plasmazellen. Die *Elektronenmikroskopie* zeigt, daß die Mikrozotten der Epithelzellen kurz sind, die Zellen enthalten große Mengen von Lysosomen, und die Zellkerne sind abnormal. Darüber hinaus sieht man auch Vakuolen [25]. Die Basalmembran ist unregelmäßig dick. Es gibt Ödeme, degranulierte Mastzellen, Eosinophilen und Makrophagen in der Lamina propria, und das Endothel der kleinen Blutgefäße ist geschwollen [43].

Reduzierte Disaccharidasenaktivität

Die *Aktivität der Disaccharidasen* ist in vielen Fällen *reduziert* [44, 51]. Die *Magenschleimhaut* kann auch *atrophische Veränderungen* zeigen, und die maximale Ausscheidung von *Salzsäure* ist manchmal *reduziert* [21]. Gryboski sah bei 8 Patienten mit Kuhmilchunverträglichkeit oft Veränderungen bei der Sigmoideoskopie. Die Veränderungen zeigten eine große Variation, und die rektale Biopsie bestätigte eine Entzündung der rektalen Schleimhaut [11].

19.8 Klinischer Verlauf der Kuhmilchintoleranz

Nach *Absetzen von Kuhmilch verschwinden die Symptome*, aber in manchen Fällen dauert dieser Prozeß länger als eine Woche. Einige seltene Fälle erfordern eine mehrere Wochen lange intravenöse Ernährung: Die Normalisation der absorptiven Funktion und die der Dünndarmschleimhaut vollzieht sich langsam. Wir sahen durchschnittlich im Alter von 1 Jahr bei der Hälfte der Patienten mit Kuhmilchintoleranz und Malabsorption noch eine partielle oder totale Zottenatrophie.

19.9 Provokation der Symptome

Die Provokation mit Kuhmilch oder mit Flaschennährung auf Kuhmilchbasis induziert die gleichen Symptome die man initial beobachtet, aber die Häufigkeit von anaphylaktischen Reaktionen ist größer. Nach 1–17 Tagen zeigen alle Patienten Symptome. Gewöhnlich sind bei der intestinalen Form von Kuhmilchunverträglichkeit verzögerte Reaktionen zu sehen [2, 26, 34]. Die Absorption wird schlechter. Ein signifikanter Abfall im 1-h-D-Xylose-Test war bei allen 15 Patienten nachweisbar, die eine positive Reaktion auf den Provokationstest zeigten [29]. Strukturelle Veränderungen in Jejunum ähneln den Veränderungen unbehandelter Fälle (Tabelle 19.8).

19.10 Die gastrointestinale Blutung

Bei Fe-Mangel nach okkulten Darmblutungen fahnden

Ein gastrointestinaler Blutverlust wurde eindeutig demonstriert nach der Einnahme von Kuhmilch bei Patienten mit Eisenmangel [53, 54].

Von diesen 20 Kindern hatte keines gastrointestinale Symptome, aber mehr als 50% hatten eine Hypoproteinämie. Der *fäkale Verlust von chrommarkierten Erythrozyten* war *5–6mal größer während der Kuhmilcheinnahme* als nach der Elimination von Kuhmilch aus der Diät. Einen solchen Blutverlust sieht man nicht nach dem 2.–3. Lebensjahr [54].

19.11 Die abdominalen Koliken

Die abdominalen Koliken sind übliche Symptome bei der intestinalen Form von Kuhmilchintoleranz. Dies konnte man

Tabelle 19.8. Die Morphologie des Dünndarms nach einem positiven Provokationstest

	N	SVA	PVA	Normal ohne S.C.
Walker-Smith et al. (1973)	5	0	3	2
Iyngkaran et al. (1978)	11	3	8	0
Hill et al. (1979)	8	1	2	5
Vitoria et al. (1979)	5	0	2	3

Abkürzungen s. Tabelle 19.7

beweisen bei 13 von 19 brusternährten Säuglingen, nachdem sich die Mütter kuhmilchfrei ernährten [16]. In einer anderen Beobachtungsreihe traten nur bei 2 von 52 Säuglingen Koliken auf [1].

19.12 Einige zusammenfassende Aspekte zur Pathogenese und zur Ätiologie der Kuhmilchintoleranz

Ätiologische Faktoren: Allergisierung

Es gibt eine Reihe von Beweisen dafür, daß *IgE-vermittelte Sofortreaktionen* und *antigen-antikörper-vermittelte Reaktionen* eine bedeutende *Rolle in der Pathogenese* der Kuhmilchintoleranz spielen. Auch die zellvermittelte Immunität nimmt wahrscheinlich teil. Bei einzelnen Patienten sind wahrscheinlich mehrere Mechanismen von Bedeutung, die einen sind dominierend und die anderen wirken schwächer. Man weiß mehr über die Pathogenese der immunologischen Reaktionen als über die Ätiologie, d. h. über die Faktoren, welche erklären könnten, warum nur ein kleiner Teil der Kinder intolerant gegenüber Kuhmilchproteinen wird, während der überwiegende Anteil Kuhmilchproteine toleriert. Diese Faktoren sind altersabhängig, denn *die Kuhmilchintoleranz heilt nach den ersten Lebensjahren ab.* Die Kombination mit einer massiven Exposition von Kuhmilchproteinen mit einer mangelhaften lokalen Produktion von Immunoglobulinen – [33, 37] was vorkommen kann, wenn die Säuglinge gar nicht gestillt werden – ermöglicht eine vermehrte Absorption von Kuhmilchproteinen [50], so daß diese Kinder später oft eine Kuhmilchunverträglichkeit entwickeln [5, 45]. Andere *Bedingungen, die zu einer vermehrten Kuhmilch-antigenabsorption führen,* sind z. B.: eine infektiöse Gastroenteritis, Prämaturität oder chirurgische Eingriffe im Gastrointestinaltrakt [12, 15, 35, 46]. Auch *hereditäre Faktoren* spielen eine Rolle. Atopie tritt häufig (40–70%) bei Familienmitgliedern der Kinder mit Kuhmilchintoleranz auf [4, 5, 18]. Eine Assoziation zwischen Leukozytenantigenen und Kuhmilchunverträglichkeit haben wir aber nicht gesehen.

19.13 Immunoglobuline A, M und G sowie Komplementfraktionen in der Dünndarmschleimhaut

Bei der intestinalen Form der Kuhmilchintoleranz mit Malabsorption sind *vermehrt IgA-enthaltende Zellen in der Lamina propria des Jejunums* zu sehen. Die Anzahl von IgM- und IgG-haltigen Zellen war dagegen normal. Die Elimination von Kuhmilch aus der Diät normalisiert die IgA-haltigen Zellen wieder [19]. Bei Kindern mit Kuhmilchintoleranz und Malabsorption war die durchschnittliche Anzahl von IgA- und IgM-haltigen Zellen nach Provokationen 2,4mal höher als vor der Provokation, der Anstieg von IgG-haltigen Zellen jedoch 1,8mal höher [38]. Nach einer erneuten Elimination normalisierte sich die Anzahl der IgA- und IgM-haltigen Zellen wieder. Bei 13 Kindern mit atopischer Dermatitis und Kuhmilchintoleranz, davon 6 auch mit klinischen intestinalen Symptomen, enthielt die Dünndarmmukosa signifikant mehr IgA- und IgM-haltige Zellen als bei 11 Kontrollkindern. In keinem Fall konnte eine positive Reaktion mit Anti-C^-3- oder Anti-C^-4-Reaktion nachgewiesen werden [32, 38].

Die Serumkonzentration der Immunoglobuline A, M und G sowie von Komplement 3 und 4 reflektieren die Verhältnisse in den Geweben, d. h. auch die Reaktionen der Dünndarmschleimhaut. Die abweichenden Ergebnisse der verschiedenen Untersuchungen haben ihre Ursache z. T. darin, daß unterschiedliche Patienten untersucht wurden.

19.14 Die Behandlung

Alle Kuhmilchprodukte vermeiden

Die Grundlage für die Behandlung ist **Kuhmilch und alle Produkte,** die Kuhmilch enthalten, völlig aus der Diät zu **eliminieren bis zum Alter von 1,5–2 Jahren** (Tabelle 19.9). Wir raten auch die glutenhaltige Produkte wegzulassen, wenn die Säuglinge vor dem Beginn der Symptome glutenhaltige Kost bekommen haben und wenn sie initial einen schweren Dünndarmschaden aufweisen. Wir empfehlen ferner die ***Produkte die besonders allergische Symptome, auch*** zu ***eliminieren,*** d. h. ***Zitrusfrüchte, Schokolade, Ei, Nüsse, Erbsen*** und ***Fisch.*** Säuglinge mit einer schweren Dehydratation erfordern initial eine intravenöse Behandlung, und bisweilen ist es nötig, wochenlang eine intravenöse Ernährung zu geben [28]. Die

Tabelle 19.9. Behandlung des Malabsorptionssyndromes bei Kuhmilchintoleranz

Elimination von Kuhmilch bis zum Alter von	1,5–2 Jahren
– Intravenöse Behandlung	
– Frauenmilch („Banked")	1–3 Monaten
– Formula auf Sojabasis o. ä. bis zum Alter von	1,5 2 Jahren
Säuglinge mit schwerem Dünndarmschaden und mit einer positiven „Glutenanamnese" vor Beginn der Symptome	
- Elimination von Gluten bis zum Alter von	1.5–2 Jahren
– Ernährung mit Gluten und erneute Jejunalbiopsie nach	6 Monaten

Verluste von Eisen, Protein und Vitaminen sowie die Anämie müssen korrigiert werden. *Frauenmilch ist die beste erste orale Nahrung* und soll fortgesetzt werden, bis die Gewichtszunahme befriedigend ist.

„Sojamilch" Formulas auf Sojabasis sind adäquate Ernährungsmöglichkeiten, und in leichten Fällen mit Kuhmilchunverträglichkeit kann man die Behandlung mit diesen Produkten beginnen. Aber man muß erinnern, *daß Sojaproteine* ähnlich *antigen* wie Kuhmilchproteine *wirken können* [6]. *Formulas auf Caseinbasis,* wie Nutramigen, sind auch geeignet, aber sie können *auch allergische Symptome* hervorrufen [6, 8, 26]. *Formulas auf Fleischbasis,* z. B. *als Huhn, und Lamm sind brauchbar.* Ziegenmilch reagiert in einer Kreuzreaktion [4, 9] mit β-Laktoglobulin der Kuhmilch und verursacht oft klinische Symptome. Im Alter von 1,5–2 Jahre machen wir eine erneute Provokation und mehr als die Hälfte der Fälle toleriert Kuhmilch. Die Provokation kann gewöhnlich zu Hause durchgeführt werden, mit Ausnahme initial schweren Fällen. Disodiumchromoglykat wird gewöhnlich nicht benutzt. Wahrscheinlich ist es in Fällen von multiplen Intoleranzen nützlich, wo die vernünftige Elimination schwer durchzuführen ist [3, 52].

19.15 Die Prognose

Die Prognose der Kuhmilchintoleranz ist gut. Bis zum Alter von 1 Jahr tolerieren 6–45% der Kinder Kuhmilch und bis 2 Jahre alle in unserer Untersuchung [9, 13, 17]. Dagegen sieht man andere allergische Symptome bei manchen Kindern, die früher eine Kuhmilchintoleranz gehabt hatten.

19.16 Die Prophylaxe

Es ist wichtig, bei allen Säuglingen in der Perinatalperiode Kuhmilchproteine zu vermeiden. Die Brusternährung muß emphohlen werden, das Rooming-In-System sollte in allen Krankenhäusern mit Geburtstation durchgeführt werden.

Literatur

1. Bachman KD, Dees SC (1957) Milk allergy. II. Observations on incidence and symptoms of allergy to milk in allergic infants. Pediatrics 20: 400–407
2. Baudon J-J, Fontaine J-L, Mougenot JF, Navarro J, Polonovski C, Laplane R (1975) L'Intolerance digestive aux proteines du lait de vache chez le nourrisson et l'enfant Arch Fr Pediatr 32: 787–802
3. Dannaeus A, Foucard T, Johansson SGO (1977) The effect of orally administred sodium cromoglycate on symptoms of food allergy. Clin Allergy 7: 109–115
4. Délèze G, Nusslé D (1975) L'intolerance aux proteins du lait de vache chez l' enfant. Revue de 30 cas. Helv Paediatr Acta 30: 135–149
5. Depres P, Plainfosse B, Pepiernik M, Seringe P (1971) Les intolerances digestives aux proteins du lait de vache chez l' enfant. Etude de 15 cas. Ann Paediatr 18: 464–482
6. Eastham EJ, Lichauco T, Grady MI, Walker WA (1978) Antigenicity of infant formulas: Role of immature intestine on protein permeability. J Pediatr 93: 561–564
7. Fontaine JL, Navarro J (1975) Small intestinal biopsy in cow's milk protein allergy in infancy. Arch Dis Child 50: 357–362
8. Freier S, Kletter B (1970) Milk allergy in infants and young children. Current knowlidge. Clin Pediatr (Phila) 9: 449–454
9. Gerrard JW, MacKenzie JWA, Goloboff N, Garson JZ, Maningas CS (1973) Cow's milk allergy: Prevalence and manifestations in an unselected series of newborns. Acta Paediatr Scand 234: 1–21
10. Goldman AS, Anderson DW, Sellers WA et al. (1963) Milk allergy. I. Oral challenge and isolated milk proteins in allergic children. Pediatrics 32: 425–443
11. Gryboski JD (1967) Gastrointestinal milk allergy in infants. Pediatrics 40: 354–362
12. Harrison M, Kilby A, Walker-Smith JA, France NE, Wood CBS (1976) Cow's milk protein intolerance: a possible association with gastroenteritis, lactose intolerance, and IgA deficiency. Br Med J 1: 1501- 1504
13. Hill DJ, Davidson GP, Cameron DJS, Barnes GL (1979) The spectrum of cow's milk allergy in childhood. Acta Paediatr Scand 68: 847- 852
14. Iyngkaran N, Robinson MJ, Prathap K, Smithran E, Yadav M (1978)

Cow's milk protein-sensitive enteropathy. Combined clinical and histological criteria for diagnosis. Arch Dis Child 53: 20–26
15. Iyngkaran N, Abdin Z, Davis K, Boey CG, Prathap K, Yadav M, Lam SK, Putchucheary SD (1979) Acquired carbohydrate intolerance and cow's milk protein-sensitive enteropathy in young infants. J Pediatr 95: 373–378
16. Jakobsson I, Lindberg T (1978) Cow's milk as a cause of infantile coli in breast-fed infants. Lancet 2: 437–439
17. Jakobsson I, Lindberg T (1979) A prospective study of cow's milk protein intolerance in Swedish infants. Acta Paediatr Scand 68: 853–859
18. Jewell DP, Truelove SC (1972) Circulating antibodies to cow's milk proteins in ulcerative colitis. Gut 13: 796–801
19. Jos J, Rey J, Frezal J, Labbe F (1972) Etude immuno-histochimique de la muqueuse intestinale chez l' enfant I. Les syndromes de malabsorption. Arch Fr Pediatr 29: 681–698
20. Juntunen K (1974) Intestinal microflora of children with chronic diarrhoeal diseases and of children with IgA deficiency. Thesis, University of Helsinki, Helsinki
21. Kokkonen J, Similä S, Herva R (1979) Impaired gastric function in children with cow's milk intolerance. Eur J Pediatr 132: 1–6
22. Kosnai I, Kuitunen P, Savilahti E, Rapola J (1980) Cell kinetics in the jejunal epithelium in malabsorption syndrome with cow's milk protein intolerance and coeliac disease. Gut 21: 1041–1046
23. Kuitunen P (1966) Duodeneo-jejunal histology in malabsorption syndrome in infants. Ann Paediatr Fenn 12: 101–132
24. Kuitunen P, Visakorpi JK, Hallman N (1965) Histo-pathology of duodenal mucosa in malabsorption syndrome induced by cow's milk. Ann Paediatr (Basel) 205: 54–63
25. Kuitunen P, Rapola J, Savilahti E, Visakorpi JK (1973) Response of the jejunal mucosa to cow's milk in the malabsorption syndrome with cow's milk intolerance. Acta Paediatr Scand 62: 585–595
26. Kuitunen P, Visakorpi JK, Savilathi E, Pelkonen P (1975) Malabsorption syndrome with cow's milk intolerance. Clinical findings and course in 54 cases. Arch Dis Child 50: 351–356
27. Lamy M, Nezelof C, Jos J, Frezal J, Rey J (1963) La biopsie de la muqueuse chez l'enfant. Premier resultats d'une etude des syndromes de malabsorption. Presse Med 71: 1267–1270
28. Larcher VF, Shepherd R, Francis DEM, Harris JT (1977) Protracted diarrhoea in infancy. Analysis of 82 cases with particular references to diagnosis and management. Arch Dis Child 52: 597–605
29. Morin CL, Buts J-P, Weber A, Roy CC, Brochu P (1979) One-hour blood-xylose test in diagnosis of cow's milk protein intolerance. Lancet 1: 1102–1104
30. Moro E (1906) Kuhmilchpräzipitin im Bulte eines $4^{1}/_{2}$ Monate alten Atrophikers. MMW 53: 214
31. Navarro J, Omange U, Mougenot J-F, Baudon J-J, Fontaine J-L, Polonovski C, Laplane R (1975) L'intolerance digestive aux proteins du lait de vache chez le nourrisson. Etude clinique de la 42 cas. Arch Fr Pediatr 32: 773–786
32. Perkkiö M (1980) Immunohistochemical study of intestinal biopsies from children with atopic aczema due to food allergy due to food allergy. Allergy 35: 573–580

33. Perkkiö M, Savilahti E (1980) Time of appearance of immunoglobulin-containing cells in the neonatal intestine. Pediatr Res 14: 953-955
34. Powell GK (1978) Milk- and soy -induced enterocolitis of infancy Clinical features and standardization of challenge. J Pediatr 93: 553-560
35. Ratner B (1935) The treatment of milk allergy and its basic principles. J Am Med Assoc 105: 934-939
36. Reiss E (1906) Zur Lehre von der Intoleranz mancher Säuglinge gegen Kuhmilch. Monatsschr Kinderheilkd 5: 85-88
37. Savilahti E (1972) Immunoglobulin-containing cells in the intestinal mucosa and immunoglobulins in the intestinal juice in children. Clin Exp Immunol 11: 415-425
38. Savilahti E (1973) Immunochemical study of the malabsorption syndrome with cow's milk intolerance. Gut 14: 491-501
39. Schlossman A (1905) Über die Giftwirkung des artfremden Eiweisses in der Milch auf den Organismus des Säuglings. Arch Kinderheilkd 4: 99-103
40. Schlossman A (1906) Vergiftung und Entgiftung. Monatsschr Kinderheilkd 4: 207-213
41. Schlossman A, Moro E (1903) Zur Kenntnis der Arteigenheit der verschiedenen Eiweißkörper der Milch. MMW 14: 597-598
42. Shiner M, Ballard J, Brook CGD, Herman S (1975) Intestinal biopsy in the diagnosis of cow's milk protein intolerance without acute symptoms. Lancet 2: 1060-1063
43. Shiner M, Ballard J, Smith ME (1975) The small-intestinal mucosa in cow's milk allergy. Lancet 1: 136-140
44. Silver H, Douglas DM (1968) Milk intolerance in infancy. Arch Dis Child 43: 17-22
45. Stintzing G, Zetterström R (1979) Cow's milk allergy, incidence and pathogenetic role of early exposure to cow's milk formula. Acta Paediatr Scand 68: 383-387
46. Taylor KB, Truelove SC (1961) Circulating antibodies to milk proteins in ulcerative colitis. Br Med J 2: 924-929
47. Vendel S (1948) Cow's milk idiosyncracy in infants. Acta Paediatr [Suppl 5] 35: 1-37
48. Visakorpi JK, Immonen P (1967) Intolerance to cow's milk and wheat gluten in the primary malabsorption syndrome in infancy. Acta Paediatr Scand 56: 49-56
49. Waldman TA, Wochner RD, Laster L, Gordon RS (1967) Allergic gastroenteropathy. A cause of excessive gastrointestinal protein loss. N Engl J Med 276: 761-769
50. Walker WA, Wu M, Isselbacher KJ, Bloch KJ (1975) Intestinal uptake of macromolecules. III. Studies on the mechanism by which immunization interferes with antigen uptake. J Immunol 115: 854-861
51. Walker-Smith J, Harrison M, Kilby A, Phillips A, France N (1973) Cow's milk-sensitive enteropathy. Arch Dis Child 53: 375-380
52. Watson JBG, Timmins J (1979) food allergy. Response to treatment with sodium cromoglycate. Arch Dis Child 54: 77-79
53. Wilson JF, Heiner DC, Lahey ME (1964) Milk-induved' gastrointestinal bleeding in infants with hypochromic microcytic anemia. J Am Med Assoc 189: 568-572
54. Wilson JF, Lahey ME, Heiner DC (1974) Studies on iron metabolism. V. Further observations on cow's milk-induced gastrointestinal bleeding in infants with iron-deficiency anemia. J Pediatr 84: 335-344

20 Durchführung der künstlichen Säuglingsernährung

W. Droese und H. Stolley

Stillen

Fassen wir unsere Vorstellungen über die Ernährung von Säuglingen in einigen Leitsätzen zusammen (Tabelle 20.1): Erlaubt es der Zustand von Mutter und Kind, so wird das Neugeborene bereits im Kreißsaal für einige Minuten zum Saugen an die Brust gelegt. Das Anlegen wird dann in etwa 3–4stündigen Intervallen wiederholt. In 24 h wird also 6–8mal angelegt. *Durch frühes und häufiges Anlegen an die Brust kommt die Milchsekretion besser „in Gang"*, Hunger und Durst werden vermieden. Mit dem Kolostrum erhält das Neugeborenen außerdem eine Vielzahl wichtiger Immunstoffe. Die Mutter-Kind-Beziehungen werden gefördert und die Mutter lernt die Bedürfnisse ihres Kindes besser kennen. In den ersten 24 h werden im allgemeinen nicht mehr als 10–20 g Milch sezerniert. Es gibt aber auch Mütter, die bereits am 1. Laktationstag 80–100 g Milch haben.

Bei Flüssigkeitsmangel zufüttern – nicht mit der Flasche

Treten Zeichen von Wassermangel auf, wird auf Ergänzung der Muttermilch 10%ige Traubenzuckerlösung – besser Dextro neonat – möglichst *mit dem Löffel* gefüttert. Keinesfalls darf, wenn die Brust „in Gang kommen" soll, mit einer Milchflasche gefüttert werden. Immer wieder wird gegen diese Forderung verstoßen. Gründe dafür sind: Mutter und Kind liegen häufig noch zu weit entfernt voneinander. Die Zahl der Kinderkrankenschwestern ist zu gering. Viele Kliniken haben den Ehrgeiz, daß die Neugeborenen bei der

Tabelle 20.1. Leitsätze für die Ernährung des Brustkindes, 1. Lebenswoche

Erstes Anlegen an die Mutterbrust im Kreißsaal
Anschließend Anlegen in etwa 3–4stündigen Intervallen
Milchmengen am 1. und 2. Lebenstag gering
Bei Wassermangelerscheinungen: Ergänzung mit 10%iger
　　　　　　　　　　　Traubenzuckerlösung
　　　keinesfalls: Milchnahrung
Anstieg der Milchmenge vom 2.–7. Lebenstag um etwa 70–80 g täglich

Entlassung aus der Klinik am 4. oder 5. Lebenstag das Geburtsgewicht wieder erreicht haben.

Bei einer „normalgehenden" Brust steigt die Milchmenge im allgemeinen vom 2.–7. Laktationstag täglich um etwa 70–80 g an. Am Ende der 1. Lebenswoche trinkt der Säugling dann etwa 420–480 g Milch (Tabelle 20.2)

Künstliche Ernährung

Es gibt Gründe, daß ein Säugling nicht gestillt werden kann oder nicht gestillt werden darf. Hierzu gehören auch Neugeborene, bei denen feststeht, daß sie adoptiert werden sollen. Das Neugeborene erhält dann, beginnend 2–4 h nach der Geburt, in etwa 2–4stündigen Abständen, 10%ige Traubenzuckerlösung oder besser Dextro neonat zu trinken. Spätestens nach 24 h wird dann die Ernährung mit einer *adaptierten oder teiladaptierten Milchnahrung* begonnen. Insgesamt erhält der Säugling in 24 h etwa 70–80 ml Milchnahrung, verteilt auf etwa 6 Mahlzeiten. In den folgenden Tagen wird die Milchmenge täglich um 70–80 ml gesteigert. Am Ende der 1. Lebenswoche beträgt die Trinkmenge dann etwa 420–480 ml pro Tag.

In der Tabelle 20.3 ist ein Ernährungsplan für Säuglinge im 1. Lebenshalbjahr aufgestellt. Die angegebenen Milchmengen werden nach unseren Beobachtungen von gestillten und von künstlich ernährten Säuglingen getrunken. In den ersten Lebenswochen werden am Tag meist 5 Mahlzeiten eingenommen. Viele Säuglinge benötigen in diesem Zeitabschnitt in der Nacht noch eine 6. Mahlzeit.

Beikost ab 4. Monat

Für gestillte Säuglinge ist die *Muttermilch in den ersten 3–4 Lebensmonaten als alleinige Nahrung optimal.* Für Säuglinge, die mit adaptierten oder teiladaptierten Milchnahrungen aufgezogen werden, ist die Zufütterung von Beikost jeder Art in den ersten 3 Monaten unnötig. Säuglinge, die aus Frischmilch zubereitete Nahrungen erhalten, benötigen dagegen ab der 6. Lebenswoche Obst- oder Gemüsesaft. Bis zum

Tabelle 20.2. Leitsätze für die Ernährung des „nichtgestillten" reifen Neugeborenen, 1. Lebenswoche

2–4 h nach der Geburt in 2–4stündigen Abständen – 10%ige Traubenzuckerlösung
Spätestens 2. Lebenstag – Beginn mit adaptierter oder teiladaptierter Milchnahrung 70–80 ml/Tag
Trinkmenge: täglich um 70–80 ml steigern
7. Lebenstag - 420–480 ml/Tag

Tabelle 20.3. Ernährungstagesfahrplan für das 1. Lebenshalbjahr (Forschungsinstitut für Kinderernährung, Dortmund 1978)

Alter	Mahlzeiten	Milchmenge (ml/Tag)	Saft (Tl)	Gemüse (g)	Obst (g)	Milchbrei (g)
2. Woche	5-6	450–600	–	–	–	–
3. Woche	5	500–650	–	–	–	–
4. Woche	5	550–700	–	–	–	–
5. Woche	5	600–750	–	–	–	–
6.–8. Woche	5	700–850	2	–	–	–
3. Monat	5	750–900	6	–	–	–
4. Monat	4–5	750–850	6–8	1. Karottenmus 2. Karotten Kartoffeln bis 150	Mus 30–50	–
5. Monat	4–5	650–800	6–8	Karotten – Kartoffeln 150–200	Mus 30–50	–
6. Monat	4	550–650	6–8	Gemüse – Kartoffeln 150–200	Mus 30–50	150–200

Ende des 6. Lebensmonats wird gestillt oder eine adaptierte bzw. teiladaptierte Milchnahrung gefüttert.

Im 4. Lebensmonat erhält der Säugling anfangs etwas Karottenmus. Bis zum Ende des 4. Lebensmonats kann dann eine Milchmahlzeit durch eine Karotten-Kartoffel-Mahlzeit mit Zusatz von Butter oder Margarine ersetzt werden. Wir empfehlen *erst in der Mitte des 6. Lebensmonats 4 Mahlzeiten,* davon eine als Vollmilch-Getreidebrei.

Die Tabelle 20.4 zeigt *ein Beispiel* für die Ernährung eines Säuglings im 7.–9. Lebensmonat. Morgens erhält der Säugling eine Vollmilchflasche mit 3–5% Zucker und 2% Grieß. Es kann eine adaptierte bzw. teiladaptierte Milchnahrung oder eine sog. Folgemilch gegeben werden. Zur Mittagszeit erhält der Säugling eine Gemüse-Kartoffel-Mahlzeit mit Zusatz von 10 g Keimöl bzw. Margarine. Dieser Mahlzeit werden 4mal pro Woche 20–25 g Fleisch und an fleischfreien Tagen 2mal pro Woche 1 Eigelb zugegeben. Am Nachmittag gibt es einen Getreideflocken-Obst-Brei. Es ist wichtig, dem *warmen* Brei 10 g Margarine oder Butter unterzurühren. Als Abendmahlzeit erhält der Säugling einen Vollmilch-Getreide-Brei mit Obstsaft.

Tabelle 20.5 gibt ein *Beispiel* für die Ernährung eines Säuglings im 10.–11. Lebensmonat. Ab dem 10. Lebensmonat wird

Tabelle 20.4. Beispiel: Ernährung, Säugling, 7.–9. Lebensmonat

1. Mahlzeit: 200–250 g Vollmilch + 3–5% Zucker + 2% Grieß
2. Mahlzeit: 200–250 g Gemüse-Kartoffel-Brei + 10g Keimöl
   bzw. Margarine 20–25 g Fleisch, 4mal pro Woche
   1 Eigelb, 2mal pro Woche
   Nachspeise: Obstmus
3. Mahlzeit: 200–250 g Getreideflocken-Obst-Brei + 10g Margarine, Butter
4. Mahlzeit: 200–250 g Vollmilchbrei mit Obstsaft
   (3–5% Zucker, 8% Grieß)

Tabelle 20.5. Beispiel: Ernährung, Säugling, 10.-11. Lebensmonat

1. Frühstück:	200–250 g Vollmilch + 3–5% Zucker + 2% Grieß
	oder
	Vollmilch - Butterbrot, Getreideflocken
Zwischenmahlzeit:	Obst- oder Gemüsesaft, evtl. Zwieback
Mittagessen:	150–250 g Gemüse-Kartoffel-Mahlzeit
	+10 g Keimöl bzw. Margarine
	30–40 g Fleisch, 4mal pro Woche
	evtl. 1 Eigelb, 2mal pro Woche
	Nachspeise: Obstmus
Zwischenmahlzeit:	evtl. Milch oder Früchtetee – Zwieback
Abendessen:	Vollmilch-Getreidebrei
	oder
	Vollmilch – Butterbrot, Streichwurst, Frischkäse

die Ernährung des Säuglings abwechslungsreicher. Zum Frühstück eine Vollmilchflasche oder Vollmilch mit Butterbrot oder Milch mit Getreideflocken. Als Zwischenmahlzeit Obst- oder Gemüsesaft, evtl. mit einem Zwieback. Zum Mittagessen eine Gemüse-Kartoffel-Mahlzeit mit Zusatz von Fett und Fleisch oder Eigelb. Spätestens zu diesem Zeitpunkt sollten neben Karotten auch andere Gemüsearten, z. B. Kohlrabi, Blumenkohl, Fenchel, gegeben werden. Als Zwischenmahlzeit am Nachmittag Vollmilch oder, wenn das Kind großen Durst hat, Früchtetee, evtl. einen Zwieback. Zum Abendessen einen Vollmilch-Getreide-Brei mit Obstsaft oder Vollmilch und ein Butterbrot mit Streichwurst oder einem Frischkäse.

Pädiatrie: Weiter- und Fortbildung

Herausgeber: H. Ewerbeck

Herz- und Kreislauf

Redaktion: J. Stoermer
Unter Mitarbeit zahlreicher Fachwissenschaftler
1982. Etwa 30 Abbildungen, etwa 9 Tabellen.
Etwa 205 Seiten
(etwa DM 34,-)
ISBN 3-540-11015-1

Inhaltsübersicht: Genetische Beratung und angeborene Fehlbildungen des Herzens. – Beschreibung und Definition angeborener Herzfehler – terminologische und nomenklatorische Schwierigkeiten, Gegensätze und Gemeinsamkeiten. – Neue Gesichtspunkte bei der speziellen Herzdiagnostik im Säuglings- und Kindesalter. – Pädiatrische Echokardiographie. – His-Bündel-Elektrographie und intrakardiale Elektrostimulation im Kindesalter. – Hypertonie im Kindesalter - primär oder sekundär? – Karditis: Endokarditis – Myokarditis – Perikarditis. – Prophylaxe der bakteriellen Endokarditis bei Kindern mit kongenitalen Herzfehlern. Indikation, Durchführung und Wirkung. – Neue Aspekte zur palliativen bzw. initial korrigierenden Therapie der Ventrikelseptumdefekte. – Neue Entwicklungen bei der chirurgischen Behandlung der Transposition der großen Arterien. – Neue Entwicklungen bei der chirurgischen Behandlung der Trikuspidalatresie.

Gastroenterologie

Redaktion: R. Grüttner
Unter Mitarbeit von zahlreichen Fachwissenschaftlern
1980. 6 Abbildungen, 11 Tabellen. X, 146 Seiten
DM 24,80
ISBN 3-540-10087-3

Infektionskrankheiten

Redaktion: O. Vivell
Unter Mitarbeit von F. Bläker, D. Feist, W. Klietmann, T. Luthardt, W. Weihmann, E. Zillessen
1980. IX, 94 Seiten
DM 19,80
ISBN 3-540-10108-X

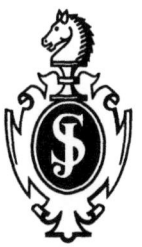

Springer-Verlag
Berlin
Heidelberg
New York

Neuropädiatrie

Redaktion: F. Hanefeld
Unter Mitarbeit von A. Kohlschütter, H. Siemes, U. Stephani
1981. XII, 102 Seiten
DM 19,80
ISBN 3-540-10939-0

M. Daunderer, N. Weger
Vergiftungen
Erste-Hilfe-Maßnahmen des behandelten Arztes
3., neubearbeitete Auflage. 1982. 15 Abbildungen und ein Verzeichnis der Gifte.
XI, 233 Seiten (Kliniktaschenbücher)
DM 28,–
ISBN 3-540-11093-3

Ergebnisse der Inneren Medizin und Kinderheilkunde
Advances in Internal Medicine and Pediatrics
Neue Folge
Herausgeber: P. Frick, G.-A. von Harnack, K. Kochsiek, G. A. Martini, A. Prader
Band 48
1982. 28 Abbildungen, 71 Tabellen.
III, 194 Seiten (etwa 75 Seiten in Englisch)
Gebunden DM 99,–
ISBN 3-540-11104-2

Contents:
H. Stolley, M. Kersting, W. Droese: Energie- und Nährstoffbedarf von Kindern im Alter von 1–14 Jahren. – *W. Berges, F. Borchard, B. Miller, G. Strohmeyer:* Neoplastische Colonpolypen. – *H. Liehr:* Endotoxins and the Pathogenesis of Hepatic Gastrointestinal Diseases.

Grundlagen der Ernährungsbehandlung im Kindesalter
Herausgeber: F. W. Ahnefeld, H. Bergmann, C. Burri, W. Dick, M. Halmágyi, E. Rügheimer
Unter Mitarbeit zahlreicher Fachwissenschaftler
1978. 90 Abbildungen, 57 Tabellen.
XI, 246 Seiten (Klinische Anästhesiologie und Intensivtherapie, Band 16)
DM 36,–
ISBN 3-540-08609-9

Springer-Verlag
Berlin
Heidelberg
New York

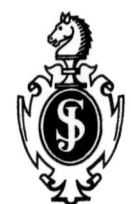

P. Hürter
Diabetes bei Kindern und Jugendlichen
Klinik Therapie Rehabilitation
Mit einem Beitrag von H. Hürter und einem Geleitwort von Z. Laron
2., vollständig überarbeitete und erweiterte Auflage. 1982. 50 zum Teil farbige Abbildungen, 52 Tabellen. XVI, 325 Seiten
DM 29,80
ISBN 3-540-11035-6

H. Mester
Die Anorexia nervosa
1981. 22 Abbildungen, 43 Tabellen.
X, 349 Seiten
(Monographien aus dem Gebiete der Psychiatrie, Band 26)
Gebunden DM 148,–
ISBN 3-540-10670-7

Morphologische Abdominaldiagnostik im Kindesalter
Sonographie, Röntgen, Nuklearmedizin, Computertomographie
Herausgeber: D. Weitzel, J. Tröger
Unter Mitarbeit zahlreicher Fachwissenschaftler
1982. 138 Abbildungen, 22 Tabellen.
Etwa 225 Seiten
DM 88,–
ISBN 3-540-11100-X

P. Schmidt, E. Deutsch, J. Kriehuber
Diät für chronisch Nierenkranke
Eine Diätfibel für Ärzte, Diätassistenten und Patienten
1973. 2 Abbildungen, 19 Tabellen.
IX, 126 Seiten
(Kliniktaschenbücher)
DM 22,–
ISBN 3-540-06226-2
Mengenpreis: Ab 20 Exemplaren 20% Nachlaß pro Exemplar

MIX
Papier aus verantwortungsvollen Quellen
Paper from responsible sources
FSC® C105338

If you have any concerns about our products,
you can contact us on
ProductSafety@springernature.com

In case Publisher is established outside the EU,
the EU authorized representative is:
**Springer Nature Customer Service Center GmbH
Europaplatz 3, 69115 Heidelberg, Germany**

Printed by Libri Plureos GmbH
in Hamburg, Germany